Ohrakupunkturpunkte in der Suchtbehandlung

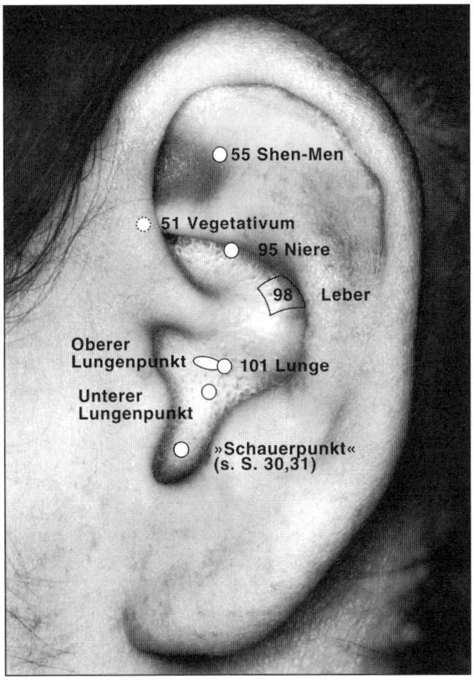

Ohrpunkte, stoffunabhängig

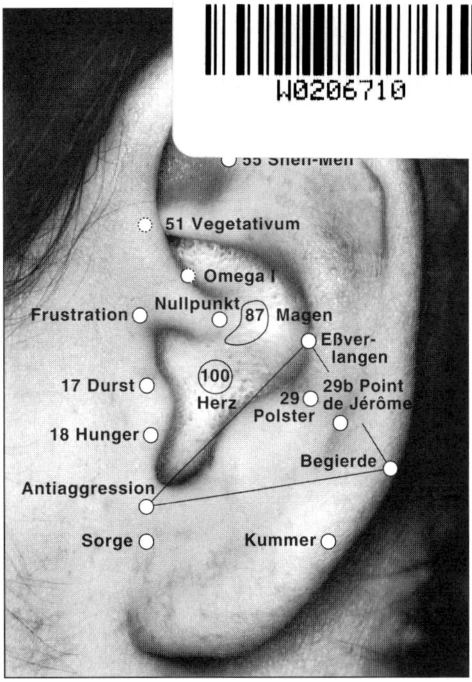

Eßsucht

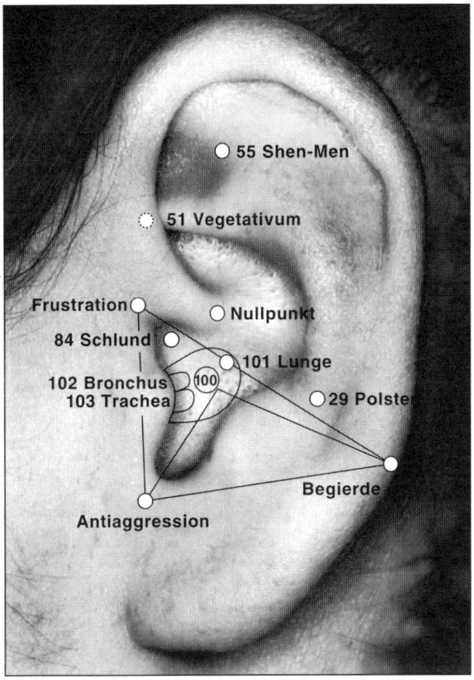

Raucherentwöhnung

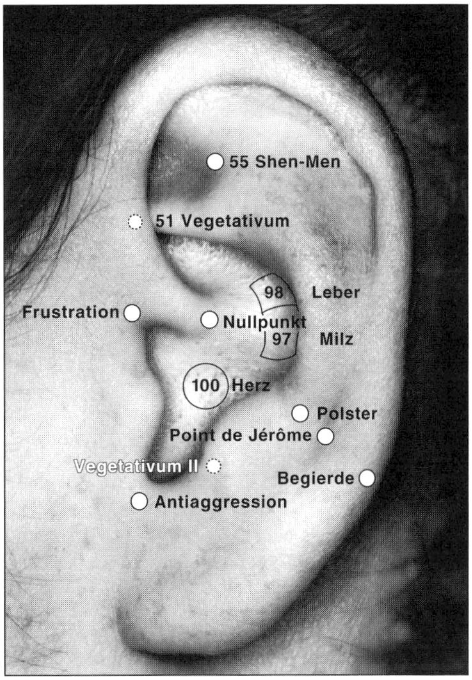

Alkoholabhängigkeit

Strauß/Weidig (Hrsg.): Akupunktur in der Suchtmedizin. 2. Auflage ISBN 3-7773-1369-6
Illustrationen von Martin Wunderlich, Kiel, nach HECKER, Ohr-, Schädel-, Mund-, Handakupunktur.

Karsten Strauß · Wolfgang Weidig (Hrsg.)

Akupunktur in der Suchtmedizin

Karsten Strauß • Wolfgang Weidig (Hrsg.)

Akupunktur in der Suchtmedizin

2., überarbeitete und erweiterte Auflage

Mit Beiträgen von
S. Bärenz, R. Baudis, U. Friedrichs, C. Grätsch,
C. Grünsfelder, U. Hecker, M. Jung, H. G. Marx,
E. Oudemans, R. Raben, R. Ramloch-Sohl, H. Rüdinger,
U. Schaarschmidt, M. Schienle, K. Spiegel, K. Strauß,
W. Weidig, Th. K. Weinschütz

Hippokrates

Die Deutsche Bibliothek - CIP-Einheitsaufnahme

Akupunktur in der Suchtmedizin / K. Strauß ; Wolfgang Weidig (Hrsg.). - 2. überarb. und erw. Aufl. - Stuttgart : Hippokrates-Verl., 1999
(Special)
ISBN 3-7773-1369-6

Umschlaggestaltung nach Anregungen von K. Strauß

Anschrift der Herausgeber:

Karsten Strauß
Arzt und Sozialpädagoge
Petersberg 4
24340 Eckernförde

Wolfgang Weidig
Dipl. Sozialpädagoge
Rehaklinik Agethorst
Dorfstraße 17
25560 Agethorst

Wichtiger Hinweis:

Wie jede Wissenschaft ist die Medizin ständigen Entwicklungen unterworfen. Forschung und klinische Erfahrung erweitern unsere Erkenntnisse, insbesondere was Behandlung und medikamentöse Therapie anbelangt. Soweit in diesem Werk eine Dosierung oder eine Applikation erwähnt wird, darf der Leser zwar darauf vertrauen, daß Autoren, Herausgeber und Verlag große Sorgfalt darauf verwandt haben, daß diese Angabe genau dem Wissensstand bei Fertigstellung des Werkes entspricht. Für Angaben über Dosierungsanweisungen und Applikationsformen kann vom Verlag jedoch keine Gewähr übernommen werden. Jeder Benutzer ist angehalten, durch sorgfältige Prüfung der Beipackzettel der verwendeten Präparate und gegebenenfalls nach Konsultation eines Spezialisten festzustellen, ob die dort angegebene Empfehlung für Dosierungen oder die Beachtung von Kontraindikationen gegenüber der Angabe in diesem Buch abweicht. Eine solche Prüfung ist besonders wichtig bei selten verwendeten Präparaten oder solchen, die neu auf den Markt gebracht worden sind. Jede Dosierung oder Applikation erfolgt auf eigene Gefahr des Benutzers. Autoren und Verlag appellieren an jeden Benutzer, ihm etwa auffallende Ungenauigkeiten dem Verlag mitzuteilen.
Geschützte Warennamen (Warenzeichen) werden nicht besonders kenntlich gemacht. Aus dem Fehlen eines solchen Hinweises kann also nicht geschlossen werden, daß es sich um einen freien Warennamen handele.

ISBN 3-7773-1369-6

Printed in Germany 1997, 1999
Satz: Fotosatz Sauter GmbH, Donzdorf
Druck: Druckerei Schäuble, 70195 Stuttgart

Inhaltsverzeichnis

Wolfram Keup
Zum Geleit ... VII

Vorworte und Einleitung ... IX

Autorenverzeichnis ... XIII

Autorenportraits ... XV

Ulrich Hecker
Grundlagen der traditionellen chinesischen Medizin (TCM) und der Akupunktur ... 1
Einführung in ein anderes Denken

Thomas K. Weinschütz
Wissenschaftliche Grundlagen der Akupunktur ... 8
Aspekte westlich-naturwissenschaftlicher Sichtweisen

Karsten Strauß
Akupunktur in der Suchtmedizin ... 14
Erfahrungen, Empfehlungen und eine Standortbestimmung
Kritische Nachbetrachtung

Hans G. Marx
Entgiftung von Alkoholikern ... 58
Erfahrungen und Erinnerungen an die Entziehungsbehandlung von Alkoholikern durch Akupunktur seit 1980

Carsten Grünsfelder
Medikamentenfreie Behandlung des Entzugssyndroms bei Alkoholkranken mit Akupunktur ... 65

Sigrid Bärenz
Drogenentzug und Akupunktur aus der Sicht eines Pflegeteams ... 68
Erlebnisse in einer Entzugs-Klinik

Rainer Baudis, Magdalena Schienle
Suchtakupunktur in einer Rehabilitationseinrichtung für Drogenabhängige ... 75
Eine empirische Untersuchung

Martin Jung, Carsten Grätsch, Uwe Friedrichs
Akupunktur in der Entgiftung Jugendlicher 96
Ein Erfahrungsbericht

Wolfgang Weidig
Plädoyer für eine akupunkturgestützte ambulante Entzugsbehandlung 99
Beschreibung einer Perspektive

Wolfgang Weidig
Stationärer Drogenentzug mit Akupunktur 110

Ralph Raben
Akupunktur beim Drogenentzug von Schwangeren 116
Auch Drogenabhängige haben Kinder

Martin Ramloch-Sohl
Akupunktur in der ambulanten Behandlung der Drogenabhängigkeit 131
Ein Erfahrungsbericht

Ralph Raben
Ambulante Akupunkturbehandlung bei Drogenabhängigen ... 139
Ein neues Projekt aus Hamburg

Helmut Rüdinger
Alkohol, Tranquilizer, Bulimie 145
Drei Beispiele

Karen Spiegel
Akupunktur bei Adipositas und Nikotinabhängigkeit 152
Zwei praktische Anregungen

Edwin Oudemans
Akupunktur in der Suchtbehandlung in den Niederlanden 157
Ein kurzer Überblick

Ulf Schaarschmidt
Die Akupunktur aus juristischer Sicht 163
Versuch einer Klarstellung

Ausbildungsinstitute für Suchtakupunktur 187

Sachverzeichnis 189

Prof. Dr. med. Wolfram Keup

Zum Geleit

Hätten wir eine Methode …

… die es erlaubte, Drogenabhängige von ihren Suchtmitteln auf eine optimale Weise bleibend zu entgiften und sie so für die eigentliche Behandlung, die Entwöhnung vom Suchtmittel und von der Abhängigkeit überhaupt, vorzubereiten, so wäre sie sicher hochwillkommen. Viele von uns gehen noch immer davon aus, es gäbe die eine, vollgültige und für alle Abhängigen hilfreiche Behandlungsweise – wir wissen aber längst, daß Drogenabhängige nach Natur und Lebensweg so differenziert sind wie die Nichtabhängigen: Erst eine Vielfalt von Methoden kann daher erfolgreich sein.

Alle Therapierichtungen sind sich darüber eins, daß das Ziel der Behandlung Drogenabhängiger die Drogenfreiheit ist. Die Toleranz gegenüber Zwischenstufen beim Weg von der Abhängigkeit zur Freiheit sind konzeptuell unterschiedlich, aber die Wege zum Erfolg sind auch unterschiedlich erfolgreich. Die Opiat-Substitution hat in dieser Beziehung keine gute Geschichte. Fände man einen Weg, der auf effektive, aber drogenfreie Weise die bleibende Drogenfreiheit erreichen kann, wäre dies in vieler Beziehung ein entscheidender Gewinn; für viele wäre dann die Substitution und die damit zusammenhängende Suchtverlängerung kein zu diskutierender Weg mehr. Ganz nebenbei hätte eine solche »Abkürzung des Weges« nicht nur einen menschlichen, sondern auch einen erheblichen finanziell entlastenden Effekt für die Gemeinschaft.

Unsere Zeit neigt – bei so vielen erstklassigen Medikamenten – dazu, krankhafte Zustände vorrangig mit chemischen Mitteln, aus der Natur oder aus dem Labor, zu bekämpfen. Drogenabhängige sind darauf konditioniert, in der Droge tagtäglich ihr »Heil« zu erleben, sei es auch nur die Rückkehr in einen ausgeglichenen »Normalzustand«. In der Entwöhnungsbehandlung nach der Entgiftung kommt es auch darauf an, diese konditionierte Überzeugung des Kranken zu überkommen und den Gebrauch jeglicher Medikamente, besonders psychoaktiver, und ganz besonders suchtdisponierender Substanzen, zu meiden. Jede Medikation, auch die medizinisch notwendige, muß daher mit dem Patienten besprochen und strikt überwacht werden.

Übrigens kommt manch ein Opiatabhängiger nur unter der Bedingung zum Entzug, daß man ihm Drogenfreiheit garantiert. Und übrigens sind manche Drogenabhängige auf ihren durchlebten »cold turkey« stolz, ein Erfolgserlebnis; sie haben sich endlich behaupten können – ein wichtiger Ansatz zu psychotherapeutischer Führung.

Wir haben einmal, lange vor der Ära der Akupunktur, erprobt, wie weit das Opiat-Entzugssyndrom ausschließlich mit psychischer Behandlung zu bewältigen sein mag; natürlich ist das therapeutisch aufwendig. Wir fanden unsere Vermutung bestätigt, daß intensive psychische Begleitung in nahezu allen Fällen Medikamente unnötig machte, ausgenommen in einem Fall unter 100 Untersuchten, bei dem wegen starker vegetativer Entzugssymptome medikamentös gegengesteuert werden mußte. Eine leichte Schlafhilfe war in wenigen Fällen notwendig. Die Angst vor dem Entzug ist ungerechtfertigt hoch –

schon sanftes psychotherapeutisches Eingreifen ist oft erstaunlich wirksam.
Die Akupunktur bei Drogenabhängigkeit befindet sich seit der Entdeckung ihrer Nützlichkeit durch *H. L. Wen,* 1973, auf dem Weg von einer Erfahrungswissenschaft zu einer wissenschaftlich begründbaren Heilmethode - aber vieles von ihrem Wirkungsmechanismus ist noch unklar. Seit Beginn der siebziger Jahre sammeln sich dazu jedoch unübersehbare Tatsachen an. Den größten klinischen Erfahrungsschatz hat man bisher in den USA, z. B. bei *Michael O. Smith* in New York, aber unterdessen auch an vielen anderen Orten, ansammeln können. In mindestens einem der US-Bundesstaaten ist man so weit, vor Einwilligung zur Methadon-Substitution einen ernsthaften Versuch in einem Akupunkturprogramm zu verlangen.
Von der anderen Seite her ist die Forschung auf dem Weg zu einem Verständnis der biochemischen und neurophysiologischen Vorgänge im Gehirn - wie sie den Wirkungen unterschiedlicher Suchtgifte wie auch den vitalen Trieben gemeinsam sind - wesentliche Schritte vorangekommen. Die Akupunktur geht diesen Erfolgen entgegen.
Das vorliegende Buch vermittelt wichtige Einblicke in die einzelnen Möglichkeiten, die die Akupunktur im Rahmen der Behandlung Suchtkranker bietet. Es faßt erstmals in unserer Literatur vom praktischen Gesichtspunkt her diese Möglichkeiten zusammen. Die entscheidende Leistung dieses Werkes liegt aber wohl darin, daß es nicht nur zur praktischen Arbeit mit dieser Methode anregt, sondern daß es freimütig die noch begrenzten Kenntnisse anerkennt und in vielen Kapiteln aufruft zum Weiterdenken und Ausloten eines sich auftuenden Raumes, in dem wir weitere Hilfen für unsere Suchtkranken zu finden hoffen. Die Tatsache, daß hier ein medikamentenfreies, stark psychisch besetztes Feld betreten wird, ist bemerkenswert in einer Zeit, in der nur zuweilen berechtigte Verfahren wie der »forcierte Entzug in Narkose«, die Substitution mit Opiaten, Nüchternheitshilfen und andere im Vordergrund stehen. Für einen großen Teil der Suchtkranken werden sie damit in den zweiten Rang verwiesen.
Die in der akuten Entgiftung auftretenden Symptome, insbesondere der »Stoffhunger (craving)«, Rebound-Schlafstörungen und Dysphorie, werden nicht selten als unerträglich empfunden und führen oft zum Abbruch der Behandlung. Akupunktur kann hier, wie offenbar auch während der Entwöhnung, nicht selten sehr hilfreich sein.
Wer die Texte dieses Buches mit wissenschaftlicher Wachsamkeit liest, wird sie als eine Herausforderung empfinden. Die Erfahrungen mit der Akupunktur sind nun dazu ausreichend, mit wissenschaftlichem Werkzeug diesen Wissenskomplex näher zu analysieren. Gewiß, eine »Placebo-Nadelung« ist nicht möglich, und eine Trennung von Psychotherapie- und Akupunktur-Erfolgen problematisch.
Aber sehr wohl möglich - und nun in Sicht - sind quantifizierende Vergleiche zwischen Nur-Akupunktur und Akupunktur zusammen mit Begleitmaßnahmen; Vergleiche mit anderen Methoden und eine gezielte Suche nach Auswahlkriterien für die geeignetsten Patienten und Situationen; katamnestische Vergleichsuntersuchungen, sowohl bei Entgiftung und Entwöhnung wie im Vergleich einer stationären mit einer ambulanten Behandlung; Beobachtungen am Endorphin-System im Verlauf der Behandlung, oder auch der Einflüsse einer allgemeinen Stress-Reduktion durch Akupunktur und anderen, etwa medikamentösen Mitteln, und all dies mit ausreichend großen Vergleichsgruppen, usw. In diesem Sinn muß man das Buch als einen Aufruf zu nüchterner Weiterarbeit verstehen.

Pöcking, 12. 8. 1996 *W. Keup*

Vorwort zur zweiten Auflage

Wir waren überrascht und erfreut zugleich, daß bereits nach nur eineinhalb Jahren die Bearbeitung einer zweiten Auflage notwendig wurde. Zeigt es doch das zunehmende Interesse an dieser Form der Suchtintervention und ihre wachsende Verbreitung.

Wir haben uns bemüht, die vielen wertvollen Anregungen, die uns nach Erscheinen der ersten Auflage erreichten, in die überarbeitete und ergänzte Neuauflage einzuarbeiten. Zudem haben wir das Spektrum ein wenig erweitert: *C. Grünsfelder* stellt eine Studie vor, die den positiven Einfluß von Akupunktur bei der Behandlung prädeliranter Patienten beschreibt. *R. Raben* hat sein Kapitel völlig neu bearbeitet, um seinen jüngsten Erfahrungen Rechnung tragen zu können und stellt ein interessantes ambulantes Projekt vor. *M. Jung* und Mitarbeiter beschreiben erste Erfahrungen mit Suchtakupunktur in einer etablierten Kinder- und Jugendpsychiatrie. *W. Weidig* beschreibt in einem weiteren Beitrag das Setting einer bewährten, mit Suchtakupunktur arbeitenden Einrichtung. Und schließlich hat *K. Strauß* seinem Beitrag eine kritische Nachbetrachtung angefügt. Ergänzt wird das Vorhandene durch ein Ohrbild zum Ausklappen und eine Adressenliste von Institutionen, die in Suchtakupunktur ausbilden.

Wir haben auch dieses Mal bewußt auf eine »Angleichung« der Beiträge verzichtet. So wird der Leser nach wie vor widersprüchliche und sogar gegensätzliche Aussagen zu einzelnen Themen finden. Unser besonderes Anliegen bleibt es, möglichst umfassend über die Vielfalt der Aspekte zur Suchtakupunktur zu informieren und alle Berufsgruppen, die hiermit in Kontakt kommen, zur Diskussion anzuregen.

In diesem Sinne wünschen wir uns, daß dieses Buch dazu beitragen möge, der Suchtakupunktur zu dem Stellenwert zu verhelfen, den sie unserer Auffassung nach verdient; nicht um eine weitere Behandlungsmethode einzuführen, sondern um Menschen mit Suchtproblemen zu nützen.

Januar 1999 *K. Strauß, W. Weidig*

Vorwort und Einleitung

»Akupunktur ist eine erfolgreiche Methode bei der Behandlung alkohol- und drogenabhängiger Patienten«

Diese Behauptung rief bis vor wenigen Jahren bei Ärzten und Suchttherapeuten Unglauben bis Ablehnung hervor. Zu den Skeptikern gehörten auch die Ärzte und Autoren dieses Buches, die ja Schulmediziner sind: Psychiater, Neurologen, Allgemeinärzte, Suchtmediziner, Frauenarzt. Sie waren aber neugierig genug, Suchtakupunktur zu erlernen, anzuwenden und sich zusammen mit ihren Patienten von der Wirksamkeit der ungewohnten Methode überzeugen zu lassen. Von den umfangreichen Erfahrungen, die es seit 25 Jahren mit Akupunktur in der Suchtmedizin gibt, handelt dieses Buch.

Anfang der 70er Jahre hatte der Neurochirurg *Wen* in Hongkong diese besondere Wirkung der Akupunktur eher zufällig entdeckt: Opiumabhängige Patienten, die vor einer Operation statt einer Narkose oder die zur Linderung ihrer postoperativen Wundschmerzen Akupunktur erhalten hatten, wunderten sich, daß sie keine Entzugschmerzen hatten und keine Nervosität und daß ihr Drogenhunger nachgelassen hatte. *Wen* ging diesem Phänomen nach und veröffentlichte 1973 seine systematischen Untersuchungen.

Michael O. Smith, Psychiater und Leiter der Entzugsambulanz des New Yorker Lincoln-Hospitals und einige seiner Mitarbeiter experimentierten daraufhin mit Akupunktur beim Heroin- und Methadonentzug, fanden eine besonders effektive Kombination von fünf Akupunkturpunkten im Ohr heraus und waren schließlich so überzeugt von der Wirkung dieser Methode, daß sie fortan auf das Medikament Methadon beim Entzug verzichteten.

Bis heute werden in dieser Ambulanz täglich etwa 250 Patienten behandelt. Über die Hälfte absolviert die mehrwöchige Behandlung. Die Entzugssymptome bleiben bei täglicher Behandlung erträglich, die Patienten fühlen sich danach wach und entspannt, ihr Drogenhunger (craving) nimmt ab.

Und noch etwas: die Akupunkturmethode wirkt unabhängig von der Art des Suchtstoffs, das heißt auch zum Beispiel gegen Crack- und Kokainsucht, für die es bislang kaum eine befriedigende Behandlung gab. Und sie scheint auch bei Spielsucht wirksam zu sein.

Die Lincoln-Detox-Ambulance arbeitet seit Mitte der 70er Jahre derart überzeugend, kostengünstig und effektiv mit dem akupunkturgestützten Alkohol- und Drogenentzug, daß sich die Methode im amerikanischen Drogenhilfesystem ausgebreitet hat. Dazu wurde 1985 die NADA *(National Acupuncture Detoxifikation Association)* gegründet.

NADA sorgt für standardisierte Aus- und Weiterbildung in Suchtakupunktur, für Information und wissenschaftliche Evaluation zahlreicher Projekte. Die Organisation wird von der US-Regierung unterstützt.

Die amerikanische Justiz hat in einigen Bundesstaaten sogenannte Drug-Courts eingerichtet: Drogengerichte, die mit Richtern und Drogentherapeuten besetzt sind. Sie entscheiden darüber, ob Drogendelinquenten ins Gefängnis müssen oder die Chance eines akupunkturgestützten Drogenentzugs be-

kommen. Dieses Justiz-Programm arbeitet ebenfalls erfolgreich.
Auch in Europa gibt es zwischen Stockholm und Mailand, St. Petersburg und Amsterdam, Budapest und London, in armen wie in reichen Regionen, zahlreiche Projekte, die Suchtakupunktur entsprechend dem in Amerika entwickelten NADA-Protokoll erfolgreich anwenden.
In Deutschland ist Suchtakupunktur ebenfalls nicht neu. 1973 begann *Hans G. Marx* als damaliger Leiter der Bernhard-Salzmann-Klinik in Gütersloh, beim Alkohol-, Medikamenten- und Drogenentzug Akupunktur einzusetzen und erzielte erstaunliche Ergebnisse. Seine Veröffentlichungen interessieren vor allem heute die suchtmedizinische Fachwelt.
Seit 1991 wird in der Reha-Klinik Agethorst bei Itzehoe eine dort entwickelte, erweiterte Form der Suchtakupunktur als Standardbehandlung zum stationären Drogenentzug angewandt: Mehr als 2000 Patienten wurden bis heute behandelt. Die dortigen Erfolge bewogen die Herausgeber dieses Buches 1993 zur Gründung einer deutschen Sektion der NADA. Ihre Öffentlichkeitsarbeit und die Ausbildungskurse in Suchtakupunktur haben Interesse an dieser Methode auch in Deutschland bewirkt. Daran hat auch *Edwin Oudemans* (Jellinek-Klinik, Amsterdam) mit seinen zahlreichen Ausbildungstrainings großen Anteil. Und so gibt es zwischen Kiel und München eine Reihe von psychiatrischen Kliniken, Drogenhilfeeinrichtungen, Arztpraxen und Suchtambulanzen, die bereits akupunkturgestützt arbeiten.

»Suchtakupunktur ist leicht erlernbar«

Wer Suchtakupunktur in seine Arbeit integrieren will, muß nicht eine vollständige Ausbildung in Akupunktur und traditioneller chinesischer Medizin absolvieren. Der Erfolg dieser Methode beruht auch darauf, daß sie einfach anzuwenden, leicht zu erlernen und flexibel einzusetzen ist.
Das vorliegende Buch will die Ausbildung in Suchtakupunktur unterstützen. Es will Kursbuch sein für die, die sich demnächst ausbilden lassen wollen, Handbuch für die, die bereits angefangen haben mit der Methode zu arbeiten und Nachschlagewerk für die, die für einen medikamentenfreien stationären Drogenentzug mehr Akupunkturkenntnisse brauchen als die fünf Ohrpunkte des NADA-Protokolls. Es will anregen, Kenntnisse und Fertigkeiten zu vertiefen und an die Stelle des »Rezeptdenkens« in der Suchttherapie die ganzheitliche, den gesamten Menschen umfassende therapeutische Intervention zu setzen.
Das Buch will die Freude an der Arbeit unterstützen, denn »Suchtakupunktur macht Spaß«, wie sich neulich ein Mitarbeiter einer Methadonambulanz begeisterte.
Insbesondere im Bereich der illegalen Drogen wird es darauf ankommen, daß die, die »an vorderster Front« mit Drogenabhängigen arbeiten, mit dieser Methode vertraut sind und ihr vertrauen. Daher ist das Buch nicht nur für Ärzte gedacht.

»Akupunktur zeigt dem abhängigen Patienten, daß er Wert hat«

Das ist die Erkenntnis des Psychiaters *Michael Smith* nach seiner langjährigen Erfahrung im akupunkturgestützten Alkohol- und Drogenentzug. »Wenn der Patient nach einer Behandlung fragt, was für ein Stoff an der Nadel ist und wir ihm sagen: *nichts* ist an der Nadel, es sind nur die Stiche, dann kann er erkennen, daß alle spürbar guten Wirkungen, die er feststellt, aus ihm selbst kommen müssen, daß alles in ihm selbst steckt. Das stärkt sein Selbstwertgefühl.« (Smith).

Nada bedeutet in der spanischen Sprache *nichts*. Nach dem NADA-Protokoll erhalten die Patienten in der ersten Phase (Entzugsphase) einer ambulanten Behandlung tatsächlich nur die Akupunktur. Ganz bewußt findet noch keine verbale Therapie statt, keine längeren Gespräche. Suchtakupunktur versteht sich dabei als eine körperlich wirksame, nonverbale Methode der Psychotherapie. Sie erleichtert den Zugang zu schwierigen, unruhigen oder ambivalenten Patienten, die verbal nicht, noch nicht oder nicht mehr erreichbar sind. Akupunktur hilft ihnen, sich für psychotherapeutisch-verbale Interventionen zu »öffnen«.

Auch in den Beiträgen dieses Buches wird betont, daß Akupunktur allein ihre Wirkung verfehlt, daß sie eingebettet sein muß in ein umfassendes therapeutisches Konzept und daß sie kein Allheilmittel ist. Nicht jeder Patient spricht darauf an.

Das Ziel dieses Buches ist:

- denen, die professionell mit Alkohol-, Medikamenten- und Drogenabhängigen arbeiten, Suchtakupunktur verständlich zu machen, sie zu einer Ausbildung zu animieren, um dieses Instrument in ihren therapeutischen Handwerkskasten aufzunehmen,
- den Fachleuten, die Entscheidungen in der Drogenpolitik oder im Gesundheitswesen zu treffen haben, genügend ausführlich zu berichten, daß diese Methode erprobt, effektiv und kostengünstig ist,
- Richter, Staatsanwälte und Fachleute im Strafvollzug über eine Therapieform zu informieren, derer sich ihre amerikanischen Kollegen in zunehmendem Maße bedienen,
- Journalisten und Öffentlichkeitsarbeiter in die Lage zu versetzen, Suchtkranke und ihre Familien sowie ein breites, interessiertes Publikum über Möglichkeiten und Grenzen der Akupunkturmethode bei Alkohol-, Medikamenten- und Drogenabhängigkeit korrekt zu informieren.

Das vorliegende Buch ist etwas Besonderes, weil so viele verschiedene Erfahrungen in der Methode zusammengefaßt werden konnten.

Wir danken also den Autoren für ihre sachverständigen Beiträge.

Wir danken *Michael O. Smith* für seine Hinweise und Informationen.

Wir danken besonders herzlich *Prof. Wolfram Keup* für sein Geleitwort, weil er mit diesem die Bedeutung des Buches unterstreicht.

Januar 1997 *Ralph Raben, Karsten Strauß*
Wolfgang Weidig

Autorenverzeichnis

Sigrid Bärenz
Vierth 38
25594 Nutteln

Dipl.-Psych. Rainer Baudis
Fachklinik Four Steps
Postfach 13 27
73603 Schorndorf

Uwe Friedrichs
Krankenpfleger
Fachklinik Kinder- und Jugend-Psychiatrie/
Psychotherapie
Friedrich-Ebert-Straße 5
24837 Schleswig

Carsten Grätsch
Krankenpfleger
Fachklinik Kinder- und Jugend-Psychiatrie/
Psychotherapie
Friedrich-Ebert-Straße 5
24837 Schleswig

Carsten Grünsfelder
Internist
Allgemeines Krankenhaus Barmbek
Rübenkamp 148
22291 Hamburg

Dr. med. Hans-Ulrich Hecker
Arzt für Allgemeinmedizin,
Naturheilverfahren und Homöopathie
Segeberger Landstraße 81
24145 Kiel

Martin Jung
Ltd. Abteilungsarzt
Fachklinik Kinder- und Jugend-Psychiatrie/
Psychotherapie
Friedrich-Ebert-Straße 5
24837 Schleswig

Dr. med. Hans G. Marx
Ltd. Landesmedizinaldirektor a. D.
Gotthardstraße 72
80689 München

Dr. med. Edwin Oudemans
Sandbergstraat 31
NL-1391 Abcoude

Dr. med. Ralph Raben
Ottenser Hauptstraße 33
22765 Hamburg

Martin Ramloch-Sohl
Starkenburgring 33
63069 Offenbach

Dr. med. Helmut Rüdinger
Bismarckstraße 90
20253 Hamburg

Dr. jur. Ulf Schaarschmidt
Bahnhofstraße 1
24340 Eckernförde

Dr. med. Magdalena Schienle
Fachklinik Four Steps
Postfach 13 27
73603 Schorndorf

Dr. med. Karen Spiegel
Prakt. Ärztin
Segeberger Landstraße 81
24145 Kiel

Karsten Strauß
Arzt und Sozialpädagoge
Intitut für Suchtmedizin
Petersberg 4
24340 Eckernförde

Wolfgang Weidig
Dipl. Sozialpädagoge
Fachklinik Bokholt
Therapiehilfe e.V.
Hanredder 30–32
25335 Bokholt-Hanredder

Dr. med. Thomas K. Weinschütz
Arzt für Neurologie/Psychotherapie
Ohlandbogen 18
24161 Altenholz

Autorenportraits

Bärenz, Sigrid, geb. 1955, verheiratet, 4 Kinder. Ausgebildete Keramikerin/Töpferin und medizinisch-kaufm. Assistentin. Zahlreiche Weiterbildungen im Bereich der Akupunktur, Fußreflexzonenmassage, Entspannungsmethoden und Atemtherapie. Seit 1992 im Pflegeteam der Reha-Klinik Agethorst tätig.

Baudis, Rainer, geb. 1949, Dipl.-Psychologe, ausgebildet in Psychotherapie und systemischer Therapie. Seit 1976 in der Suchttherapie tätig. Gesamtleiter der Rehabilitationseinrichtung Four Steps in Schorndorf für Drogenabhängige. Mitglied im erweiterten Vorstand der NADA Deutschland und des NADA-AK Süddeutschland. Autor des Buches »Der goldene Vogel – Psychotherapie mit Drogenabhängigen«, 1995; Herausgeber und Mitautor des Buches »Nach Gesundheit in der Krankheit suchen – Neue Wege in der Behandlung Drogenabhängiger«, 1997.

Friedrichs, Uwe, geb. 1954, Krankenpflegeexamen 1981. Stellvertretende Stationsleitung seit 1995 in der Klinik für Kinder- und Jugend-Psychiatrie und Psychotherapie Schleswig-Hesterberg.

Grätsch, Carsten, geb. 1958, Krankenpflegeexamen 1981. Seit 1986 Fachpfleger für Psychiatrie. Leitung der Station für abhängigkeitskranke Jugendliche seit 1995 in der Klinik für Kinder- und Jugend-Psychiatrie und Psychotherapie Schleswig-Hesterberg.

Grünsfelder, Carsten, geb. 1959. 1978–1984 Medizinstudium in Hamburg. 1985–1993 Assistenzarzt in der II. Medizinischen Abteilung – Schwerpunkt Endokrinologie und Diabetologie – des Allgemeinen Krankenhauses Barmbek in Hamburg. 1994 Facharzt für Innere Medizin. 1995–1998 Akupunkturgrundausbildung bei der Deutschen Ärztegesellschaft für Akupunktur (DÄGfA). Seit 1995 Akupunkturtätigkeit im klinischen und privatärztlichen Bereich. Seit 1996 ergänzend auch Feng Shul-Beratung.

Dr. med. **Hecker, Hans-Ulrich,** Ing. grad., geb. 1954. Chemiestudium Abschluß 1976; Medizinstudium Staatsexamen und Promotion 1983. Klinische Weiterbildung in Innerer Medizin und Kardiologie an der Universität in Lübeck sowie am Friedrich-Ebert-Krankenhaus in Neumünster. Seit 1988 als Allgemeinarzt in Kiel niedergelassen. Akupunkturausbildung bei der Deutschen Ärztegesellschaft für Akupunktur, J. Bischko, H. Schmidt und R. Umlauf. 1982 und 1987 Aufenthalte in China. Seit 1993 Lehrbeauftragter für Akupunktur und Naturheilverfahren an der Christian-Albrecht-Universität in Kiel. Wissenschaftlicher Leiter der Akupunktur- und Naturheilkundeausbildung bei der Landesärztekammer Schlweswig-Holstein.

Jung, Martin, geb. 1960, Studium der Medizin, Facharzt für Kinder- und Jugendpsychiatrie, seit 1993 Leitender Abteilungsarzt in der Klinik für Kinder- und Jugendpsychiatrie und Psychotherapie Schleswig Hesterberg.

Dr. med. **Marx, Hans Gerhard,** geb. 1922. Studium in Berlin, München und Heidelberg. 1958 Facharzt für Neurologie und Psychiatrie. Von 1965 bis 1986 Leiter der Suchtklinik in Gütersloh. Nach Studium Berlin und Wien durch die Österreichische Gesellschaft für

Akupunktur und Auriculotherapie diplomiert. 1973 Einführung der Akupunktur in die Entzugsbehandlung und Therapie der Suchtkrankheiten. Seit 1986 im Ruhestand.

Oudemans, Edwin, Approbation zum Arzt, Univ. van Amsterdam 1985; Intern. Institute for Acupuncture and Moxibustion, Peking (1986); leitender Arzt, Fachklinik für Alkohol- und Drogenentzug »Jellinek«, Amsterdam (1986–1993), Ko-Trainer CICI-WHO (1991); Weiterbildung zum Facharzt für Psychiatrie, Acad. Med. Centrum, Amsterdam (1995).

Dr. med. **Raben, Ralph,** geb. 1947, Arzt für Gynäkologie und Geburtshilfe. 1975 bis 1987 Frauenklinik Altona. 1987 Akupunkturdiplom in Wien bei Bischko. Seit 1987 Gemeinschaftspraxis in Hamburg-Altona. Arbeitsschwerpunkte sind Akupunktur in Gynäkologie und Geburtshilfe sowie Behandlung von drogenabhängigen Schwangeren. Erklärtes Ziel ist eine Drogenambulanz, die akupunkturgestützt arbeitet. 1. Vorsitzender der NADA Deutschland.

Ramloch-Sohl, Martin, geb. 1957, Arzt in einer der beiden Substitutionsambulanzen des Gesundheitsamtes der Stadt Frankfurt am Main; seit 1984 Arbeit mit Drogenkonsumenten. Derzeitige Schwerpunkte: Methadon-Substitution, ambulante Entzugsbehandlung mit Akupunktur, Inzidenz und Prävalenz der Hepatitis G bei Methadonpatienten; 1987 Ausbildung am Lincoln-Hospital, New York, bei Michael Smith; seit 1993 im Vorstand der NADA-Deutschland; Mitglied der deutschen Ärztegesellschaft für Akupunktur (DÄGfA e.V.) und des Zentralverbandes der Ärzte für Naturheilverfahren (ZÄN).

Dr. med. **Rüdinger, Helmut,** Studium Staatsexamen und Promotion (Psychiatrische Universitätsklinik) in Zürich/Schweiz. 7jährige klinische Ausbildung in Hamburg mit den Schwerpunkten Psychiatrie und Innere Medizin. Akupunkturausbildung seit 1982 bei der DÄGfA. Seit 1995 Zweiter Vorsitzender der DÄGfA. Niederlassung als Facharzt für Allgemeinmedizin seit 1983 in Hamburg. Seit dieser Zeit Einsatz der Akupunktur in der ambulanten Entgiftung vor allem von Alkohol und Benzodiazepinen.

Dr. jur. **Schaarschmidt, Ulf**, geb. 1956, Abitur 1975 in Lübeck, ist seit 1985 Rechtsanwalt, seit 1988 freiberuflich tätig in Eckernförde in Schleswig-Holstein. Seit 1993 auch Fachanwalt für Arbeitsrecht, seit 1994 auch Notar. Neben dem Arbeitsrecht und dem Notariat liegt einer seiner beruflichen Tätigkeitsschwerpunkte auf dem Medizinrecht.

Dr. med. **Schienle, Magdalena,** geb. 1950; Medizinstudium an den Universitäten Heidelberg und Kiel. Seit 1992 medizinische, seit 1994 außerdem psychotherapeutische Tätigkeit an der Fachklinik Four Steps. 1994 Kennenlernen des NADA-Programmes durch Kontakte und Hospitation an der Reha-Klinik Agethorst. Ausbildungskurse der NADA und DÄGfA. Im Frühjahr 1995 Aufbau eines Akupunkturprogrammes im Rahmen der Langzeittherapie in Four Steps.

Dr. med. **Spiegel, Karen,** geb. 1958. 1981 bis 1987 Studium an der Universität Kiel, 1987 bis 1989 Innere Medizin an der 2. med. Klinik der Universität Kiel, 1990 Promotion über Akute Lymphatische Leukämien, 1990 bis 1991 Vertragsärztin der Bundeswehr, Ambulanztätigkeit, seit 1992 Niederlassung als praktische Ärztin in Kiel, seit 1993 Dozentin für Akupunktur an der Ärztekammer Schleswig-Holstein, seit 1994 Lehrbeauftragte für Akupunktur an der Universität Kiel.

Strauß, Karsten, geb. 1949, Arzt und Sozialpädagoge. Seit Mitte der 70er Jahre beschäftigt er sich mit Suchtkrankheiten, besonders mit Abhängigkeiten von illegalen Stoffen. Seit 1986 ist die Akupunktur hinzugekommen. Aus seiner breitgefächerten Erfahrung in Klinik, Ambulanz, Streetwork und verschiedenen anderen Projekten heraus konnte er unterschiedliche Ansätze in der Suchttherapie zu einem ganzheitlichen Konzept zusammenfassen und zuletzt als leitender Arzt der Rehaklinik Agethorst umsetzen. Die Darstellung wesentlicher Komponenten dieses Konzeptes ist ein wichtiges Anliegen seines Grundsatz-Beitrags. 1993 Mitbegründer der dt. NADA und bis 1996 deren Vorsitzender. Seit 1997 Arbeit an der Entwicklung und praktischen Umsetzung akupunkturgestützter ambulanter und stationärer Projekte, Arbeit als Supervisor/Teamentwicklung. 1998 Mitbegründer und seither Leiter des Instituts für Suchtmedizin und Suchtakupunktur in Eckernförde.

Weidig, Wolfgang, geb. 1953, Dipl.-Sozialpädagoge, Gestalttherapeut und Fachkrankenpfleger für Psychiatrie. Nach Eröffnung der für Entzug und Kurzzeittherapie konzipierten Rehaklinik Agethorst bei Itzehoe im Jahre 1991 zunächst Leiter der Entzugsabteilung, 1996–1998 kommissarischer Klinikleiter. Seit 1999 sozialpädagogischer und stellvertretender Gesamtleiter der Fachklinik Bokholt. Das von ihm entwickelte Entzugskonzept, das auf Erfahrungen von Michael Smith am Lincoln-Hospital in New York zurückgreift, stellt neben psychotherapeutischen und ganzheitlichen Anforderungen den Einsatz von Akupunktur in den Vordergrund. Dieser Ansatz konnte erfolgreich umgesetzt werden und einen hohen Bekanntheitsgrad erlangen. Weidig ist Gründungs- und Vorstandsmitglied des deutschen Zweigs der NADA (National Acupuncture Detoxification Association).

Dr. med. **Weinschütz, Thomas K.,** Arzt für Neurologie, Psychotherapie, geb. 1956 in Speyer. Studium Universität Heidelberg, 1983 Promotion »Zur Therapie orthopädischer Schmerzsyndrome mit Akupunktur«. Ausbildung in Schmerztherapie, TLA und Neuraltherapie: Prof. Gerbershager, Schmerzzentrum Mainz sowie Prof. Bonica, Paincenter der Universität Washington, Seattle. Ausbildung in Neurologie: Prof. Soyka, Neurologische Klinik der Universität Kiel, Akupunkturausbildung: Prof. Bischko, Wien und College für TCM in Nanking, VR China. Seit 17 Jahren Ausübung der Akupunktur. 1987 bis 1995 Anwendung der Akupunktur in der Schmerzambulanz der Klinik für Neurologie CAU-Kiel. Klinische und experimentelle Studien zur Akupunktur. Auszeichnung mit nationalen und internationalen Preisen (Frey-Preis 1993, Pischinger-Preis 1993, Bachmann-Preis 1994, Förderpreis für Schmerzforschung 1996). Seit 1988 Lehrtätigkeit in Akupunktur: Seminar Universität Kiel, Akademie der Ärztekammer Schleswig-Holstein sowie deutsche Ärztegesellschaft für Akupunktur. Seit 1.3.98 niedergelassen in eigener Praxis Neurologie/Spezielle Schmerztherapie.

Ulrich Hecker

Grundlagen der traditionellen chinesischen Medizin (TCM) und der Akupunktur

Das Entsprechungssystem von Yin und Yang

Die chinesische Philosophie und Medizin bezeichnet das Phänomen der Polarität als Yin und Yang. Die Theorie von Yin und Yang besagt, daß jedes Objekt oder Phänomen im Universum aus zwei gegensätzlichen Aspekten besteht, die einerseits ohne einander nicht existieren können und doch andererseits sich fast ausschließen.

Tab. 1: Zuordnung von Yin und Yang

Yin	und	Yang
Erde	und	Himmel
Nacht	und	Tag
Kälte	und	Hitze
Winter	und	Sommer
Innen	und	Oberfläche
Unten	und	Oben
Ventral	und	Dorsal
Leere	und	Fülle
Ruhe	und	Bewegung
Wasser	und	Feuer
Materie	und	Energie
Parasympathikus	und	Sympathikus

Dem Verständnis von Yin und Yang wird man nicht gerecht bei bloßer Betrachtung von Zuordnungen, sondern wir müssen uns mit dem weiteren Hintergrund beschäftigen.
Tag und Nacht sind abstrakte Begriffe, die sich über ihre Inhalte näher definieren. Einige der Summationen dieser Sinneseindrücke, welche wir unter dem Begriff Tag zusammenfassen, sind Helligkeit, Bewegung, Wärme, Freude, Streß, Dynamik, Entscheidungsfähigkeit, Wahrheit. (»Die Wahrheit kommt meist an den Tag bzw. ans Licht«). Der Tag bekommt also seine Bedeutung über die Inhalte, die wir unter dem Wort »Tag« summieren. Ebenso wäre es denkbar, diese Summationen unter einem anderen Begriff einzuordnen. Diese Definition ist natürlich auch abhängig vom sozio-kulturellen Umfeld. Für die Bewohner südlicherer Gebiete kann der Begriff Tag mit anderen Inhalten assoziiert werden, z. B. Sonne, Mittag, Hitze, Siesta, allgemeine Verlangsamung. Dort würde dann der Abend, der meist Abkühlung bringt, den dynamischen Anteil des Tages darstellen. Wir sehen also an diesem Beispiel, daß alleine Änderungen der klimatischen Faktoren Änderungen des Tagesablaufes bedingen.
Gehen wir einen Schritt weiter, so wird ersichtlich, daß die Bedeutung des Tages in unmittelbarer Abhängigkeit zur Bedeutung der Nacht steht. D. h., wenn es die Nacht und die Summation der darunter zu verstehenden Sinneseindrücke nicht geben würde (u. a. Kälte, Dunkelheit, Passivität), würde die Bedeutung des Tages verlorengehen. Für die Definition des Tages bzw. der Nacht ist d Zustand des entgegengesetzten Partner zwingend Voraussetzung. Daraus wird deutlich, daß einerseits Tag und Nacht zwei fast sich ausschließende Zustände sind, andererseits aber Tag und Nacht so unmittelbar zusammenhängen, daß die Begriffe Tag und

Nacht ohne den entgegengesetzten Begriff nicht existieren könnten bzw. einen ganz anderen Inhalt bekommen würden.
Unschuld definiert das **Yin-** und **Yang**-Entsprechungssystem folgendermaßen: »Es handelt sich um eine dualistische Assoziationsreihe, die zahlreiche Naturphänomene und abstrakte Vorstellungen umfaßt und als Manifestationsreihe entgegengesetzter und doch komplementärer Kategorien allen Seins definiert.«
Zum besseren Verständnis sei noch auf zwei weitere Beispiele eingegangen. Das Gegensatzpaar

Freude und Trauer

Wenn wir die Trauer nicht kennen würden, könnten wir die Freude nicht schätzen. Der Freude würde die eigentliche Effizienz genommen und die Freude wäre ohne die Erfahrung der Trauer eine fade Angelegenheit.
Ähnliches gilt für die anderen hier aufgeführten Gegensatzpaare und durchzieht das Wesen der ganzen Traditionellen Chinesischen Medizin. Das Yin- und Yang-Gedankenmodell ist ein funktionelles System, eine philosophische Betrachtungsweise und kann nicht einfach über das westliche Gedankengut gestülpt werden, sondern dieses funktionelle Konzept muß mit westlichen Inhalten gefüllt werden.
Wer dieses System nur versucht auf unsere Modalitäten umzuformen, hat das Prinzip des Yin- und Yang-Denkens nicht verstanden.
»Überstülpen« und »Zurechtstutzen« bedeutet »Verfremdung« und »Verfälschung«. Die Yin- und Yang-Theorie zu verstehen bedeutet, das System mit unseren westlichen Inhalten zu füllen und sie auf die hier existierenden Gegebenheiten (u. a. Psychotherapie, Psychosomatik) anzuwenden. Das Yin- und Yang-System ist kein System, welches formalistischen kausalanalytischen Gesichtspunkten i. S. der westlichen Naturwissenschaft folgt. Die Philosophie mit der Naturwissenschaft zu verbinden, das ist die Aufgabe unserer Zeit. Dies zu ermöglichen, bedeutet andere Denkansätze zu verfolgen, mehr Toleranz zu üben und andere Denkschemata als gleichberechtigte Vorgehensweisen anzuerkennen.
Ein weiterer Ansatz wird im folgenden Schema deutlich:

weiblich, passiv Leere, Kälte, negativ empfangend	**YIN**	**YANG**	männlich, aktiv Fülle, Hitze, positiv schöpferisch

Bei alleiniger Wortbetrachtung der Zuordnungen würde uns als Assoziation in unserem westlichen Kulturkreis das Wort macho- bzw. emanzipationsfeindlich einfallen. Daß dies von den Chinesen damals nicht so gesehen wurde und diese voreiligen Schlüsse auch nur aus der Wortbetrachtung her ableitbar sind, soll näher erläutert werden.
In unserer Gesellschaft sind bestimmte Emotionen, Stimmungslagen und Gefühle negativ bzw. positiv belegt. Die Passivität, die Leere, die Kälte sind Zustände, die in unserer Gesellschaft negativ belegt sind. Dagegen liegt der Fülle, der Hitze, dem Positiven, dem Schöpferischen, dem Aktiven eine positive Belegung zugrunde. Diese Betrachtungsweise hat aber nur Bestand, wenn wir das Wechselspiel zwischen Yin und Yang nicht verstehen bzw. diese Assoziation losgelöst voneinander als statischen Ausdruck sehen und ihm jede Dynamik entziehen.
Daß sich die Inhalte je nach Ausgangspunkt der Betrachtung ändern, sehen wir am Bild eines manisch-depressiven Kranken. Das Bild eines manisch-depressiven Menschen ist gekennzeichnet durch Phasen der Überaktivität, der Manie und Phasen der »Lähmungen«, der Depression. Die Phase der »Depression« läßt sich gut mit der Synonyma der Yin-Charakteristik beschreiben: Leere, Kälte, passiv, negativ. Die Phase der »Hyperaktivität« paßt zu der Yang-Symptomatik: Fülle, Hitze, positiv, schöpferisch, aktiv. Hier erfolgt jetzt wieder unter unserer westlichen Betrachtungs-

weise die Wertung. Die manische Phase ist bei uns eher positiv belegt. Man lacht über die Auswüchse, hat aber irgendwo ein Maß an Verständnis.

Die depressive Phase, gekennzeichnet u. a. durch Insichgehen, fehlende Aktivität, Weinen, Passivität, wird von uns teils mitleidig, teils ablehnend beurteilt. »Mein Gott, nun komm' mal in die Gänge.« »Ach, der schon wieder«. Nicht so in dem Verständnis der Traditionellen Chinesischen Medizin. Ein gesunder Mensch stellt sich dort als ein im Gleichgewicht seiner Yin- und Yang-Funktion stehendes Individuum dar. Die manische Phase wäre als Yang-Symptomatik zu deuten, d. h., der Mensch, der sich im Kaufrausch befindet, der in seinen manischen Vorstellungen lebt, die bar jeder Realität sind, hat einen Überschuß an Yang. Was ihm fehlt, ist das Passive, die Leere, evtl. die Kälte, das Negative. An diesem Beispiel sehen wir deutlich, daß diese Zuordnungen, die wir anfänglich eher als negativ betrachtet haben, unter dem Gesichtspunkt eines manischen Patienten sich »umkehren« in positive Assoziationen. Dem Manisch-Depressiven fehlt es an »positiver Leere«, »positiver Kälte«, »positiver Passivität«.

Auf Grund dieses Beispieles wird deutlich, daß wir die Yin-Symptomatik und Yang-Symptomatik nicht isoliert betrachten können, sondern auf einen Zustand, der sich gerade darstellt, beziehen müssen. Bei entsprechender Betrachtung stellt sich das in unserem Kulturkreis eher negativ Belegte: Leere, Kälte, Negativität, Passivität - als fehlendes Positivum dar.

Das Prinzip des Yin und Yang bedeutet nicht, einfach bloße Wortkorrelationen gegeneinander zu stellen, sondern bedeutet, den Zustand, den wir betrachten, als Wechselspiel des Yin und Yang zu sehen und entsprechend therapeutisch umzusetzen. Die therapeutische Umsetzung auf unser manisch-depressives Krankheitsbild bedeutet, in der Manie das Yin zu stärken und das Yang zu sedieren. In der depressiven Phase das Yang zu stärken und das Yin sedieren.

Das schulmedizinische Behandlungskonzept sieht den Angriffspunkt häufig nur bei einem der beiden beteiligten Parameter. In der manischen Phase setzt man den Patienten unter entsprechende Medikamente, die die Übererregbarkeit »mindern«. Der Aspekt der Stärkung der Yin-Anteile ist in der Schulmedizin wenig bekannt bzw. unterentwickelt. In der depressiven Phase versuchen wir, den verminderten Yang-Anteil zu stärken, z. B. durch antriebsfördernde Medikamente. Eine Sedierung des überschießenden Yin erfolgt allerdings nicht. Diese allgemein Yin-regulierenden Verfahren sind u. a. die Naturheilverfahren, die Homöopathie, psychotherapeutische Verfahren, Musiktherapie etc. Daraus wird der Unterschied einer kausalanalytisch ausgerichteten Therapierichtung und einer Therapierichtung nach den »Kriterien der Traditionellen Chinesischen Medizin« deutlich.

Damit soll natürlich nicht gesagt werden, daß entsprechende schulmedizinische Medikamente nicht zum Einsatz gelangen sollten, sondern diese sind häufig indiziert und zwingend notwendig. Nur bedeutet dies auch, sich auseinanderzusetzen mit dem Krankheitsbild und nach zusätzlichen anderen, bisher nicht berücksichtigten Therapiekonzepten zu suchen und diese gleichberechtigt in das Behandlungskonzept mit einzubauen.

Theorie der Fünf Elemente

Diese Theorie ist neben der Yin-Yang-Theorie der zweite wesentliche Stützpfeiler der Traditionellen Chinesischen Medizin. Man bezeichnet dieses System auch als das System der fünf Wandlungsphasen. Nach der Theorie der fünf Elemente (fünf Wandlungsphasen) stehen fünf Naturerscheinungen

Holz
Feuer
Erde
Metall
Wasser

in unterschiedlicher Abhängigkeit zueinander. Hierdurch erfolgt eine ordnende Einteilung der Phänomene des Mikro- und Makrokosmos. Jeweils einer Wandlungsphase wird ein Organpaar (Zang-Fu) zugeordnet, bestehend aus einem Yin- und einem Yang-Organ.

Das Entsprechungssystem

Den fünf Elementen sind verschiedene Funktionskreise zugeordnet, die wiederum mit einer Vielzahl von Zuordnungen kombiniert werden. *Tabelle 2* gibt einen guten Überblick über das Entsprechungssystem, *Tabelle 3* ergänzt all jene Zuordnungen, die für das Krankheitsverständnis der TCM grundlegend sind.

Tab. 2: Entsprechungssystem im Überblick

Element	Funktionskreis		Zuordnung		
Holz	Leber	Galle	Auge	Sehnen	Ärger
Feuer	Herz	Dünndarm	Zunge	Gefäße	Freude
Erde	Milz	Magen	Mund	Muskeln	Nachdenklichkeit
Metall	Lunge	Dickdarm	Nase	Haut	Trauer
Wasser	Niere	Blase	Ohr	Knochen	Angst

Tab. 3: Für das Krankheitsverständnis wichtige Zuordnungen

	Wasser	Metall	Erde	Feuer	Holz
Speicherorgan (Zang)	Niere	Lunge	Milz/Pankreas	Herz	Leber
Arbeitsorgan (Fu)	Blase	Dickdarm	Magen	Dünndarm	Galle
Sinnesorgan	Ohren	Nase	Mund	Zunge	Auge
Körpergewebe	Knochen	Haut	Muskulatur	Gefäße	Sehnen/ Muskeln
Himmelsrichtung	Norden	Westen	Mitte	Süden	Osten
Jahreszeit	Winter	Herbst	Spätsommer	Sommer	Frühling
Gefühle	Angst	Trauer	Grübeln/Sorge	Freude	Zorn
Geschmack	salzig	scharf	süß	bitter	sauer
Klima	naß	trocken	feucht	heiß	windig
Sekrete	Harn	Schleim	Speichel	Schweiß	Tränen

Der Hervorbringungskreislauf (Sheng-Zyklus)

Nachfolgend soll auf die Zusammenhänge in der Fünf-Elemente-Theorie eingegangen werden. Im Hervorbringerkreislauf (Sheng-Zyklus) stehen die fünf Elemente in konsequenter Verbindung.

Aus dem Holz entsteht das Feuer, aus dem Feuer die Erde, aus der Erde das Metall, aus dem Metall das Wasser, aus dem Wasser wiederum das Holz. Als Beispiel sei der hohe Blutdruck angeführt. Dieser steht mit dem Funktionskreislauf Feuer in Verbindung. Das Element vor dem Feuer ist das Holz, d. h. Störungen im Bereich des Feuers (des Herzens) können auch auf Störungen im Hervorbringungselement zurückzuführen sein *(Abb. 1)*.

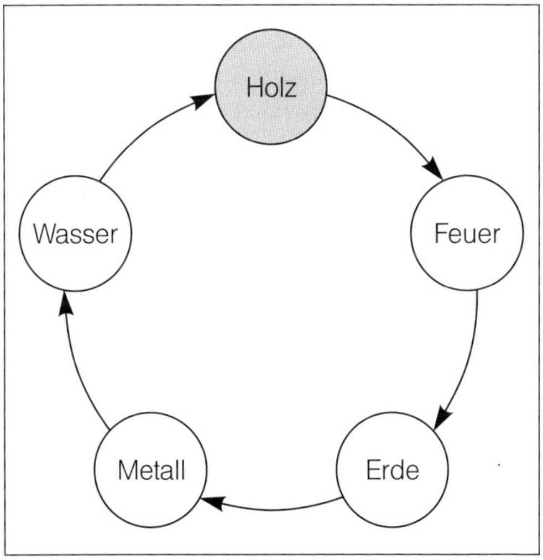

Abb. 1: Hervorbringungszyklus

Das Holz ist dem Funktionskreis Leber/Gallenblase zugeordnet, die Leber als Yin-Organ, die Gallenblase als Yang-Organ. Der Funktionskreis öffnet sich im Auge. Weiter sind dem Funktionskreis Leber/Gallenblase die Sehnen zugeordnet und als Emotion der Ärger und die Wut. Diese Zuordnungen sind nicht rein zufällig bedingt, sondern das Ergebnis einer jahrtausend Jahre alten intensivensten Beobachtung und Befragung der erkrankten Patienten. Der innere rote Faden, der sich durch dieses Modell zieht, sei am Beispiel des Funktionskreises Leber/Gallenblase erklärt.

Als Zuordnung zum Holz kennen wir weiter u. a. die Farbe Grün, den Geschmack sauer, den Wind, den Frühling. Eine innere Stringenz ergibt sich daraus folgendermaßen: im Osten geht die Sonne auf, was auch jahreszeitlich bedingt dem Frühling zuzuordnen wäre; ebenfalls entspricht dies dem Morgen. Im Frühling beginnt das Wachstum der Pflanzen (Holz: der Geschmack von jungem Holz und unreifem Obst ist sauer). Die Windzugehörigkeit zum Funktionskreis ergibt sich aus den in China gefürchteten Frühlingsstürmen. Die Zuordnung von bestimmten Emotionen zu bestimmten Funktionskreisen kennt unsere Schulmedizin nicht. Allgemein reden wir mehr vom Streß, der dann wiederum zu Störungen bestimmter Organe führen kann. Die TCM dagegen ordnete bestimmte Gefühlsstörungen bzw. emotionale Störungen bestimmten Funktionskreisen zu. Für die Leber wäre das die Wut und der Zorn. Hier baut uns unser Sprachgebrauch eine Brücke, denn er kennt ähnliche Verbindungen: »Laus über die Leber gelaufen« und »Gift und Galle spucken«, »zornig funkelnde Augen«, »vor Wut explodieren«.

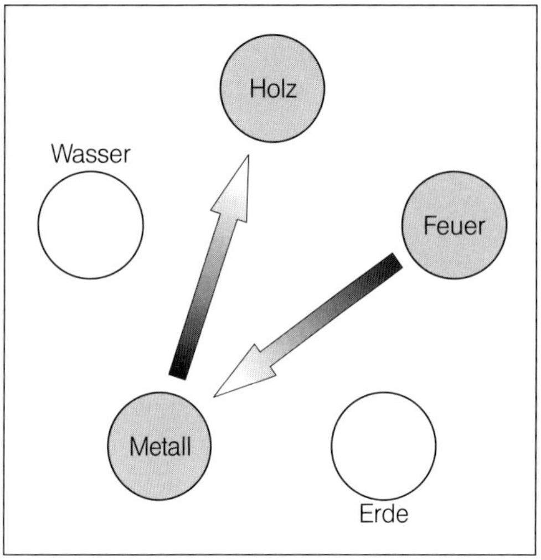

Abb. 2: Kontrollzyklus

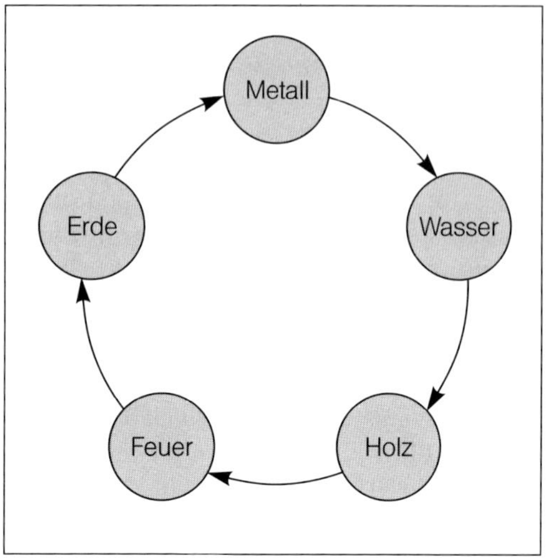

Abb. 3: Lunge-Dickdarm-Kontrollzyklus

Kontrollzyklus (Ko-Zyklus)

Auch das Prinzip der Kontrolle oder Unterdrückung basiert auf einer konsequenten Abfolge *(Abb. 2)*.

Es ergibt sich folgende Reihenfolge: Das Holz kontrolliert die Erde, die Erde kontrolliert das Wasser, das Wasser kontrolliert das Feuer, das Feuer kontrolliert das Metall und das Metall kontrolliert wiederum das Holz. Entsprechend unserem Beispiel aus dem Hervorbringungskreislauf erfolgt ein Zusammenhang zwischen dem Funktionskreis Feuer und dem Funktionskreis Wasser über den Kontrollzyklus. Das Wasser kontrolliert das Feuer.

Der Funktionskreis Feuer hängt also direkt über den Hervorbringungskreislauf mit dem Funktionskreis Holz zusammen und über den Funktionskreis Wasser mit dem Kontrollzyklus. Ein Erklärungsversuch wäre einmal der bekannte nephrogen bedingte Hypertonus und der essentielle Hypertonus, der sich als Störung im Hervorbringungskreislauf definieren würde. Der nephrogene Hypertonus wäre demnach als Störung im Bereich des Kontrollzyklus zu sehen.

Daß dieser Betrachtungsweise nicht nur philosophische Grundgedanken zugrunde liegen, sondern häufig auch pathophysiologische Mechanismen, sei am Beispiel des Lunge-Dickdarm-Kontrollzyklus dargestellt *(Abb. 3)*.

Hier steht das Element Metall stellvertretend für den Funktionskreis Lunge/Dickdarm. Über den Kontrollzyklus ist das Metall mit dem Holz (Leber/Gallenblase) und dem Feuer (Herz/Dünndarm) verbunden. Nach der Theorie des Kontrollzyklus kontrolliert dann das Feuer das Metall und das Metall kontrolliert das Holz.

Befindet sich z. B. das Herz in einem Füllezustand (z. B. hypertensive Krise), so kann es auf Grund der hypertensiven Krise zu einer Störung im Bereich der Lunge kommen (Dyspnoe). Eine Behandlung der Dyspnoe ist jetzt nicht mehr ursächlich im Bereich der Lunge zu führen, sondern der eigentliche ursächliche Mechanismus, nämlich die hypertensive Krise muß behandelt werden. Senken wir den Blutdruck, d. h. reduzieren wir die Kontroll-(Unterdrückungs-)Funktion des Herzens auf die Lunge, so wird sich die Funktionsstörung der Lunge, nämlich die Dyspnoe bessern.

Die zweite hier dargestellte Möglichkeit wäre die Ausbildung einer Leberstörung auf Grund einer Lungenstörung. Diese ist schulmedizinisch durchaus bekannt. Im Rahmen z. B. einer chronischen Emphysembronchitis kommt es zu einer Rechtsherzbelastung und im Rahmen dieser Erkrankung zur Ausbildung einer Hepatomegalie. Die Ursache der Hepatomegalie wäre dementsprechend nicht in der Leber zu suchen, sondern wäre auf eine Störung (Erhöhung des Pulmonaldrukkes) in der Lunge zurückzuführen. Die ursächliche Behandlung würde also nur Erfolg versprechen, wenn es gelingt, die pulmonale Situation zu verbessern.

Daran sehen wir, daß viele Mechanismen, die von den Chinesen unter funktionellen Gesichtspunkten beschrieben wurden, heute mit pathophysiologischen Mechanismen erklärt werden können.

Wir sollten uns aber hüten, zwanghaft nach naturwissenschaftlichen Erklärungsmodellen zu suchen und damit dieses System, welches ein funktionelles System darstellt, ad absurdum führen.

Literatur

1. *Hecker, U., Steveling, A.:* Die Akupunkturpunkte. Hippokrates, Stuttgart 1997

Thomas K. Weinschütz

Wissenschaftliche Grundlagen der Akupunktur

Die Akupunktur zur Schmerztherapie wird in vielen Schmerzzentren bereits als Bestandteil einer umfassenden und integrativen Behandlung praktiziert *(vgl. 23, 24)*. Wissenschaftlich steht eine endgültige und umfassende Bewertung der Akupunktur auf der Basis fundierter klinischer und experimenteller Studien noch aus, wenngleich erste Modell-Vorstellungen zur Wirkung einer Akupunktur zur Schmerzbehandlung bestehen *(27)*.

Schwieriger ist die Beurteilung einer möglichen Anwendung der Akupunktur in der Suchtmedizin. Der Einsatz wurde dabei aus der Praxis *(15)* entwickelt und wir verfügen wissenschaftlich nur über wenige klinische Studien *(8, 12, 17)* und noch über keine Grundlagenforschungsergebnisse. Deshalb sind wir bei der Frage nach der Wirkungsweise der Akupunktur in der Suchtmedizin zunächst auf die Erfahrungen der Anwendung der Akupunktur bei anderen Indikationen, zum Beispiel in der Schmerztherapie angewiesen.

Transfer der chinesischen Akupunktur in die westliche Medizin

Die Akupunktur ist ein Therapieverfahren aus einem anderen Kulturkreis mit differenter Pathophysiologie, Nosologie, Diagnostik und Therapie. Dabei stehen gemäß der Theorie der traditionellen chinesischen Medizin bestimmte Punkte der Körperoberfläche mit entsprechenden Organsystemen in Verbindung, und der Einstich von Nadeln in diese Punkte soll die Funktion der korrespondierenden Organe beeinflussen. Ein Problem im Verständnis der Akupunkturwirkung besteht darin, daß die Akupunktur ihre Wirkung weniger auf pharmakologische Direkteffekte als vielmehr auf Sekundärreaktionen, die den Eigengesetzlichkeiten des Organismus unterstehen, hinweist. Die Akupunktur macht also ihrem Selbstverständnis nach als therapeutisches Prinzip einen Appell an Selbstordnungs- und Selbstheilungsleistungen des Organismus bzw. des Individuums geltend und stellt damit eine Regulationstherapie dar.

Eine historisch erste Begründung der Akupunktur als regulative Therapie wird aus den Übersetzungen chinesischer Lehrbücher und von Sekundärliteratur *(1)* abgeleitet. So soll durch die Akupunktur eine Dysbalance von Yin und Yang reguliert werden. Durch die Wahl bestimmter Akupunkturpunkte, den sogenannten Passage- und Verbindungspunkten, wird ein Energieungleichgewicht ausbalanciert. Allerdings zeigen zum Beispiel die Arbeiten von *Ots (9)* und *Unschuld (22)* die starke kulturelle Durchdringung der Akupunktur auf und es bleibt bis heute fraglich, ob die kulturell-philosophisch geprägten Vorstellungen der traditionellen chinesischen Medizin ohne Interpretation und Adaption in der westlichen Medizin verwendbar sind.

Betrachtet man nämlich das Problem der Regulation aus der Sicht der modernen westlichen Medizin, so ist Regulation prinzipiell an das Vorhandensein nervaler Strukturen geknüpft. Daher ist es notwendig die Wirkung der Akupunktur auf das reizleitende System näher zu betrachten. Aus didaktischen Gründen ist dabei eine Unterscheidung in Reizaufnahme, Reizleitung und Reizverarbeitung notwendig. Im folgenden soll exemplarisch der Einfluß der Akupunktur auf Schmerzreize dargestellt werden. Dazu ist es nötig, zuerst den Aufbau des schmerzleitenden Systems zu skizzieren.

Neurobiologischer Aufbau des schmerzleitenden Systems

Der Schmerz stellt eine wichtige Sinnesqualität des Menschen dar und hat physiologischerweise die Aufgabe, den Menschen - durch Auslösung von Schutzreflexen - vor Schaden zu bewahren. Bei chronischen Schmerzpatienten hat der Schmerz seine Schutzfunktion verloren und quält seinen Besitzer. Aus umfangreichen Untersuchungen ist bekannt, daß verschiedene Strukturen für Schmerzrezeption, Leitung und -verarbeitung verantwortlich sind (siehe dazu die umfassende Darstellung bei *(31)*. Die Schmerzempfindung wird dabei auf verschiedenen Ebenen moduliert.

Schmerzrezeption. Grundlage der Schmerzrezeption stellen spezifische Rezeptoren dar. Wir kennen hitze- und polymodale Nozizeptoren, die von langsam leitenden C-Fasern, mechanosensitive Nozizeptoren, die von A-Delta-Fasern, und reine Mechanorezeptoren, die von schnell leitenden A-Beta-Fasern versorgt werden. Zusätzlich wird die Empfindlichkeit dieser Rezeptoren und damit die Signalaufnahme durch sog. algogene Substanzen wie z. B. Substanz P oder Prostaglandin E beeinflußt. Diese Beeinflussung geschieht in Form von Regelkreisen.

Schmerzleitung. Nach der Signalaufnahme am Rezeptor und der Leitung im peripheren Nerven erfolgt, nach Umschaltung im Rükkenmark, die Weiterleitung der Schmerzinformation im Bahnsystem des Vorderseitenstranges. Weitere neuroanatomische Strukturen sind an der Schmerzleitung beteiligt, nämlich im Hirnstamm die Formatio reticularis, im Zwischenhirn die unspezifischen Thalamuskerne und auf kortikaler Ebene die Hippokampusregion und sensorische Kortexareale. Dabei dienen die Bereiche der Formatio reticularis und die Hippokampusregion der vegetativen und psychischen Modulation des Schmerzes, während die somatosensorischen Thalamus- und Kortex-Areale vor allem für die räumlich-diskriminative Lokalisation des Schmerzerlebens maßgebend sind. Weiter spielen spezifische Überträgersubstanzen der Schmerzfasern, die Neurotransmitter, eine wichtige Rolle. Neben Noradrenalin, Adrenalin und Dopamin bildet Serotonin einen wichtigen Vertreter, der auch bei der Pathogenese der Migräne *(16)* und vielen anderen zentralen psychischen Prozessen *(3)* einen wichtigen Faktor bildet. Eine eigene Transmittergruppe stellen die Opiate, körpereigene, schmerzhemmende Amine dar. Diese kommen in Arealen mit Opiatrezeptoren, also Bindungsstellen für diese schmerzhemmenden Substanzen vor. Dabei zeigt sich, daß die Opiatbindungsstellen an vielen Orten vorkommen: im Rückenmark, im Hirnstamm, hier besonders im Bereich des periaquaeduktalen Graus, aber auch in den unspezifischen Thalamuskernen und im Bereich des limbischen Systems.

Schmerzverarbeitung. Analog zu dem mehrstufigen Aufbau des schmerzleitenden Systems findet auf den verschiedenen Ebenen eine Schmerzverarbeitung statt. Dabei wirken sowohl aufsteigende als auch absteigende Bahnsysteme mit. Eine wichtige Schaltzentrale befindet sich im Bereich des Rückenmarks. Hier finden sich zwei Angriffspunkte für eine Hemmung nozizeptiver Impulse aus der Peripherie: Zum einen handelt es sich um hemmende Interneurone, die z. B. durch Stimulation der A-Beta-Fasern aktiviert werden können, zum anderen um eine Aktivierung deszendierender, hemmender Bahnen aus dem Kortex und dem zentralen Höhlengrau. Hierbei findet auch eine Beeinflussung vegetativer Bahnen des Sympathikus statt. Es findet sich eine weitere Schaltzentrale im Bereich des Hirnstamms, die vor allem im Bereich des Zentralen Höhlengraus des Mittelhirns lokalisiert ist und hemmend auf die Wahrnehmung und Impulsweiterleitung im Bereich des Rückenmarks einwirkt. Es gibt weiter im Bereich des limbischen System und des Hypothalamus Anschluß an die affektive Verarbeitung und im Neokortex sowohl die räumliche diskriminative als auch die kognitive Verarbeitung.

Die Prozesse der Reizübertragung werden beim Schmerz von unterschiedlichen Transmittern gesteuert. Daher muß bei vielen therapeutischen Maßnahmen einschließlich psychischer Schmerzmodulation eine Beeinflussung dieser Transmitter als Wirkmechanismus diskutiert werden.

Modulation des Schmerzsystems durch Akupunktur

Akupunkturwirkung beim experimentellen Schmerz

Wichtige Hinweise zur Wirkungsweise der Akupunktur konnten im Tierexperiment und bei der höherfrequenten Stimulationsakupunktur (50–200 Hz) gefunden werden. Verschiedene Arbeitsgruppen *(14, 30, 31)* fanden nach Stimulationsakupunktur mit starker Reizung zur direkten Schmerzbeeinflussung sowohl eine Hemmung nozizeptiver Impulse auf spinaler Ebene als auch eine Aktivierung deszendierend hemmender supraspinaler Strukturen, vor allem Bahnen aus dem Kortex und dem zentralen Höhlengrau. Bei der Arbeitsgruppe von *Willer* et al. *(29)* finden sich darüberhinaus Hinweise, daß durch unterschiedliche Reizorte verschiedene schmerzinhibitorische Systeme aktiviert werden, die auch außerhalb von Segmentgrenzen (»Fernpunkte«) liegen können. *Brockhaus* und *Elger (4)* konnten zeigen, daß ein Nicht-Akupunkturpunkt – ca. 1 cm vom dem Verum-Akupunkturpunkt »Dickdarm 4« am M. adductor pollicis der Hand gelegen – sich signifikant durch seine fehlende analgetische Wirkung nach Hitze-Schmerzreiz von dem Verum-Akupunkturpunkt (»Dickdarm 4«) unterscheidet.

Weiterhin wird eine Erhöhung von Endorphinen und Enkephalinen in ZNS und Rückenmark nach Stimulationsakupunktur beschrieben. Nach *Pomeranz* und *Chiu (10)* und *Pomeranz (11)* ist bei Anwendung der Stimulationsakupunktur eine signifikante Erhöhung von Endorphinen und Enkephalinen im ZNS zu verzeichnen. Umgekehrt läßt sich der schmerzlindernde Effekt einer Stimulationsakupunktur durch Naloxon, einen Morphin-Antagonisten, vollständig blockieren. Neben dem bereits erwähnten periaquäduktalen Grau enthalten weitere Hirnstrukturen Opioidrezeptoren, die sich als sogenanntes endogenes opioides System zusammenfassen lassen *(6)*. Dazu gehört auch der Nucleus accumbens, dem eine wichtige Funktion in der

affektiven Schmerzverarbeitung zugeschrieben wird.
Ebenso finden sich weitere Änderungen von Neurotransmittern nach Stimulationsakupunktur. *Birkmayer* et al. *(3)* und *Rieder* et al. *(13)* wiesen eine signifikante Erhöhung der Serotoninmetaboliten im Harn akupunktierter Versuchspersonen nach. Durch Inhibitoren der Serotonin Biosynthese (p-Chlorphenylamin) kann der Effekt einer Stimulationsakupunktur blockiert werden *(14)*. Nach *Takeshige (20)* vermag exogen zugeführtes Serotonin die Akupunkturwirkung noch zu steigern. Dabei wissen wir aus den Grundlagenarbeiten der biologischen Psychiatrie, daß Serotonin aber auch Noradrenalin bei einer Vielzahl psychischer Prozesse eine zentrale Rolle spielt.

Akupunkturwirkung bei der Therapie chronischer Schmerzsyndrome

Im Gegensatz zu der hochfrequenten Stimulation im **Schmerzexperiment** gelangen in der **Therapie** niedrigfrequente (2–8 Hz) Akupunktur-Reiztechniken zu Anwendung. Die Reizzeit ist deutlich geringer (10–20 Minuten), und es findet eine repetitive Reizanwendung (1–2mal pro Woche über 5–15 Anwendungen) statt.
Bei der Anwendung der Akupunktur macht es besondere Schwierigkeiten, die Langzeitwirkung einer Reizserie wie zum Beispiel bei Anwendung der Akupunktur in der Intervalltherapie der Migräne *(vgl. 7)* zu erklären. Dabei bleibt zunächst festzuhalten, daß der Mechanismus der Schmerzchronifizierung erst in Ansätzen erklärbar ist.
Anderson und *Holmgren (2)* konnten zuerst nachweisen, daß bei freiwilligen Probanten auch eine niedrigfrequente Stimulation eine Schmerzlinderung bewirkt. In der Arbeit von *Hardebo et al. (5)* fanden sich Hinweise auf Anhebung eines zuvor erniedrigten Met-Enkephalin-Spiegels bei Clusterkopfschmerzpatienten nach einer Behandlung mit niedrigfrequenter Akupunktur.
Aus der Arbeitsgruppe von *Weinschütz* et al. *(28)* finden sich Hinweise auf eine Modulation ereigniskorrelierter Potentiale bei Migränepatienten nach einer erfolgreichen Behandlung mit Akupunktur. Dabei wird aus der klinischen Beobachtung und aufgrund theoretischer Überlegungen eine Veränderung des Transmitters Noradrenalin postuliert, wenngleich sich aus der Veränderung der Stimmung *(26)* auch Hinweise auf die Beteiligung des Neurotransmitters Serotonin postulieren lassen.

> Aus der experimentellen und klinischen Akupunkturforschung finden sich Hinweise, daß die Modulation der Schmerzempfindung und des Schmerzerlebens durch eine Veränderung zentraler Neurotransmitter erklärt werden kann.

Akupunkturwirkung in der Suchtmedizin

Bei der Suchtmedizin im weiteren Sinne ist Akupunktur zum Beispiel in der Lage, einem Medikamentenmißbrauch bei Migränepatienten vorzubeugen *(25)*.

Im engeren Sinne wird Akupunktur im Drogenentzug eingesetzt *(8, 15, 17, 18, 19)*. Dabei gibt es Erfahrungen über den additiven Einsatz der Akupunktur, als auch ein überwiegend akupunkturgestütztes Konzept. Nach der Darstellung dieser Autoren ist Akupunktur in der Lage, eine Vielzahl vegetativer Symptome wie Diarrhoe, Übelkeit, Erbrechen, Nachtschweiß, Magenbeschwerden, Kopf-, Rücken- und Beinschmerzen positiv zu beeinflussen. Weiterhin finden sich Hinweise (*Strauß*, persönliche Mitteilung), daß es im Akupunktur gestützten Entzug zu deutlich weniger Krampfanfällen kommen soll.

Akupunktur übe weiter einen hemmenden Einfluß auf Muskelzittern aus, dämpfe innere Unruhe und verbessere den Schlaf. Darüber hinaus werden insbesondere die beim Konsum von Cocain beobachteten aggressiven Durchbrüche abgemildert, was wohl einen Einfluß auf des limbische System andeutet. Aus den Forschungen der biologischen Psychiatrie wissen wir, daß eine Vielzahl dieser oben beschriebenen Erscheinungen durch Beeinflussung von Neuro-Transmittersystemen gesteuert wird. Dabei spielen vor allem Adrenalin, Nor-Adrenalin, Dopamin und Serotonin eine entscheidende Rolle. Aus den Forschungen zur Schmerzmodulation haben wir Grund zu der Annahme, daß die oben beschriebenen Transmitter durch Akupunktur moduliert werden können.

Daher sind eine Vielzahl von klinischen Effekten der Akupunktur in der Suchtmedizin als eine Beeinflussung zentraler Neurotransmittersysteme zu interpretieren.

Zusammenfassung. Anhand umfangreicher klinischer Erfahrungen scheint Akupunktur in der Lage zu sein bestimmte Entzugssymptome zu beeinflussen.

Aus unserer derzeitigen Kenntnis der Akupunkturwirkung - vor allem aus der Schmerzforschung - scheint die Beeinflussung zentraler Neurotransmittersysteme als mögliche Wirkursache wahrscheinlich, wenngleich es sich wegen fehlender Grundlagenforschung nur um ein Analog-Modell handelt.

Auf jeden Fall berechtigen theoretische Überlegung und praktische klinische Erfahrung einen Einsatz der Akupunktur in der Suchtmedizin zu rechtfertigen. Für die Praxis sind klare Richtlinien für die Anwendung der Akupunktur zu fordern. Weiterhin ist eine wissenschaftliche Begleitforschung bei der Therapie dringend geboten.

Literatur

1. *Academy of traditional chinese medicine:* Chinese acupuncture and moxibustion. Foreign Languages Press, Peking 1987
2. *Anderson, S. A. & Holmgren, E.:* Pain threshold effects of peripheral conditioning Stimulation. In: Bonica JJ & Albe-Fessard (Eds) Advances in Pain Research and Therapy. Vol 1.p.761–768. Raven Press, New York 1976
3. *Birkmayer, W., Danielczyk, W., Rieder, P.:* Biogene Transmitter und Akupunktur. In: Bischko (Ed.) Handbuch der Akupunktur und Aurikulotherapie. Haug, Heidelberg 1976
4. *Brockhaus, A., Elger, C. E.:* Hypalgesic efficiancy of acupuncture on experimental pain in man. Comparison of laser acupuncture and needle Acupuncture. Pain 43 (1990): 181–185
5. *Hardebo, J. E., Ekmann, R., Erikson, M.:* Low CSF Met-Enkephalin levels in cluster headache are elevated by acupuncture. Headache 29 (1989): 494–497

6. *He, L.:* Involvement of endogenous opioides peptides in acupuncture analgesia. Pain 31 (1987): 99–121
7. *Kreczi, T., Klingler, D. & Trägner, H.:* Long term effect of acupuncture of common and classical Migraine. In: Olesen J. & Jensen K. (Hrsg) Proceedings of the second international Headache Congress, Copenhagen 1985
8. *Marx, H. G.:* Medikamentenfreie Entgiftung von Suchtkranken - Bericht über den Einsatz der Akupunktur - in: Suchtgefahren 30 (1984)
9. *Ots, T.:* Medizin und Heilung in China. Annäherungen an die traditionelle chinesische Medizin. Dietrich Reimer Verlag, Berlin 1987
10. *Pomeranz, B., Chiu, D.:* Naloxoneblockade of Akupuncture-Analgesia: Endorphin Implicated. Life Science 19 (1976): 1757–1762
11. *Pomeranz, B.:* Neurochemische Grundlage der Akupunktur. Akup.Theorie u. Praxis 4 (1981): 197–200
12. *Ramloch-Sohl, M.:* Entzugsbehandlung mit Akupunktur, in: Suchtgefahren 35 (1989)
13. *Rieder, P., Tenk, H., Birkmayer, W., Bischko, J.:* Manipulation von Neurotransmittern durch Akupunktur. In: Bischko (Ed.) Akupunktur und Aurikulotherapie. Egermann Wien pp. 67–80, 1976
14. *Rieder, P., Vollmer, R.:* Biochemische und neurophysiologische Mechanismen bei der Akupunktur-Analgesie und Therapie. Dtsch. Zschr. Akup. 4 (1978): 103–107
15. *Smith, M. O.:* Acupucture Treatment of Drug and Alcohol Abuse: 8 Years Experience Emphasing Tonification Rather than Sedation. Veröffentlichung der Substance Abuse Division, Lincoln Hospital, New York 1982
16. *Soyka, D.:* Hypothesen der Migräneentstehung. Nervenheilkunde 4 (1985): 167–174
17. *Strauß, K.:* Die Reha-Klinik Agethorst - Drogenarbeit mit Akupunktur, in: AKU, Heft 3/95
18. *Strauß, K., Weidig, W.:* Akupunktur im Drogenentzug - ein kurzer Abriß. In: Schnittstelle Drogenentzug, 122–140, Lambertus 1995
19. *Strauß, K.:* Der Einsatz von Akupunktur in der Behandlung des Drogenentzugssyndroms, in: Hecker, U. (Hrsg) Ohr-, Schädel-, Mund-, Handakupunktur, Hippokrates, Stuttgart 1996
20. *Takeshige, C.:* Differentiation between acupuncture and non-acupuncture points by association with analgesia inhibitory system. Acupuncture & Electro-Therapeutics 10 (1985): 195–203
21. *Tsou, K.:* Neurochemical mechanisms of acupuncture analgesia. in Akil H and Lewis JW (eds) Neurotransmitters and pain control Vol. 9. Karger, Basel 1987
22. *Unschuld, P. U.:* Medizin in China. Eine Ideengeschichte. Beck, München 1980
23. *Weinschütz, T.:* Strukturierte Schmerzbehandlung-Konzept und Praxis amerikanischer Schmerzkliniken. Nervenheilkunde 8 (1989): 211
24. *Weinschütz, T.:* Strukturierte Kopfschmerztherapie - Aufgaben und Grenzen einer Akupunkturbehandlung. Ärztezeitschr. f. Naturheilverfahren. 31 (1990): 427–430
25. *Weinschütz, T., Schreiber, J., Niederberger, U., Soyka, D.:* Nichtmedikamentöse Therapie chronischer Kopfschmerzsyndrome - Prävention eines Medikamentenmißbrauchs durch Akupunktur? In: K-H Mauritz & V Hömberg (Hrsg) Neurologische Rehabilitation 2 pp 191-198, Huber, Bern 1992
26. *Weinschütz, T., Kropp, P., Wallasch, T. M., Müller, A., Gerber, W. D.:* Depressive State and CNV in migraine patients. Cephalalgia 13. Suppl. 13 (1993): 226
27. *Weinschütz, T.:* Schmerztherapeutische Basis und Konzepte in der Akupunktur. In: Beck, R., Heydenreich, A., Pothmann, R., Ots, T., Weinschütz, T. Akupunktur in der Neurologie. Hippokrates, Stuttgart 1994
28. *Weinschütz, T., Johnsen, S., Niederberger, U., Kropp, P., Wallasch, T. M. & Gerber, W. D.:* Modulation der Contingenten Negativen Variation (CNV) durch Akupunktur bei Migränepatienten? Aktuelle Neurologie 23 (1996): S. 12
29. *Willer, J. C., Roby, A. & LeBars, D.:* Psychophysical and electrophysical approaches to the painrelieving effects of heterotopic nociceptive stimuli, Brain 107 (1996): 1095–1112
30. *Yan, Z., Zonglian, H.:* The peripheral pathway of afferent impulses in traditional acupuncture analgesia. Schmerz/Pain/Douleur 10 (1989): 15–18
31. *Zimmermann, M., Handwerker, H. O. (Hrsg):* Schmerz, Konzepte und ärztliches Handeln, Springer, Berlin 1984

Karsten Strauß

Akupunktur in der Suchtmedizin

Sucht als Krankheit

Früher galt Sucht als Charakterschwäche. Wer süchtig wurde, gar abhängig von Alkohol und Drogen, dem fehlte es eben an Selbstbehauptung, Willen und Durchhaltevermögen. Wurde der Mensch nach einer Entgiftungs- oder erst recht nach einer Entwöhnungsbehandlung rückfällig, schien der Mangel an Disziplin und eisernem Willen offenbar: Der »innere Schweinehund« hatte gesiegt, das »Gute« eine Schlacht gegen das »Böse« verloren.

Eine sehr martialische und - wie wir heute wissen - eine falsche, weil arg reduzierte Sichtweise des Menschen.

Es hat lange Zeit gedauert, bis die *Sucht als Krankheit* anerkannt wurde.

Damit wurde dem offenbaren Wesen der Sucht Rechnung getragen. Ein nicht ganz einfacher, deshalb aber umso bedeutenderer Schritt, regelte er doch in der Folge auch die Verteilung der anfallenden Kosten; in der Bundesrepublik wird demnach die Entzugsbehandlung von den gesetzlichen und privaten Krankenversicherungsträgern bezahlt. Darüber hinaus wurde damit festgelegt, daß sich die Mediziner, besser gesagt: der »Medizinbetrieb«, mit diesem Krankheitsbild zu beschäftigen hatte.

Leider nicht nur zum Vorteil der Betroffenen: Die moderne Medizin hat die Tendenz, die enormen Fortschritte und Erfolge im Kampf gegen viele Krankheiten zu verallgemeinern. Der Begriff »Krankheit« wird unmittelbar mit dem Begriff »Heilung« assoziiert, und zwar am besten kurzfristig und mit dem Rezeptblock. Patienten ebenso wie Mediziner selbst erliegen allzu oft dem Wunschdenken, alles wäre heilbar, für jede Krankheit gäbe es nicht nur eine Therapieform, sondern sogar ein Medikament, eine Substanz, die ohne größeres Dazutun des Betroffenen die restitutio ad integrum, die völlige Wiederherstellung des Menschen, garantiere.

Nicht zufällig trifft die alte Weisheit: »eine Grippe dauert ohne Arzt sieben Tage, mit Arzt eine Woche« meistens auf ungläubiges, dennoch ernst gemeintes Erstaunen.

Der »moderne Mensch« erwartet die schnelle Wiederherstellung seiner Leistungsfähigkeit, der Arzt braucht den deutlichen Erfolg und die Zufriedenheit des Patienten - auch zur wirtschaftlichen Sicherung seines Unternehmens Praxis.

Deshalb ist der chronisch kranke Mensch nicht gerade der Lieblingspatient in den Praxen: Die Aussicht auf Heilung ist gering, die psychische Beteiligung am Krankheitsprozess ist in der Regel nicht zu übersehen; dies fordert den Behandler auch in Bereichen, in denen er nicht von vornherein bewandert und erfahren ist. Und zu allem Überfluß findet diese Herausforderung in einem gesundheitspolitischen Umfeld statt, das das vermeintlich Ökonomische vor das offensichtlich Menschliche stellt, mit dem Argument, eine humane Medizin sei nicht bezahlbar.

Drogenabhängigkeit als chronisch-rezidivierende Erkrankung

Erst langsam hat sich in den letzten Jahren (ausgehend von dem Bereich des Alkoholismus) die Erkenntnis durchgesetzt, daß eine Abhängigkeitserkrankung eine chronische Erkrankung ist.
Fragt man heute Drogenarbeiter jedweder Profession (Sozialarbeiter, Psychologen, Ärzte u.a.), die langjährig in diesem Bereich tätig sind, nach ihren Erfahrungen mit dem Verlauf der Abhängigkeit von legalen/illegalen Drogen und Polytoxikomanie, so wird man übereinstimmend Formulierungen hören wie: »langwierig«, »schwer zu behandeln, immer wieder rückfällig«, »clean wird auf Dauer selten jemand, jedenfalls nicht nach der ersten oder zweiten Entzugsbehandlung« usw. Regelhaft wird der Verlauf der Abhängigkeitserkrankung von Drogen/Polytoxikomanie von langjährigen Praktikern dergestalt geschildert, daß letztlich nur folgende Definition diesen Erfahrungen Rechnung trägt:

> Drogenabhängigkeit ist eine chronisch-rezidiverende Erkrankung.

Die Praxis belegt die Richtigkeit dieser Definition. Schwere und Verlauf der Abhängigkeitserkrankung weisen alle Merkmale der Chronizität auf. Alkoholkranke Menschen bezeichnen sich in Selbsthilfegruppen ihr Leben lang als »Alkoholiker«, d. h. als abhängig krank. Auch im illegalen Bereich kennen wir die jahre- und jahrzehntelange, vielleicht lebenslange Gefährdung des abhängig kranken Menschen durch den auch nach langer Clean-Zeit noch möglichen Drogenrückfall. Viele ExUser bestätigen, daß »die Droge nie aus dem Kopf geht«; die körperlichen und psychischen Begleiterscheinungen der Drogenkrankheit sind vielfach dauerhaft.

> **»Ex-User«** werden Drogenabhängige genannt, die über einen längeren Zeitraum (> 2 Jahre) clean sind und in drogentherapeutischen Einrichtungen beschäftigt werden, in der Erwartung, von deren Drogenerfahrungen in der Therapie Nutzen ziehen zu können.

Wie bei anderen chronisch-rezidivierenden (z. B. rheumatischen) Krankheiten auch, kennen wir bei der Drogenkrankheit akute Krankheitsschübe, d. h. Rezidive in Form des akuten Drogenrückfalls mit Drogenkonsum in unterschiedlicher Ausprägung, und das symptomfreie Intervall in Form der sog. Clean-Phase. In dieser Phase kann es zu einer Krise kommen, die wiederum in einen Drogenrückfall münden kann.

Die präzisere Krankheitsdefinition macht in mehrfacher Hinsicht Sinn:

▷ *sie beschreibt den Verlauf der Drogenkrankheit so, wie sie der Praktiker kennt. Das heißt, sie geht vom kranken Menschen aus und nicht von einer Wissenschaftstheorie.*

▷ *sie entlastet den drogenkranken Menschen von dem Vorwurf, im Falle des Drogenrückfalls als »Charakterschwach« apostrophiert zu werden.*

In der Tat erleben viele Patienten heftige depressive Phasen, wenn sie nach einer Clean-Zeit rückfällig werden, weil die gängige Ansicht ihnen Schwäche, Versagen, Nicht-Aushalten-Können und ähnliche negative Zuschreibungen zuteilt. Dies führt in den meisten Fällen dazu, daß sich rückfällig gewordene Patienten sehr spät, d.h. wenn es gar nicht mehr anders geht, bei ihrem Drogenberater oder einem Entzugskrankenhaus melden. Das Gefühl, schon wieder versagt zu haben, blockiert den Patienten, macht ihn mutlos und fördert seine depressiven, destruktiven Anteile ausgerechnet in einem Moment, in dem Ich-Stärke, Mut zur Veränderung und konstruktive Energie dringend notwendig wären. Eine therapeutische Intervention wird durch diese negativen Zuschreibungen eindeutig behindert, wenn nicht gar – zumindest temporär – blockiert.

▷ *sie entlastet den Therapeuten / Berater von dem Gefühl, bzw. Selbstvorwurf, versagt zu haben, der Drogenkrankheit ohnmächtig gegenüber zu stehen.*

Alle langjährig in der Drogenarbeit Tätigen kennen das Gefühl, die ganze Arbeit habe doch keinen Sinn, die Klienten würden doch über kurz oder lang rückfällig, was bedeute, daß die ganze Arbeit mal wieder umsonst sei. Der Rückfall des Patienten wird als persönliche Niederlage der Krankheit gegenüber gewertet. Niemand kann auf Dauer einen aussichtslosen Kampf führen, ohne selbst in irgendeiner Weise Schaden zu nehmen. Die bisherige, falsche (weil nicht ausreichende) Definition der Drogenkrankheit hat unter anderem auch kranke Therapeuten produziert. Die oben genannte Krankheitsdefinition kann daher auch auf der therapeutischen Seite zur Gesundung beitragen.

▷ *Analog zu anderen chronisch-rezidivierenden Erkrankungen fordert nach dieser Definition die Drogenkrankheit im symptomfreien Intervall die aktive Mitarbeit des Patienten, um die Clean-Phase möglichst lange auszudehnen.*

Auch hier sei das Beispiel der rheumatischen Erkrankungen angeführt, bei denen die eigene Aktivität des Patienten in Form von z. B. Ernährungsumstellung zu besserem und längerfristigerem Wohlbefinden beitragen kann. Diese Art der Vergleiche nehmen dem Patienten die häufig anzutreffende Hilflosigkeit seiner Erkrankung gegenüber. Sie zeigen nachvollziehbar, daß eigenes Handeln auch bei der Drogenkrankheit gefragt ist und erfolgreich sein kann. Insofern wirkt damit diese Definition passiver Resignation des Patienten entgegen und ist geeignet, seine positiven und aktiven Anteile zu stärken.

Ziel einer therapeutischen Intervention kann es im wesentlichen nur sein, das drogenfreie Intervall (die symptomfreie Zeit) möglichst lange auszudehnen.

Unabhängig davon, ob dieses Ziel über die sofortige vollständige Drogenfreiheit oder über den Zwischenschritt einer Substitutionsbehandlung erreicht werden soll, steht die Entzugsbehandlung der unkontrolliert konsumierten suchtpotenten Stoffe an entscheidender Stelle im therapeutischen Hilfssystem.

Wie bei anderen chronisch-rezidivierenden Erkrankungen auch, bedarf der Patient im symptomfreien Intervall des temporären therapeutischen Kontaktes, um einerseits anstehende Probleme, Gefährdungen und Krisen rechtzeitig erkennen und ihnen begegnen zu können, andererseits aber auch, um regelmäßige, drogenkrankheitsspezifische Unterstützung erhalten zu können. Beides dient dazu, die Dauer des drogenfreien Intervalls zu verlängern.

Begriffserläuterungen

Drogen. Die Weltgesundheitsorganisation (WHO) definiert: Drogen sind alle Stoffe, Mittel und Substanzen, die auf Grund ihrer chemischen Natur geeignet sind, Strukturen oder Funktionen im lebenden Organismus zu verändern, wobei sich diese Veränderungen insbesondere bei den Sinnesempfindungen, in der Stimmungslage, im Bewußtsein oder anderen psychischen Bereichen oder aber im Verhalten bemerkbar machen. Es sind also im wesentlichen die Stoffe gemeint, die u.a. eine Wirkung auf das Zentralnervensystem haben und deswegen Abhängigkeit erzeugen können *(20)*.
Hierzu zählen als legale Drogen z. B. Alkohol, Medikamente und Schnüffelstoffe; als illegale sind dies u. a. Heroin, Cocain, LSD. Diese Drogen werden geraucht, geschluckt, gesnieft (durch die Nase gezogen) oder intravenös injiziert. Neben Codein-Präparaten spielen aus der Gruppe der legalen Drogen besonders Benzodiazepine eine Rolle.

Sucht, Abhängigkeit. Sucht ist ein wissenschaftlich nicht exakt definierter Begriff.
Gemeint ist hier vor allem die körperliche und psychische Drogen- oder Suchtstoffabhängigkeit *(26)*. Im weiteren Sinn der daraus resultierende periodische oder chronische Vergiftungszustand.
Im *ganzheitlich-kybernetischen Verständnis* ist in diesem thematischen Zusammenhang die periodische oder dauerhafte Veränderung von Regelkreisen im menschlichen Körper zu verstehen, die zu typischen Merkmalen der Sucht führt: übermächtiger Wunsch nach Beschaffung des Suchtmittels, Tendenz zur Dosissteigerung, Auftreten eines Entzugssyndroms. Darüber hinaus wird in jüngster Zeit sehr intensiv über nicht stoffgebundene Süchte diskutiert (Beispiel: Spielsucht). Analog sind hier als typische Merkmale u. a. zu nennen: übermächtiger Wunsch nach Befriedigung süchtigen Verhaltens, Tendenz zur Risikosteigerung, Auftreten eines psychischen Entzugssyndroms, Nichtbeachtung sozialer, finanzieller, psychischer und psychosomatischer Folgeschäden. Mit Einführung des ICD 10 (internationale Klassifikation der Krankheiten) wurde der Begriff »Abhängigkeit von . . .« den verschiedenen Stoffgruppen eingeführt, wie z. B. Alkohol, Opioide, Cannabinoide, Sedativa, Hypnotica, Cocain, andere Stimulanzien (incl. Coffein), Halluzinogene, Tabak und flüchtige Lösungsmittel. Beim Abhängigkeitssyndrom »handelt es sich um eine Gruppe körperlicher, Verhaltens- und kognitiver Phänomene, bei denen der Konsum einer Substanz oder einer Substanzklasse für die betroffene Person Vorrang hat gegenüber anderen Verhaltensweisen, die von ihm früher höher bewertet wurden. Die Diagnose Abhängigkeit sollte nur gestellt werden, wenn irgendwann während des letzten Jahres drei oder mehr der folgenden Kriterien vorhanden waren:

- Ein starker Wunsch oder eine Art Zwang, Substanzen oder Alkohol zu konsumieren.
- Verminderte Kontrollfähigkeit bezüglich des Beginns, der Beendigung und der Menge des Substanz- oder Alkoholkonsums.
- Substanzgebrauch mit dem Ziel, Entzugssymptome zu mildern, und der entsprechenden positiven Erfahrung.
- Ein körperliches Entzugssyndrom.

- Nachweis einer Toleranz. Um die ursprünglich durch niedrigere Dosen erreichten Wirkungen der Substanz hervorzurufen, sind zunehmend höhere Dosen erforderlich (eindeutige Beispiele hierfür sind die Tagesdosen von Alkoholikern und Opiatabhängigen, die Konsumenten ohne Toleranzentwicklung schwer beeinträchtigen würden oder sogar zum Tode führten).
- Ein eingeengtes Verhaltensmuster im Umgang mit Alkohol oder der Substanz wie z.B. die Tendenz, Alkohol an Werktagen wie an Wochenenden zu trinken und die Regeln eines gesellschaftlich üblichen Trinkens außer acht zu lassen.
- Fortschreitende Vernachlässigung anderer Vergnügungen oder Interessen zugunsten des Substanzkonsums.
- Anhaltender Substanz- oder Alkoholkonsum trotz Nachweises eindeutiger schädlicher Folgen. Die schädlichen Folgen können körperlicher Art sein, wie z.B. Leberschädigung durch exzessives Trinken, oder sozial, wie Arbeitsplatzverlust durch substanzbedingte Leistungseinbuße, oder psychisch, wie bei depressiven Zuständen nach massivem Substanzkonsum.« *(7)*

Polytoxikomanie. Auch diese Begriffsdefinition ist nicht einheitlich. Während die meisten Lexika Polytoxikomanie wörtlich oder sinngemäß als gleichzeitige oder nacheinander stattfindende Drogenabhängigkeit von mehreren Suchtmitteln definieren, kommt dieser Begriff im ICD 10 gar nicht mehr vor und ist durch die Formulierung: »Störungen durch multiplen Substanzgebrauch und Konsum anderer psychotroper Substanzen« *(7)*, ersetzt, mit dem einschränkenden Zusatz, daß diese Kodierung nur dann zu wählen sei, wenn »die Substanzaufnahme chaotisch und wahllos verläuft, oder wenn Bestandteile verschiedener Substanzen untrennbar vermischt sind« *(7)*.

Es gibt heutzutage in der Bundesrepublik nur noch selten den »monogamen« Drogenkonsumenten. Die Regel ist der Gebrauch/Mißbrauch einer ganzen Reihe von Substanzen, oft noch aus unterschiedlichen Stoffgruppen. Aus der Praxis heraus läßt sich sagen, daß Konsumenten illegaler Drogen neben Heroin in der Regel Cocain wenigstens »mal probiert« haben, oftmals aber auch Cocain dauerhaft in unterschiedlicher Dosierung weiter konsumieren.

Zur Wirkungsverstärkung der illegalen Drogen oder als Substitut werden eine Reihe legaler Medikamente beikonsumiert. In erster Linie sind dies Codein-Präparate (Remedacen, DHC, Codein-Compretten) und Benzodiazepine, namentlich das Flunitrazepam (Handelsname: Rohypnol®, in der Szene nach der Herstellerfirma »Rosch« genannt). Barbiturate haben etwas an Bedeutung verloren. Allerdings gibt es nicht unerhebliche regionale Unterschiede in den Mißbrauchsmustern.

Eine weitere Besonderheit zeichnet den deutschen Drogenmarkt aus: Galt früher eine fast feindselige Trennung zwischen alkoholkranken Menschen einerseits und den Abhängigen von illegalen Drogen andererseits als gegeben (jeder bezeichnete den anderen als »verwahrlost«,»unter der eigenen Würde«), so ist in der letzten Zeit eine zunehmende Aufhebung dieser Trennung zu beobachten. Die Berichte über die Notwendigkeit der Doppeldiagnose »Alkoholabhängigkeit plus Polytoxikomanie« nehmen seit etwa drei Jahren kontinuierlich zu.

Ursachen der Drogenkrankheit

Verhaltenstherapeutischer Ansatz

Eine gegenwärtig recht populäre Auffassung, wie es zur Drogenkrankheit kommen könnte, versteht Sucht als »ausweichendes Verhalten«. Damit ist jene, den meisten Lebewesen immanente Eigenheit gemeint, nicht jeden Konflikt zu jeder Zeit an jedem Ort lösen zu wollen. Wird aus dieser Handlungsmöglichkeit regelhaftes Verhalten, so sei der Mensch bald nicht mehr in der Lage, konfliktorientiert zu handeln und Lösungsmöglichkeiten zu entwerfen; gesucht werde ein konfliktfreies Leben. Da es dies nicht gebe, sei der Weg nicht mehr weit zu den Drogen, unter deren Einfluß die Konflikte nicht mehr wahrgenommen werden und damit die Illusion der Konfliktfreiheit entstehen könne.
Ganz sicher ist dies ein Aspekt der Genese der Drogenkrankheit. Ebenso sicher ist, daß es kein Wirkgefüge, keine definierten Bedingungen gibt, unter denen sich eine Drogenkrankheit zwangsläufig entwickelt. »Broken-Home«-Situationen, früher Verlust elterlicher Liebe, Beziehungslosigkeit und -unvermögen, sexueller Mißbrauch, frühe Trennung der Eltern, finanzielles Ersatz-Versorgtsein (nicht wenige Eltern sind der Auffassung, sie könnten Defizite an emotionaler Zuwendung durch finanzielle Zuwendungen ausgleichen) u.v.a. sind *Hinweise* in der Biografie eines drogenkranken Menschen; dieselben Hinweise und biografischen Daten finden sich aber noch öfter in den Biografien *nicht* drogenkrank gewordener Menschen.
Ehrlicherweise müssen wir also eingestehen, daß wir gar nicht so genau wissen, wie die Drogenkrankheit entsteht, welches Bedingungsgefüge und welche biographischen Daten hieran ursächlich beteiligt sind.

Das macht uns frei.

Frei von der Beschränkung auf den vermeintlichen Königsweg in der Drogentherapie, frei von der Auffassung, es gäbe analog zu dem einen Weg in die Droge auch nur den einen Weg aus der Droge. Es macht uns offen für die Vielfalt, für die multifaktoriellen inneren und äußeren Bedingungen.

Kybernetische Denkweise

Ein sehr engagiert geschriebenes Buch *(5)* zählt unter dem Kapitel »Stand der Wissenschaft: Ursachen, Verlauf und Beendigung dauerhaften Drogengebrauchs« folgende Aspekte zur Erklärung von Drogenabhängigkeit auf: Medizinisch-psychiatrische; individualpsychologische Aspekte, differenziert in persönlichkeitspsychologische, psychoanalytische und lerntheoretische; gesellschaftszentrierte Ansätze, differenziert in soziologische Ansätze, soziale Kontrolle und Kolonialisierung von Lebenswelt, sozioökonomische Aspekte sowie den Etikettierungsansatz; des weiteren sozialpsychologische und kriminologische Aspekte.
Diese Aufzählung macht deutlich: den einen geraden, monokausalen Weg gibt es nicht; der Mensch ist eingebunden in ein Netz auf ihn einwirkender Bedingungen.
Es ist sinnvoll, diese vernetzte, kybernetische Denkweise nicht nur bei der Betrachtung der Entstehungsweise der Drogenkrankheit anzuwenden, sondern konsequent auch bei der kritischen Betrachtung der möglichen Therapieformen, die sich wiederum selbst gegenseitig beeinflussen.

> Diejenige Therapieform, der dieser Denkansatz prinzipbedingt immanent ist, ist die Akupunktur.

Akupunktur im kybernetischen, ganzheitlichen Denkmodell

Etwa seit den 50er Jahren wird im Westen die Akupunktur wissenschaftlich beforscht. Das heißt, es wird mit naturwissenschaftlichen Methoden versucht, zum Beispiel auf molekularer Ebene die Wirkungsweise der Nadelung an bestimmten Punkten der Körperoberfläche zu erklären und zu verstehen, eine Plausibilität zu finden, die den naturwissenschaftlichen Gesetzen gehorcht. Es werden Moleküle gesucht (und gefunden), Rezeptoren identifiziert, Neurotransmitter gemessen, Ursachen und Wirkungen miteinander verknüpft. Auf diese Art und Weise wurden bereits wichtige, auch dem westlich-naturwissenschaftlichen Denken konforme Befunde erhoben, bestimmte wesentliche Aspekte der Akupunkturwirkung unserem Denken zugänglich gemacht. In diesen wichtigen Arbeiten liegt zweifellos einer der Schlüssel für die jetzige und zukünftige Anerkennung der Akupunktur in der westlichen Medizin. Und dennoch: wenn wir ehrlich sind, müssen wir die deutliche Begrenztheit dieser Erkenntnisse sehen.

In der Medizin kennen wir das Nebeneinander von herausragenden wissenschaftlichen Erkenntnissen einerseits neben offensichtlichen, aber unerklärlichen Zusammenhängen andererseits. So sind beispielsweise eine Vielzahl von modernen Medikamenten auf molekularer Ebene hervorragend untersucht; weshalb aber eine NaCl-Lösung bei Knochenmetastasenschmerzen die gleiche Wirkung haben kann wie eine Morphin-Lösung, entzieht sich aber auch heute noch weitgehend einer naturwissenschaftlichen Erklärung.

Wenn wir also streng mit traditionell westlich-naturwissenschaftlicher Methode nach der Funktionsweise der Akupunktur fragen, werden wir zur Zeit nur bedingt fündig werden. Der Erfahrungsschatz mehrerer tausend Jahre steht uns aber zur Verfügung, wenn wir bereit sind, auch das in unser Wissen mit einzubeziehen, was wir »lediglich« sehen und erfahren, die Erkenntnisse der Naturwissenschaften mit den Erfahrungen der westlichen und der fernöstlichen Medizin zu vernetzen und ihre oft erstaunlichen Parallelen wahrzunehmen.

> In Frankreich wurde 1988 eine kontrollierte Studie bei stationären Patienten mit **Schmerzen durch Knochenmetastasen** durchgeführt. Unerwartet viele Patienten reagierten dabei auf Placebo-Gabe. Eine Besserung der Schmerzen wurde bei 50 % der Placebo-Patienten festgestellt *(4)*.

Wird diese kybernetische Sichtweise auf das Individuum bezogen, so sprechen wir von einer ganzheitlichen Betrachtungsweise. Das bedeutet, den Menschen in seinen Strukturen und Funktionen als Netzwerk zu sehen, das von der kleinsten Zellstruktur bis hin zum psychosomatischen Gesamtaspekt durch eine unendliche Vielzahl fein aufeinander abgestimmter Systeme erhalten und weiterentwickelt wird.

Bei deren Betrachtung entdecken wir auch die Vielzahl verschiedenartigster Einbindungen, Beeinflussungen und Wechselwirkungen des Individuums mit seiner Umgebung. Wir sehen strukturierte Systeme, die wiederum Teil anderer Systeme sind oder mit ihnen mehr oder weniger eng kommunizieren.

Beispiel

Das System »Familie«. Hier finden wir unter anderem die Gliederungen Kinder–Erwachsene. Beide »Subsysteme« haben – wie wohl hinlänglich bekannt – eigene Spielregeln, Wünsche, Arbeitsweisen, Sichtweisen, Anforderungen usw., kurz: eigene »Sollwerte«, deren Einhaltung das Individuum anstrebt. Diese Sollwerte sind vom Einzelnen nicht frei erfunden. Sie basieren auf seinen Erfah-

rungen aus den Wechselwirkungen mit anderen Systemen.
Je nach Alter tritt beispielsweise das Kind mit der Erwachsenenwelt nicht nur über seine Eltern in Kontakt, sondern auch über die Systeme Verwandtschaft, Nachbarn, Kindergarten, Schule, um nur einige zu nennen. Wie wir wissen, treten diese Systeme selbst wieder mit einer Vielzahl anderer Strukturen in Kontakt und üben eine wechselseitige Beeinflussung aus. Kinder und Erwachsene lernen Verhaltensweisen (Regeln), mit denen sie in den verschiedenen Systemen gut leben, mindestens aber überleben können. Hierfür brauchen sie Rückmeldungen darüber, wie ihr Verhalten vom Sollwert abweicht. Zum Beispiel gibt das Kind den Eltern Rückmeldung darüber, wenn diese zu streng oder ungerecht empfunden werden. Ist das System Familie nicht durch eine gravierende innere oder äußere Störung erstarrt, führen die Rückmeldungen zu korrigiertem Verhalten mit dem Ziel, das Gleichgewicht innerhalb des Systems zu wahren oder wiederherzustellen. Das sind wichtige Voraussetzungen für das Miteinanderleben der Menschen.

Dieses System von *Verhalten-Wirkung-Rückmeldung-verändertem Verhalten* entspricht dem Prinzip eines *einfachen Regelkreises.*

Dies ist ein wichtiger Begriff für das Verständnis der Akupunktur in der Suchtarbeit. Denn nicht nur das beispielhaft genannte System Familie funktioniert nach diesem Prinzip. Alle Funktionen des menschlichen Körpers, von der kleinsten Zellmembran über den komplizierten Hormonhaushalt bis zur komplexen psycho-sozialen Reaktion werden von miteinander vernetzten Regelkreisen gesteuert.
Eigentlich ist das eine ganz einfache Sache *(s. Abb. 1)*: Frédéric Vester beschreibt sie wie folgt: »Ein Regelkreis ist ein in sich geschlossener Kreislauf von Informationen. Ein System, das sich durch Rückkoppelung selbst regelt. Es besteht eigentlich nur aus zwei Dingen: der zu regelnden Größe (zum Beispiel dem Wasserstand in einem Kanalsystem, dem Benzinstand im Vergaser, der Konzentration eines Hormons im Blut, der Temperatur eines Lebewesens, dem Verhalten eines Mitglieds einer Religionsgemeinschaft), man sagt der **Regelgröße,** und andererseits dem **Regler,** der diese Größe verändern kann. Der Regler mißt über einen Meßfühler den Zustand der Regelgröße. Ist dieser Zustand durch einen Störfaktor, die **Störgröße** verändert, dann korrigiert der Regler mit einem **Stellglied** das zu regelnde System, das auf diese Weise mit sich selbst rückgekoppelt ist. Stellt der Meßfühler einen zu hohen Wert fest, so wird er über das Stellglied verringert. Ist der Wert zu niedrig, so wird er erhöht. Nun richtet sich aber auch der Regler selbst - sei es, daß wir ihn vorher einstellen, sei es, daß er an andere Systeme angeschlossen ist - außerdem noch nach einer **Führungsgröße,** die über ihm steht und die den sogenannten **Sollwert** vorgibt. Dieser Sollwert mag seinerseits veränderlich sein, indem er zum Beispiel selbst wieder die Regelgröße eines anderen Regelkreises ist. Diese Regelgröße wiederum mag der Stellwert eines dritten Regelkreises sein und dieser insgesamt vielleicht die Störgröße eines weiteren. So gibt es in der Wirklichkeit nie isolierte, abgeschlossene Regelkreise, sondern immer nur miteinander in Wechselbeziehung stehende offene Systeme von mehreren vernetzten Regelkreisen, deren Sollwerte voneinander abhängen.« *(31).*
Die Akupunktur ist Teil der traditionellen chinesischen Medizin (TCM). Deren Hintergründe und philosophischen Theorien basieren auf genau diesem kybernetischen, ganzheitlichen Denkmodell. Die TCM kennt beispielsweise die im Westen geläufige Aufteilung des Menschen in Körper und Seele nicht; sie sieht den Menschen als integralen Bestandteil der Natur und in einer selbstverständlichen und intensiven Wechselbeziehung mit seiner Umwelt.

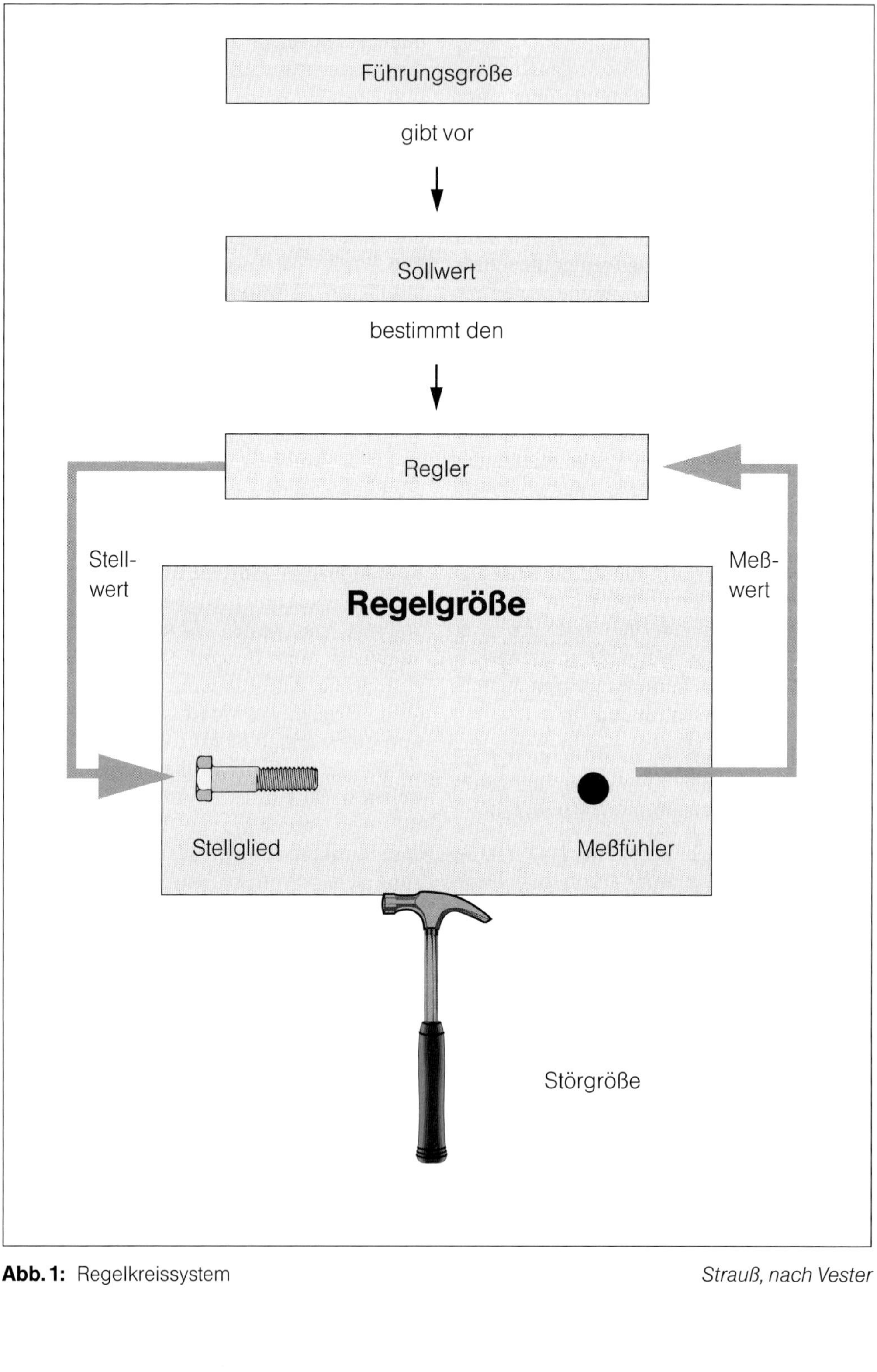

Abb. 1: Regelkreissystem *Strauß, nach Vester*

Diese Denkweise führt zu veränderten Sichtweisen.

Beispiel

In der letzten Zeit wird immer intensiver darüber nachgedacht, ob eine Freigabe von Heroin nicht ein Weg aus Krankheit und Kriminalität sein könnte. Es wird davon ausgegangen, daß die Beimischungen des auf dem (illegalen) Markt befindlichen Heroins letztlich für die gesundheitsschädigenden Wirkungen verantwortlich seien. Um dies zu untermauern, werden Ärzte immer wieder gefragt, ob das Heroin als solches denn *giftig* sei und ob man mit dem Konsum von sauberem Heroin nicht steinalt werden könne. Wahrheitsgemäß lauten die Antworten seriöser Experten: Nein, Heroin ist nicht giftiger als andere Schadstoffe; ja, unter dem Konsum reinen Heroins kann man im Prinzip steinalt werden.

Aus diesen richtigen Antworten werden falsche Schlüsse gezogen. Vielleicht, weil nicht auf die Frage geachtet wird, auf die eine Antwort folgt; sicher aber, weil der Betrachtung eines einzelnen Faktums Vorrang vor der Einbeziehung korrespondierender Systeme und der Beachtung deren Wechselwirkungen eingeräumt wird:

- Gemäß der gängigen Definition (siehe Kasten) wird Heroin bei abruptem Stop der Zufuhr giftig. Es gibt nicht viele andere Schadstoffe, die dem Menschen Schaden zufügen, wenn er ihnen nicht mehr ausgesetzt ist. Hier muß also etwas anderes als eine lokal begrenzte und rein stofflich zu definierende Einwirkung stattgefunden haben.
- Die ganzheitliche Betrachtungsweise des Menschen eröffnet Perspektiven, die über die (ganz sicher sehr wichtigen) Einzelaspekte hinaus das Zusammenwirken der verschiedenen Bereiche der menschlichen Wahrnehmung, Verarbeitung, Bewertung, Kommunikation, Reaktion, usw. näher erfassen lassen. *Abbildung 2* verdeutlicht dies.
- Alle Opiate (und prinzipiell alle psychotropen Substanzen) haben unter anderem die Wirkung, daß der Konsument zu wesentlichen Teilen von seiner Gefühlswelt abgeschnitten wird oder sie gravierend verändert erlebt. Dabei ist die Dauer des Konsums unerheblich. Eine Adaptation findet auf dieser Ebene nicht statt. Die Kontaktfähigkeit zu anderen und sich selbst in allen mit den Gefühlen zusammenhängenden Belangen ist dauerhaft unmöglich oder erheblich eingeschränkt oder vom Wesen her verändert. Zur Verdeutlichung dient *Abbildung 3*.

> Die Definition des Begriffes »**Gift**« wird gelegentlich unterschiedlich gesehen. Schränkt man den Begriff auf eine direkte somatische, zerstörerische Wirkung auf eine Struktur (beispielsweise die Zellmembran) ein, so ist Heroin überhaupt nicht giftig. Folgt man der gängigen Definition, daß Gifte »dem Organismus zugeführte Naturstoffe, Chemikalien, Arzneistoffe etc. (sind), die in relativ kleinen Mengen, z.T. erst nach Umwandlung im Körper, Funktionsstörungen, Gesundheitsschäden oder den Tod hervorrufen« *(26)*, ist es unter westlich naturwissenschaftlicher, substanzbezogener und somatischer Sichtweise zumindest strittig, ob Heroin als giftig bezeichnet werden kann. Denn – mit der gebotenen Vorsicht über einen längeren Zeitraum konsumiert – wird es in die Funktionsabläufe des Körpers eingebaut. Dann verursacht es keine gravierenden (somatischen) Gesundheitsschäden mehr, führt nicht mehr zu deutlichen (somatischen) Funktionsstörungen und auch nicht zum Tod. In diesem Sinne giftig wird Heroin erst, wenn man es dem Kranken wieder wegnimmt.

Die neuere westliche Wissenschaft weicht den Fragen nach Zusammenhang und Wechselwirkungen der Dinge immer weniger aus. So paßt zum Beispiel die oben erwähnte Placebosensibilität der Metastasenschmerzen zum aktuellen Verständnis des Schmerzge-

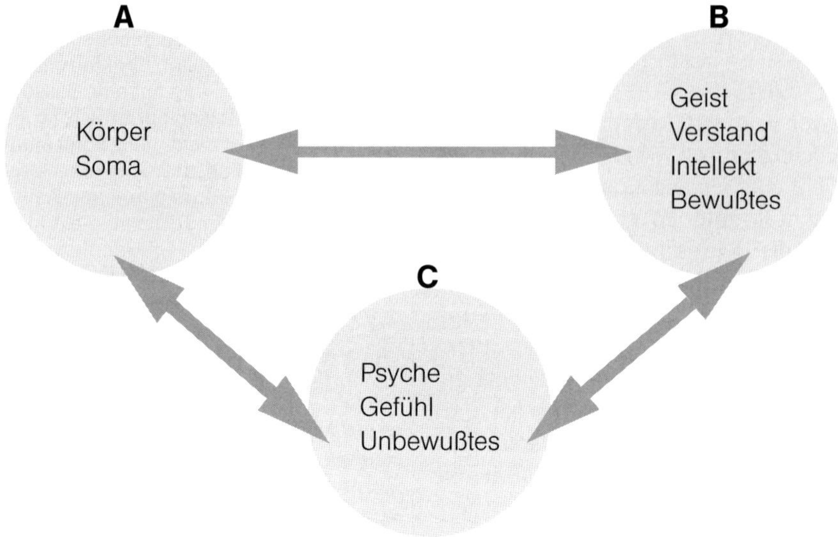

A funktioniert nicht/unvollständig ohne **B** und **C**
B funktioniert nicht/unvollständig ohne **A** und **C**
C funktioniert nicht/unvollständig ohne **A** und **B**

Abb. 2: Ganzheitliche Betrachtungsweise des Menschen

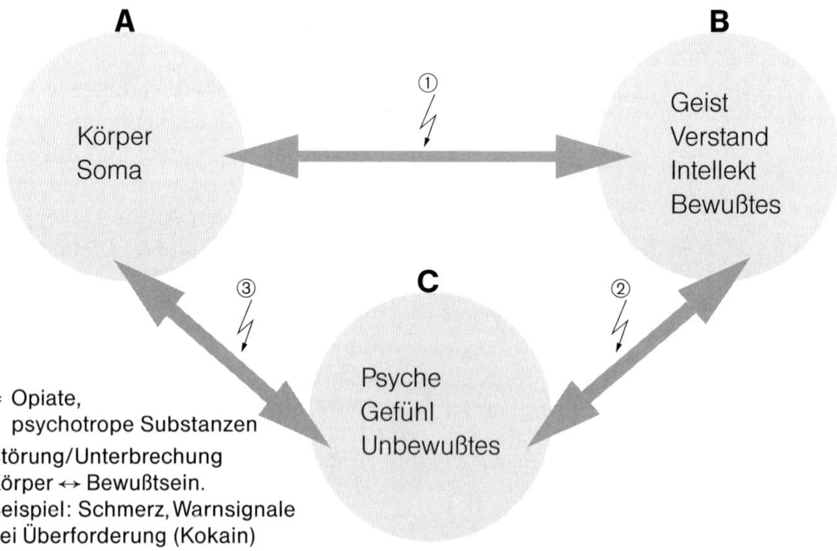

ϟ = Opiate, psychotrope Substanzen

① Störung/Unterbrechung Körper ↔ Bewußtsein. Beispiel: Schmerz, Warnsignale bei Überforderung (Kokain)

② Störung/Unterbrechung Gefühl/Psyche ↔ Intellekt/Bewußtsein. Beispiel: psycho-vegetative Entkopplung, »wegmachen« von Gefühlen

③ Störung/Unterbrechung Psyche ↔ Körper. Beispiel: somatische Angstreaktion (auch bereits wg. 2. verändert)

Abb. 3: Ganzheitliche Betrachtungsweise des Menschen

schehens, das als ein komplexes neuropsychologisches und multifaktorielles Geschehen angesehen wird, das sich durch pharmakologische, physische und psychische Einflüsse modifizieren läßt.
In diesem Verständnis können sich die Denkansätze der Akupunktur wiederfinden.
Das erklärt aber noch nicht, weshalb Akupunktur in der Suchtbehandlung funktioniert und was diese Methode zum Beispiel von der Methadon-Substitution unterscheidet.

Dazu ein kurzer Ausflug in die Geschichte und in die Pharmakologie.
Die »Erfinder« der Methadon-Substitution, *Dole* und *Nyswander,* waren Ernährungsphysiologen. Sie vermuteten bei Drogenabhängigen eine Analogie zur Zuckerkrankheit. Hier wie dort, so ihre Annahme, fehle dem kranken Menschen eine körpereigene Substanz, die er zum (normalen) Leben brauche. Beim Zuckerkranken ist es das lebensnotwendige Insulin, beim Drogenabhängigen machten sie das körpereigene Morphin, das Endorphin, als fehlende Substanz aus. Folglich brauche man lediglich – wie beim Diabetiker – die fehlende Substanz zuzuführen in der Hoffnung, damit ein »normales« Leben zu ermöglichen. Bei näherer Betrachtung enthält diese **monokausale Denkstrategie** mehrere Fehler:

- Nur bei einer ganz bestimmten Form der Zuckerkrankheit ist der Körper nicht in der Lage, das lebensnotwendige Insulin selbst in ausreichender Menge zu produzieren, so daß die Notwendigkeit zur Substitution gegeben ist. Dies ist der sogenannte juvenile Diabetes mellitus (Typ I Diabetes). Hierbei fehlen dem Körper bestimmte Zellfunktionen in der Bauchspeicheldrüse. Es kommt zur Zuckerkrankheit infolge Insulinmangels. Deshalb muß dieser Stoff lebenslang von außen zugeführt werden. Bei dem wesentlich häufigeren Typ II Diabetes besteht eine Insulinunterempfindlichkeit. Hier wird, je nach Subtyp, mit Diät und oralen Antidiabetika behandelt. Eine Insulinsubstitution ist nur in seltenen Ausnahmefällen angezeigt. Darüber hinaus gibt es noch eine Reihe anderer Formen des Diabetes mellitus, die als Begleiterscheinung anderer Krankheiten auftreten. Auch sie bedürfen nur in Ausnahmefällen der Substitution mit Insulin. Dies zeigt, daß der von *Dole* postulierte Ansatz kaum für alle Opiatabhängige Gültigkeit gehabt hätte.
- Es gibt – wie man heute weiß – mindestens vier unterschiedliche Endorphinrezeptoren im menschlichen Körper. Diejenigen, die vom Methadon besetzt werden sind nur zum Teil identisch mit denjenigen, die von den körpereigenen Endorphinen besetzt werden. Deshalb gibt es hier auch unterschiedliche Wirkungen. Alle Funktionen der Endorphine sind noch nicht erforscht.
- Auch bei der inzwischen lange praktizierten und bewährten Insulinsubstitution sind – unter Umständen lebensverkürzende – Folgeschäden an Blutgefäßen, Nieren und Nerven eher die Regel als die Ausnahme.
- Im Gegensatz zu der bestimmten Form der Zuckerkrankheit ist Drogenabhängigkeit eben nicht auf einen ganz bestimmten Stoff-/Zelltyp einzugrenzen. Es gibt bekanntlich zahlreiche Stoffe, Opiate wie Nichtopiate, die abhängig krank machen.
- Die Interaktionen verschiedener Stoffe untereinander und ihre Auswirkungen auf korrespondierende Systeme im menschlichen Organismus bleiben unberücksichtigt.
- Der psycho-somatische Verbindungskomplex bleibt bei diesem Denkmodell unberücksichtigt.
- Die Wechselwirkungen zwischen Intellekt und Emotion bleiben unberücksichtigt.

Um Mißverständnissen vorzubeugen: Es geht an dieser Stelle überhaupt nicht um die Neubelebung der altbekannten, kontroversen Diskussion um Substitutionsprogramme. Der Autor erachtet zeitlich limitierte, psycho-sozial begleitete und als Hilfsmittel in eine Clean-Phase führende L-Polamidon®-oder Methadon-Substitutionsprogramme als notwendig und sinnvoll; sie sollten wichtiges Standbein einer Drogenpolitik sein, die möglichst viele Varianten offeriert. Es geht vielmehr um das Aufzeigen von Denkstrategien. Vor diesem Hintergrund wird allerdings einer *Einschränkung* drogenfreier Therapieformen zugunsten einer Substitutionspolitik widersprochen. Dies gilt gleichermaßen für die jetzt verstärkt zu erwartenden Versuche mit »kontrollierter Heroinabgabe«.

Die klassische medikamentengestützte Entzugsbehandlung versucht, Wirkungen und Nebenwirkungen der vom Drogenabhängigen konsumierten Substanzen zu berücksichtigen, indem sie eine Reihe von Medikamenten unterschiedlicher Stoffklassen bereithält. Dazu gehören zum Beispiel Neuroleptika,

nicht-suchtpotente Antidepressiva, Antikonvulsiva (zur Verhinderung von Krampfanfällen), Distraneurin® (mit hohem Suchtpotential), Benzodiazepine und L-Polamidon®/Methadon. Manchmal sind weitere Medikamente nötig, um die Nebenwirkungen der eingesetzten Substanzen zu mindern.
Ansatzpunkt ist in jedem Fall die Ebene der chemischen Substanzen. Deshalb können morphinhaltige Suchtmittel auch mit morphinhaltigen Ersatzmitteln substituiert (und ausgeschlichen) werden. Aber zum Beispiel für Alkohol und Cocain, für Ecstasy und Speed gibt es kein Substitut.
Die akupunkturgestützte Entzugsbehandlung geht einen prinzipiell anderen Weg. Ansatzpunkt ist hier nicht primär die »stoffliche«, sondern die **Regelkreisebene**. Denn der Wirkmechanismus der Akupunktur ist unter anderem auch in ihrer Einwirkung auf die verschiedensten Regelkreissysteme des menschlichen Körpers zu sehen. Je nachdem, welche Punkte genadelt werden, können unterschiedliche Regelkreise beeinflußt werden: Hormonhaushalt, Immunsystem, Schmerzverarbeitung, Darmmotilität, das Zusammenspiel von Nerven und Blutgefäßen zum Beispiel beim Kopfschmerz, der Schlafrhythmus und viele andere Regelsysteme können mit der Akupunktur günstig beeinflußt und harmonisiert werden.
Selbstverständlich hat die Beeinflussung der Regelkreise Rückwirkungen auf die »Substanzebene«. Vor diesem Hintergrund wird beispielsweise die Erhöhung des Endorphinspiegels bei Nadelung von Schmerzpunkten verständlich *(30)*.

Unabhängig davon, welche Art von Drogen konsumiert wurden, sind immer auch und in erster Linie Regelkreissysteme im menschlichen Körper verstellt und bei längerem Konsum auf verändertem Niveau adaptiert. Weil Akupunktur den Regelkreis und nicht (primär) die Substanz beeinflußt, ist es unerheblich, welche Droge auf den zu behandelnden veränderten Regelkreis eingewirkt hat.
Darum wirkt Akupunktur stoff**un**spezifisch und kann sowohl im Alkoholentzug als auch in der Behandlung des Heroin-, Codein-, Cokain-, Benzodiazepin-, Barbiturat- und Methadonentzugssyndroms eingesetzt werden.

Akupunktur in der Suchtarbeit

Die »National Acupuncture Detoxification Association« (NADA) USA

Der Einsatz von Akupunktur in der Suchtarbeit ist alles andere als neu.
Veröffentlichungen zu diesem Thema finden sich im deutschsprachigen Raum u.a. bei *Marx* 1979 *(18, 19)* und *Porr* 1989 *(21)*, die beide als Pioniere auf diesem Gebiet gelten dürfen, sowie bei *Bischko* 1983 *(2, 3)*, *Ramloch-Sohl* 1989 *(25)*, *Weidig* 1993 *(34)* und *Stux/Stiller/Pomeranz* 1993 *(30)*.
Auffällig ist die Gleichartigkeit der Beobachtungen, die die verschiedenen Autoren bei durchaus unterschiedlichem Klientel und unterschiedlicher Auswahl der Akupunkturpunkte bei ihren Patienten gemacht haben: durchweg wurde eine deutliche Beruhigung der Patienten unter Akupunkturbehandlung konstatiert, eine Besserung der Entzugssymptomatik, eine leichtere psychotherapeutische Erreichbarkeit, eine ruhigere Atmosphäre und nicht zuletzt – wo nötig – ein deutlich geringerer Medikamentenverbrauch festgestellt. Allerdings beziehen sich die meisten nationalen Erfahrungen auf die Therapie der Alkoholabhängigkeit.

Auf dem Gebiet der illegalen Drogen hat sich international der amerikanische Arzt Dr.

Michael O. *Smith,* New York, mit der 1985 gegründeten NADA (National Acupuncture Detoxification Association) einen Namen gemacht. *Smith* ist Psychiater und »Director of the Substance Abuse Division, the Department of Psychiatry of Lincoln Hospital in New York City«.

Dies bedarf besonderer Beachtung, folgt man der allgemeinen Einschätzung, daß bestimmte Entwicklungen aus den USA mit einer fünf- bis zehnjährigen Verzögerung auf Europa übergreifen. Deshalb an dieser Stelle ein kurzer Überblick über die US-amerikanische Entwicklung.

Crack ist eine Zubereitungsform von Cocain mit außerordentlich hohem Sucht- und Aggressionspotential bei sehr geringem Marktpreis.

Nachdem in den USA das Drogenproblem immer größer wurde, ging man dort zu einer sehr freizügigen Vergabe von Methadon über, unter anderem in der Hoffnung, hiermit einen pragmatischen Ansatz zur Senkung der Kriminalitätsrate und zur Aufrechterhaltung der Arbeitsfähigkeit der Abhängigen gefunden zu haben. Der amerikanische Drogenmarkt wurde von der dort tätigen Drogenmafia jedoch immer weiter zu Cocain und Crack hin entwickelt. Viele Opfer bei Straßenkämpfen und Überfällen in den amerikanischen Ghettos und Ballungszentren gehen auf das Konto des Cocain- und besonders Crackrauschs.

Im Gegensatz zu Heroin können Cocain und Crack nicht substituiert werden; eine wirkungsvolle Strategie gegen diese steil ansteigende Cocain-Welle war nicht vorhanden.

Smith begann, nachdem er Erfahrungen auch in der Methadon-gestützten Entzugsbehandlung gesammelt hatte, Mitte der 70er Jahre mit dem Einsatz von Akupunktur. Zunächst in der experimentellen Erprobung, wurde diese Art der therapeutischen Intervention bald zu einem erfolgreichen Programm: rund 250 Patienten werden heute pro Tag am Lincoln Hospital akupunktiert. Davon sind ca. 70% auf Grund »justitieller Empfehlung« in Behandlung. Beachtenswert auch einige weitere Zahlen, die für das Lincoln Clinic Program sprechen *(27):*

- seit 1987 wurden pro Jahr rund 3000 (dreitausend!) Crack-Patienten behandelt, mehr als in jedem anderem Programm in den Vereinigten Staaten.
- 60% der neu in die Therapie aufgenommenen Crack-Patienten erreichen bereits nach wenigen Wochen eine länger andauernde Clean-Phase. Der Nachweis wird über Urin-Kontrollen geführt.
- Über 65% der auf justitiellen Druck hin behandelten Patienten haben ein drogenfreies Intervall von 2 Monaten und länger erreicht. Der Nachweis wird auch hier durch tägliche Urinkontrollen geführt.
- 90% der in das Programm aufgenommenen schwangeren Frauen sind zum Zeitpunkt der Geburt drogenfrei. Das Geburtsgewicht ihrer Babies ist annähernd auf dem bevölkerungsdurchschnittlichen Niveau.

Die US-NADA wird inzwischen von regierungsamtlicher Seite in jeglicher Form unterstützt.

Smith verwendet routinemäßig folgende fünf Ohrpunkte (Die Numerierung der Ohrpunkte erfolgt nach *König/Wancura [14, 15]):*

Vegetativum,	**Ohrpunkt 51**
Shenmen,	**Ohrpunkt 55**
Niere,	**Ohrpunkt 95**
Leber,	**Ohrpunkt 98**
Lunge,	**Ohrpunkt 101**

Zu beachten sind in jedem Fall die weiter unten dargestellten Kontraindikationen und Grenzen der Akupunkturbehandlung. Deshalb verwendet M. *Smith,* je nach individueller Situation, auch weniger als die angegebenen fünf Ohrpunkte. So wird zum Beispiel jede Frau vor Aufnahme der Behandlung nach einer eventuell bestehenden Schwangerschaft befragt *(siehe auch Kap. VIII).*

Reduktion des Drogenhungers (Craving)

Neben der Verringerung der typischen Entzugssymptome muß als besonders beachtenswert die durch die Akupunktur mögliche Reduktion des »Drogenhungers« (Craving) gelten. Erstmals kann damit eines der Hauptprobleme in der Entzugsbehandlung Drogenabhängiger, nämlich das oft unstillbare Verlangen nach der Droge, wirkungsvoll angegangen werden, das Verlangen nach der Substanz, die alle Schmerzen und Mißempfindungen schlagartig beseitigen kann. Einschränkend muß hinzugefügt werden, daß die Reduktion des Drogenhungers in der Praxis unterschiedlich ausgeprägt ist: sie ist in der Regel periodisch, d.h. Phasen (fast) ohne Drogenhunger wechseln mit (sehr kurzen!) Phasen mäßigen bis starken Drogenhungers ab; im Laufe einer 14tägigen (stationären) Entzugsbehandlung muß im Durchschnitt mit zwei ca. 4- bis 6stündigen Episoden steigenden Drogenhungers gerechnet werden.

> An Entzugssymptomen sind insbesondere zu nennen: Übelkeit, Erbrechen, Durchfall, Gliederschmerzen, Kopfschmerzen, Drogenhunger, Dysphorie, Schlafstörungen, Schweißausbrüche, Schüttelfrost. Im Cocain-Entzug treten im wesentlichen psychische Alterationen wie Dysphorie, Einengung der Persönlichkeit, Selbstüberschätzung sowie körperliche Entzugserscheinungen wie Herzjagen, Herzstolpern, Schweißausbrüche, Tremor und Schlafstörungen auf. Darüber hinaus ist der Cocainentzug durch die Möglichkeit von abrupt auftretenden, kurzfristigen psychotischen Episoden und ebenso plötzlich stattfindenden aggressiven Episoden gekennzeichnet.

Die Situation in der Bundesrepublik Deutschland

Wie von vielen Drogenexperten vorausgesehen, hat die Cocain-Welle mittlerweile auch die Bundesrepublik erreicht. Besonders im Gefolge der zur Zeit deutlich favorisierten Substitutionsbehandlung, namentlich mit L-Polamidon®/Methadon, kommt es zu einer bedeutenden Zuwachsrate des Cocainkonsums. Es halten sich auch hartnäckig Gerüchte, die internationale Drogenmafia habe sich den durchaus finanzkräftigen deutschen Drogenmarkt als Zielobjekt besonderer Priorität für den Absatz von Cocain ausersehen. Insofern scheint sich der fünf- bis zehnjährige Abstand Europas zu den USA zu bestätigen. Der europäische und insbesondere der deutsche Drogenmarkt weist besondere, von der amerikanischen Szene abweichende Drogengebrauchsmuster auf. Die weit überwiegende Anzahl der deutschen Drogenkonsumenten gehört zu der Gruppe der sogenannten »Polytoxikomanen« (siehe oben). Drogenabhängige, die ausschließlich Heroin und/oder Substanzen dieser Stoffgruppe einschließlich des Codein konsumieren, sind eine ausgesprochene Seltenheit. Dieses Faktum sollte unbedingt auch bei der politischen Bewertung der Entwicklung und Erprobung von Sucht-Programmen eine Rolle spielen, beispielsweise dem sog. »Turboentzug« oder der »kontrollierten Heroinabgabe«.

Wie erwähnt, nimmt die Häufigkeit des Konsummusters Heroin plus Codein (z.B. Remedacen®, DHC®, Codein-Compretten®) plus Alkohol zu. Das am weitesten verbreitete Konsummuster beinhaltet mindestens die folgenden Substanzen: Heroin, Codein, Cocain, Benzodiazepine (z.B. Rohypnol®, in letzter Zeit auch wieder öfter Rivotril®), Cannabinoide. Weiterhin werden konsumiert Barbiturate, Halluzinogene (fast immer nur zeitweise) und Aufputschmittel. Auch tricyclische Antidepressiva, Neuroleptika und das Akineton® gehören zu den gelegentlich oder (selten) längerfristig beikonsumierten Substanzen; gerade in jüngster Zeit kommt Ecstasy als schwer einzuschätzende Substanz hinzu. Dieser polyvalente Drogenmißbrauch führt zu einer erschwerten Entzugssituation.

»Warmer Entzug« – »Kalter Entzug«

Früher haben Morphinisten öfter mal »eine Pause gemacht« und den Stoff von heute auf morgen abgesetzt, die Entzugserscheinungen ausgehalten und eine Zeitlang clean gelebt. Drogenabhängige, die fast ausschließlich Heroin und Codein konsumieren, versuchen diesen »kalten Entzug« auch heute noch. »Kalt« meint hier nicht nur das entzugsbedingte Frieren, sondern in erster Linie das Fehlen des Schutzes und der Geborgenheit, der »Wärme«, die eine Droge vorzugaukeln vermag. Das o.g., heute in der Bundesrepublik vorherrschende Drogenkonsummuster, macht eine kombinierte Drogen-, Medikamenten-, und zunehmend gleichzeitige Alkoholentzugsbehandlung notwendig. Hierin ist ein wichtiger Grund für den heute regelhaften »warmen« Entzug zu sehen. Dabei werden die konsumierten Drogen abgesetzt und ein Substitut angesetzt. Hierzu wird sehr häufig L-Polamidon® verwendet, aber auch Codein-Präparate und Benzodiazepine werden in ausschleichender Dosierung eingesetzt. Diese medikamentöse Substitutionsbehandlung vermag die körperliche Entzugssymptomatik zu mildern, bzw. zu verhindern; durch die Zufuhr psychotroper Substanzen wird die psychische Alertheit allerdings dosisabhängig vermindert, der besonders in dieser Situation dringend notwendige psychotherapeutische Zugang zum Patienten dadurch gleichermaßen erschwert.

> **L-Polamidon®** hat den Vorteil der oralen Verfügbarkeit und der, im Vergleich zu anderen Opioiden, langen Halbwertszeit von ca. 24 Stunden, so daß oft eine einmalige tägliche Gabe ausreichend ist. Die lange Halbwertszeit scheint auf der anderen seite allerdings auch eine mögliche Ursache für das häufig berichtete Phänomen zu sein, daß trotz ausschleichender Dosierung Entzugserscheinungen nach der Entlassung aus der stationären Entzugsbehandlung eintreten.

> **Wichtiger Hinweis:**
> Die weitgehende Delegation des »Nadel-Setzens« an das Pflegepersonal, wie es in der ehemaligen Reha-Klinik Agethorst praktiziert wird, ist durchaus umstritten. Es gibt Autoren, die Akupunktur für nicht delegationsfähig halten. Deshalb ist zur Vermeidung rechtlicher Komplikationen unbedingt anzuraten, bei Delegation der Akupunktur aufhinreichende Erfahrungen und Qualifikationen sowohl der delegierenden Ärzte als auch des Pflegepersonals zu achten. (Siehe auch den Beitrag von U. Schaarschmidt in diesem Buch!).

Ansätze für die Anwendung von Akupunktur unter Berücksichtigung der deutschen Gegebenheiten

Die akupunkturgestützte Entzugsbehandlung ist im Prinzip ein »kalter« Entzug. Deshalb ist in der Bundesrepublik die alleinige Ohrakupunktur nach amerikanischem NADA-Vorbild nicht ausreichend. Die in den USA angewendeten Punkte der Körperakupunktur bedürfen der Anpassung an hiesige Drogenkonsummuster.
Die Klinik mit der mutmaßlich größten Erfahrung in der akupunkturgestützten, ganzheitlichen Entzugsbehandlung von Drogenabhängigen/Polytoxikomanen in der Bundesrepublik ist die frühere Reha-Klinik Agethorst (nördlich von Hamburg). In den Jahren 1991 bis 1996 sind hier insgesamt rund 1800 Patienten stationär entzogen worden.
Die im Folgenden dargestellten Vorschläge für eine akupunkturgestützte Entzugsbehandlung sind von uns an dieser Klinik entwickelt worden. Dabei wurden bewährte und erprobte Behandlungsstrategien (z.B. (18, 19, 2, 27)) sowohl aus dem Suchtbereich als auch aus dem allgemeinmedizinischen Bereich für die spezifische Entzugssituation modifiziert.

Die Auswahl von Basis-Punktekombinationen für die stationäre akupunkturgestützte Entzugsbehandlung hatte folgende Faktoren zu berücksichtigen:

- Die Patienten sitzen (meistens) oder liegen bekleidet während der Behandlung. Die gewählten Punkte müssen deshalb möglichst peripher, am Kopf oder ventral liegen.
- Es sollten Punkte sein, die leicht, schnell und sicher, dabei mit hinreichender Genauigkeit zu nadeln sind.
- Aus dem zur Verfügung stehenden Spektrum sollten diejenigen ausgewählt werden, die möglichst wenig schmerzhaft sind. Drogenabhängige sind nämlich – entgegen der geläufigen Erwartung – in der Regel äußerst schmerzsensibel und geradezu ängstlich »normalen« Nadeln gegenüber.
- Die Erfahrung zeigt, daß eine Akupunkturbehandlung für den Therapeuten auch eine körperliche Anstrengung bedeutet. Gerade bei Patienten, deren Energiezustand sich auf einem niedrigen Niveau befindet und bei denen eine antidepressive Behandlung durchgeführt wird, ist der Akupunkteur nach getaner Arbeit nicht selten physisch erschöpft. Auswahl und Zeitpunkt antidepressiver und energiestärkender Behandlungsmodi müssen die vorhandenen personellen Gegebenheiten dringend berücksichtigen.
- Es hat sich als sinnvoll herausgestellt, unter den indizierten Punkten auch ein oder zwei unter dem Gesichtspunkt einer möglichst schnellen, bzw. deutlich spürbaren Wirkung auszuwählen. Damit kann auf einfache Weise Überzeugungsarbeit für die Akupunktur geleistet und das Vertrauen in das therapeutische Setting gestärkt werden. Hierzu bieten sich aus dem Indikationskatalog unter anderem an: Ex 6 (Schlafen), Yintang (deutliche Beruhigung), Ren 17 (asthmatoide Bronchitis), He 9 (innere Unruhe) sowie PaM 75 (Lumbalgien).

Die Akupunktur im stationären Setting

Die Basis-Akupunktur in der Entzugsbehandlung

Vielfach findet sich Widerstand bei erfahrenen Akupunkteuren, werden für »Standardsymptome« rezeptartige »Standardpunkte« zur Behandlung angeboten. Das Argument ist richtig, daß gerade die kybernetische, ganzheitliche Denkweise und mit ihr die Akupunkturbehandlung individuelle Diagnostik und ebensolche therapeutische Reaktionen erfordert. »Standard« bedeutet aber auch das Erreichen eines qualitativ soliden Niveaus. Deshalb wird im Folgenden eine *praxiserprobte Basis* für die Akupunkturbehandlung dargestellt und empfohlen. Wie bei jeder anderen Therapieform auch sollte die Weiterentwicklung dieser »Basistherapeutika«, deren individuelle Nutzung und Abwandlung jedem in der Suchtarbeit mit diesem Instrument Tätigen dringendes Anliegen sein.

Die Ohrakupunktur-Punkte

Die Basis-Punkte des Ohres entsprechen weitgehend den von der US-NADA erfolgreich eingesetzten Punkten (vgl. S. 27):

Vegetativum, Ohrpunkt 51
Dieser Punkt wird von uns, abweichend vom Original, sehr tief, in der Umschlagrinne des Crus anthelicis inferius zur Helix, genadelt.
Shenmen, Ohrpunkt 55
Niere, Ohrpunkt 95
Leber, Ohrpunkt 98
Lunge, Ohrpunkt 101
Dieser Punkt wird von uns, abweichend vom Original, sehr tief genadelt, etwa in Höhe der Punkte 34 (Gehirn, wird auch bei neurologischen Erkrankungen eingesetzt) resp. sogar in Höhe des Punktes 22 (Endokrine Drüsen). Genau genommen ist dieser Punkt in der von

uns genadelten Lokalisation nicht mehr als »Lunge« zu bezeichnen. In Ermangelung einer besseren Bezeichnung nennen wir ihn meistens *»Schauerpunkt«*. Denn bei Nadelung dieses Punktes geben viele Patienten eine Art **»Schauergefühl«** an, viele schütteln sich regelrecht. Wir vertreten mit J. *Gleditsch* die Auffassung, daß dieser »Schauereffekt« ein Zeichen für die Wirksamkeit dieses Punktes ist und angestrebt werden sollte.

Hinweis aus der Praxis

- Welcher oder welche Punkt(e) letztlich für den gewünschten Effekt der Reduktion des Drogenhungers verantwortlich zeichnet, ist derzeit noch unklar. Wir vermuten, daß hierzu wesentlich die Punkte 51 und 55 beitragen.
- In jüngster Zeit ist dazuübergegangen worden, statt des o.g. »Schauerpunktes« den *oberen* Lungenpunkt zu nadeln. Er scheint in der Wirksamkeit dem »Schauerpunkt« ebenbürtig, ist aber teilweise deutlich weniger schmerzhaft beim Einstich. Am besten probiert man es aus. Über die Mitteilung von Erfahrungen freut sich der Autor!

▶ *Die Körper-Punkte*

Yintang (Extrapunkt 1)
Du Mai 20
Psychotherapiepunkt nach Bourdiol
Extrapunkt 6

Wie ausführlich erläutert, ist in Anbetracht des Drogengebrauchsmusters in der Bundesrepublik die alleinige Ohrakupunktur in der stationären Entzugsbehandlung keinesfalls ausreichend. Hierbei wird vorausgesetzt, daß im Rahmen dieser Entzugsbehandlung die Suchtstoffe abrupt abgesetzt werden, also ein – im Prinzip – kalter Entzug durchgeführt wird. Es gibt derzeit keine Hinweise darauf, daß im stationären Bereich eine ausschleichende Substitution bei gleichzeitiger Akupunktur gegenüber der beschriebenen Verfahrensweise Vorteile hätte. Im Gegenteil wird dadurch der stationäre Aufenthalt deutlich verlängert, was (bei gleicher patientenorientierter Effizienz) schon aus ökonomischen Gründen nicht sinnvoll scheint. Allerdings muß für den *ambulanten Bereich* die Sachlage anders beurteilt werden (siehe hierzu auch die Beiträge von W. *Weidig* und M. *Ramloch-Sohl)*.
Deshalb sollten zur Basis-Ohrakupunktur folgende Körperpunkte routinemäßig ergänzend genadelt werden:

Yintang (Extrapunkt 1)
Lok.: Zwischen den Augenbrauen, in der Mittellinie an der Nasenwurzel.
Nadelung: Normalerweise wird dieser Punkt schräg nach kaudal gerichtet genadelt. Es hat sich gezeigt, daß im Rahmen der suchtspezifischen Nadelung eine günstigere Wirkung erzielt wird, wenn eine kleine Hautfalte zwischen den Augenbrauen gebildet wird und dort hinein ca. 2 mm senkrecht zur Körperoberfläche genadelt wird.
Yintang hat eine ausgeprägt psychisch ausgleichende bis mäßig sedierende Wirkung. Er ist außerdem (zusammen mit Du Mai 20) wichti-

ger Bestandteil der Punktekombination zur Krampfanfallsprophylaxe.

Hinweis aus der Praxis

Es hat sich gezeigt, daß Patienten, die den Punkt Yintang in der Entzugsphase nicht genadelt haben wollen, bzw. große Widerstände dagegen haben, abbruchgefährdet sind. Auch bei sonst kooperationswilligem und unauffälligem Patienten ist dieses Erscheinungsbild ein wichtiger Hinweis auf dessen aktuelle Befindlichkeit. Das gleiche trifft, in deutlich abgeschwächter Form, für den Punkt Du Mai 20 zu. Werden beide Punkte als bedrohlich erlebt, scheint für den Therapeuten eine Intervention zur Verhinderung eines bevorstehenden Therapieabbruchs angezeigt. Manche »entzugserfahrenen« Patienten sind sehr bemüht, ihre latenten Abbruchgedanken nicht sicht- und spürbar werden zu lassen. Dank langjähriger Übung gelingt ihnen dies oft ausgezeichnet. Um so verblüffter sind sie, wenn man sie allein auf Grund ihres bekundeten Mißbehagens, bzw. Ablehnens insbesondere des Punktes Yintang auf ihre heftigen Abbruchgedanken anspricht. Spätestens ab diesem Zeitpunkt sehen die Patienten die Akupunktur mit anderen Augen.

Du Mai 20

Lok.: In einem kleinen Grübchen auf der Scheitellinie des Kopfes, wo diese die Verlängerung der Linie kreuzt, die vom tiefsten zum höchsten Punkt der Ohrmuschel gebildet wird.

Nadelung: Schräg nach hinten, ca. 3 mm.

Ausgeprägt psychisch harmonisierende bis mäßig sedierende Wirkung.

Patienten mit eher stimulierenden Drogenkonsummuster (Amphetamine, Cocain) werden deutlich beruhigt, Patienten mit eher sedierendem, abschottendem Konsummuster (Heroin, Benzodiazepine) werden offener, wacher.

Psychotherapiepunkt nach Bourdiol *(28)*

Lok.: In einem kleinen Grübchen unmittelbar vor der Helix in Verlängerung des Crus inferius der Anthelix. Dieser Punkt ist am besten mit dem Finger(Daumen-)Nagel zu ertasten.

Nadelung: Senkrecht, ca. 1 mm.

Bei vielen Patienten kann durch die Nadelung dieses Punktes eine (weitere) Öffnung und Bereitschaft für psychotherapeutische Verfahren erreicht werden. Therapeutische Interventionen jeder Art werden hierdurch erleichtert. Dieser Punkt wird einmal täglich, am besten vormittags, genadelt.

Nur abends wird alternativ zum o.g. Psychotherapiepunkt, der **Extrapunkt 6 (Sishencong)** genadelt.

Lok.: Ex. 6 besteht aus 4 Punkten, die jeweils 1 Cun rechts, links, vor und hinter dem Punkt Du Mai 20 gelegen sind.

Nadelung: sternförmig schräg auf Du 20 zu, ca. 3 mm.

Hierdurch wird nachhaltig ein schlaffördernder Einfluß auf den Patienten erreicht, so daß die fast regelhaften Schlafstörungen im Entzug bereits durch die routinemäßige Nadelung dieses Punktes günstig beeinflußt werden.

Hinweise aus der Praxis

- Die aufgeführten Hinweise zum Auffinden der Akupunkturpunkte sind international üblich. Hierzu zählen unter anderem die Angaben in Cun sowie zum Beispiel die Lokalisierungshilfe für den Punkt Du 20. In der täglichen Praxis hat sich eine andere Methode zum Auffinden der Akupunkturpunkte bewährt: das Tasten. Nahezu alle Akupunkturpunkte sind dem sorgfältig tastenden Finger zugänglich. In den meisten Fällen befinden sie sich in einer Grube oder Vertiefung der Haut-/Körperoberfläche, auf einer Erhebung, einem Muskel-/Sehnenansatz oder einer Stelle verminderter Resistenz. Es ist darüber hinaus günstig, den Patienten um

Rückmeldung zu bitten, ob man zum Beispiel eine druckschmerzhafte Stelle ertastet hat. Das tastende Suchen und Finden des Akupunkturpunktes hat mehrere Vorteile:

- Der Behandler findet die zu nadelnden Punkte schneller und sicherer.
- Die individuellen anatomischen Gegebenheiten werden präziser berücksichtigt.
- Nicht selten wird man (meist geringfügige) Abweichungen gegenüber den Cun-Angaben finden.
- Der Patient wird in die Behandlung unmittelbar eingebunden (Rückmeldung). Auf diese Weise bleibt er nicht passiv, sondern kann aktiv an der Behandlung seines Körpers mitwirken.
- Das tastende Suchen ist für den Patienten meist mit einem sehr angenehmen Gefühl verbunden.

Einige Patienten sind - gerade in der Entzugssituation - sehr schmerzempfindlich. Deshalb kann unter Umständen bereits der leichte Einstichschmerz der Akupunkturnadel zu einer Aversion der Therapie gegenüber führen. Diese Situation kann erleichtert oder vermieden werden. Dazu läßt man den Patienten vor dem Einstechen der Nadel tief einatmen. In der folgenden tiefen Ausatmungsphase setzt man die Nadel. In der Regel ist dieses Vorgehen für den Patienten deutlich weniger schmerzhaft. Das Verfahren ist sowohl bei der Ohr- als auch bei der Körperakupunktur wirksam.

Die vorstehend aufgeführten Akupunkturpunkte in Ohr und Körper können als »Basis-Punktekombination« gesehen werden und sollten bei jedem Drogenabhängigen in der Entzugsbehandlung genadelt werden, unabhängig von der sonstigen Symptomatik.

Die Dauer der Akupunktursitzungen

Die Verweildauer der Nadel in Körper/Ohr ist unterschiedlich. Versuche und Erfahrungen in den USA und Deutschland münden in der Empfehlung, die Ohrnadeln 45 Minuten im Ohr zu belassen, die Körpernadeln mindestens 30 Minuten. Eine kürzere Verweildauer hat schlechtere Ergebnisse in Bezug auf die gewünschten Wirkungen ergeben.

Hinweis aus der Praxis

Sind mehrere Patienten gleichzeitig zu behandeln - wie im stationären Setting üblich (in der Reha-Klinik Agethorst wurden bis zu 25 Patienten gleichzeitig in einer Gruppensitzung genadelt) - erreicht man die unterschiedliche Verweildauer leicht dadurch, daß man zuerst die Ohren bei allen Patienten und in einem zweiten Durchgang alle Körperpunkte nadelt.
Am Ende der Sitzung können dann alle Nadeln gleichzeitig vom Patienten selbst entfernt werden.

Anmerkung zur Infektionsprophylaxe: Alle Akupunkturpunkte sollten vor der Nadelung desinfiziert werden. Grund: Infektionen am Ohrknorpel sind nur mit geringer Aussicht auf Erfolg zu behandeln; sie münden in sehr vielen Fällen in einer Zerstörung des Ohrknorpels. Auch, wenn diese Art der Infektion insgesamt als selten gelten darf, sollte wegen der Schwere des eintretenden Schadens unbedingt auf eine ausreichende Desinfektion des Ohres Wert gelegt werden.

Die Routine-Punkte der Ohren und des Körpers (d. h. die Basis-Punktekombination) werden bis zum deutlichen Nachlassen der Entzugssymptomatik zweimal pro Tag genadelt. Dies ist in der Regel nach 2 bis 4 Tagen der Fall. Je nach Symptomkonstellation des Patienten kann ab diesem Zeitpunkt die Akupunkturhäufigkeit auf einmal pro Tag reduziert werden. Treten keine körperlichen Entzugssymptome mehr auf, scheint die dreimalige Nadelung pro Woche zur Stabilisierung des Patienten ausreichend. Wird eine stationäre Reha-Maßnahme durchgeführt, so hat sich die Beibehaltung von zunächst drei Akupunktursitzungen pro Woche bewährt. Eine sukzessive Reduktion auf eine einmalige Behandlung pro Woche scheint gegen Ende der stationären Maßnahme sinnvoll. Grundsätzlich ist nach einer stationären Entzugsbehandlung die Fortführung der wöchentlichen Ohrakupunktur für die Dauer von einem halben Jahr zu empfehlen.

Die Symptomatik des Drogenentzugssyndroms

Akupunktur-Indikationen und Therapie-Vorschläge

Die Symptomatik des Drogenentzugssyndroms ist äußerst variabel. Nicht nur die konsumierte(n) Stoffgruppe(n), die Art des Konsums und dessen Dauer, sondern auch die aktuelle physische Konstitution und die psychische Einstellung prägen Schwere und Verlauf des Entzugssyndroms. So ist zum Beispiel keine konstante Relation zwischen zeitlicher Dauer des Drogenkonsums und Schwere des Entzugssyndroms herzustellen: Nicht selten ist das subjektive Erleben des Entzugs bei einem langjährig hochdosierten, aber entzugserfahrenen Polytoxikomanen deutlich weniger bedrohlich als bei einem geringdosierten Heroinabhängigem in seinem ersten Entzug.

Krampfanfälle, Krampfanfallsprophylaxe

Mit einer Neigung zu Krampfanfällen während der Entzugsbehandlung muß nach dem Konsum von Barbituraten, Alkohol (in größeren Mengen) und Benzodiazepinen in größeren Mengen gerechnet werden.
Je nach Dauer des Konsums und Gebrauchs- bzw. Mißbrauchsmusters können als größere Mengen z. B. 5 - 10 Tabl. und mehr Valium® 10 pro Tag gelten. Der höchste, mir in der Reha-Klinik Agethorst bekanntgewordene, glaubhafte **tägliche** Konsum eines Drogenabhängigen von Valium® 10 betrug 100 Tbl. (einhundert!, für die Dauer von drei Wochen).

Eine unrühmliche Ausnahme macht hier das Flunitrazepam (Rohypnol®, Fluminoc®). Rohypnol® (»Rosch«) ist ein stark wirksames Benzodiazepin, das gerne zum Heroin beikonsumiert wird, weil es einerseits dessen Wirkung kurzfristig deutlich zu steigern vermag, andererseits »schön dicht macht«, d. h. sowohl die psycho-vegetative als auch die personal-soziale Entkoppelung deutlich verstärkt. Bei Cocain-Mißbrauch wird Rohypnol® gerne benutzt, um »wieder 'runter zu kommen«. In der Entzugssituation zeichnet sich Rohypnol® durch eine ausgeprägte Tendenz zur Verstärkung der Krampfanfallsneigung aus. Sie tritt bereits nach dem regelmäßigen Konsum von 3–4 Tbl. Rohypnol® pro Tag ein (diese und die folgenden Aussagen beruhen auf Berichten und Erfahrungen von Patienten, von Kollegen aus anderen Entzugskrankenhäusern, sowie auf eigenen Erfahrungen. Sie stellen daher einen *Erfahrungswert* dar und sind nicht statistisch gesichert); sie erhöht sich weiter, wenn die Substanz intravenös konsumiert wird. Nach Auskunft der Herstellerfirma ist die Zubereitung von Rohypnol® dahingehend geändert worden, daß es nicht mehr injizierbar sein soll. Allerdings irrt hier Hoffmann-La Roche. (Obwohl die erforderliche Vorgehensweise jedem Abhängigen bekannt sein dürfte, wollen wir an dieser Stelle keine »öffentliche Reklame« für den i.v. Konsum von Rohypnol® machen und auf die Darstellung des Verfahrens verzichten.)
Der Konsum von 15 Tbl. Rohypnol® pro Tag, je zur Hälfte oral und intravenös, ist durchaus

keine Rarität; Dosierungen von ca. 30 Tbl. pro Tag (neben den anderen Substanzen) sind bekannt.
Deshalb gehört zu einer Drogenentzugsbehandlung heute - ein entsprechendes Konsummuster vorausgesetzt - eine wirksame

Krampfanfallsprophylaxe

Gute Erfahrungen liegen mit der folgenden Kombination von Akupunkturpunkten vor:

Le 3 - Bl 62 - Gb 34

Leber 3
Lok.: In einer gut tastbaren Vertiefung zwischen dem Os metatarsale I und II, ca. 2 Cun proximal der Interdigitalfalte.
Nadelung: Senkrecht, ca 1,5 bis 2 cm tief.
Dieser Punkt fördert u.a. das Fließen der Lebensenergie im ganzen Körper. Er hat eine gut nutzbare spasmolytische Wirkung auch auf die Blutgefäße und Gallengänge; darüber hinaus ist Le 3 wegen des breiten Wirkspektrums bei einer Reihe anderer Erkrankungen indiziert (siehe Lehrbücher der Akupunktur). Sehr häufig geben die Patienten bei Nadelung dieses Punktes ein deutliches De Chi - Gefühl an; manche zeigen dann auch, wo dieses Gefühl entlangläuft und beschreiben damit oft treffend den Verlauf des Lebermeridians.

Blase 62
Lok.: *½ Cun unterhalb des Malleolus lateralis.*
Nadelung: Senkrecht, ca. 4 bis 6 mm.
Blase 62 ist auch ein psychisch ausgleichend bis sedierender Punkt. Nach traditioneller chinesischer Vorstellung speichert die Niere (chin.: Shen) die Lebensessenz, das »Jing«. Blase 62 beruhigt das Shen.

Gallenblase 34
Lok.: a) Aufsuchen des Fibulaköpfchens, b) Bilden einer Linie senkrecht vor und waagerecht unter dem Fibulaköpfchen. Am Schnittpunkt dieser Linien findet sich Gb 34.
Nadelung: Senkrecht, ca. 1 bis 2 cm tief.
Gb 34 ist der Meisterpunkt für Sehnen und Muskeln.
Sollte es nach Nadelung dieses Punktes zu einer Einblutung mit Hämatombildung kommen, empfiehlt es sich, diese Stelle für ein bis zwei Tage nicht zu nadeln (die Gegenseite aber in jedem Fall weiternadeln). Eine Nadelung in ein Hämatom an dieser Stelle ist schmerzhaft und wäre der Einstellung des Patienten der Akupunktur gegenüber nicht förderlich.
Grundsätzlich sollte ohnehin nicht in ein Hämatom hineingestochen werden. Bei wichtigen, in diesem Fall krampfprophylaktischen Punkten, muß aber im Einzelfall eine Fortsetzung der Akupunktur (evtl. auch über eine andere Einstichrichtung) dennoch erwogen werden.
Diese drei genannten Punkte müssen gleichzeitig gestochen werden. Das Weglassen eines Punktes kann den Erfolg gefährden.

Akuter Krampfanfall

Du Mai 26
Lok.: Teilt man die Entfernung zwischen Oberlippenrand und Nase in Drittel ein, befindet sich Du 26 auf der Grenze zwischen dem mittleren und dem oberen Drittel.
Nadelung: Etwas schräg nach oben, ca ½ cm tief. Die Nadel wird kräftig stimuliert.

Hinweis aus der Praxis

Bis eine Akupunkturnadel im Akutfall zur Hand ist, kann man erste Erfolge mit dem Daumennagel (sehr kräftig drücken) oder einem sonstigen Gegenstand (ggf. Einmalkanüle) erzielen. Die Manipulation mit einer Akupunkturnadel ist in vielen Fällen einfacher und praktikabler als die gängigen Methoden zur Unterbrechung eines Krampfanfalls bei mindestens vergleichbarer Wirksamkeit. Bevor in der Reha-Klinik Agethorst die o.g. Krampfanfallsprophylaxe entwickelt und eingesetzt wurde, kam es gelegentlich zu entzugsbedingten Krampfanfällen (in einer ersten Phase wurde dieser Komplikation noch mit dem routinemäßigen Einsatz von Diazepam begegnet). Die Praxis hat gezeigt: a) einen venösen Zugang bei einem drogenabhängigen Patienten zu legen ist - zumal in einer Akutsituation - ein zeitaufwendiges bis unmögliches Unterfangen: Drogenabhängige haben in der Regel desolate Venenverhältnisse; b) die Besorgung und Verabreichung einer Diazepam-Rectiole benötigt in aller Regel ebenfalls mehr Zeit als die Manipulation des Punktes Du 26; c) in rund 90% der Fälle konnten Krampfanfälle damit nach max. 20 sec. beendet werden. Die postiktale Phase war stark verkürzt.

Anmerkung: Dies gilt nicht für den Status epilepticus, der offensichtlich einer medikamentösen Behandlung bedarf. Im übrigen soll hiermit *nicht gegen* eine medikamentöse Intervention argumentiert werden. Aber *für* den Einsatz von Akupunktur, die bei einer Reihe von Indikationen dem Medikamenteneinsatz ebenbürtig oder überlegen ist; im schlechtesten Fall - bei gleichzeitiger Anwendung - die notwendige Dosis der eingesetzten Medikamente erheblich zu reduzieren vermag.

Diarrhö
Ma 25, Ma 36

Aus der obstipierenden, die Darmmotilität hemmenden Wirkung des Heroin und Codein ergibt sich das Entzugssymptom der Diarrhöe. Häufig sind die Entzugspatienten in schlechter körperlicher Verfassung. Die Nahrungsaufnahme ist unzureichend, die Flüssigkeitszufuhr oft unterhalb des notwendigen Limits. Einer Diarrhöe mit erheblichem Wasser- und Elektrolytverlust muß deshalb rasch und wirkungsvoll begegnet werden.

Magen 25
Lok.: 2 Cun lateral des Bauchnabels.
Nadelung: Senkrecht, gut 1 cm tief.
kombiniert mit

Magen 36
Lok.: Auf dem Muskel, eine Fingerbreite lateral des Unterrandes der Tuberositas tibiae.
Nadelung: Senkrecht, 1 bis 2 cm tief.

Hinweis aus der Praxis

Bei Aufsuchen dieses Punktes empfiehlt es sich, ein wenig Druck auf die zu tastenden Strukturen auszuüben. Sehr häufig geben die Patienten ein Ziehen abwärts entlang dem Muskulus tibialis anterior an, wenn der Punkt richtig getroffen ist. Die Moxibustion von Ma. 36 hat nicht selten durchschlagenden Erfolg. In Anbetracht der häufigen Schwächesymptomatik bei Drogenabhängigen kann auch eine Moxibustion von Ma. 25 angezeigt sein.

Übelkeit, Erbrechen
Ren Mai 12, Pericard 6, Neupunkt

Im Vollbild des Entzugssyndroms können neben der o.a. Diarrhöe als weiteres, subjektiv sehr unangenehmes Symptom die Übelkeit und das Erbrechen hinzutreten. Dauern diese Symptome länger an und sind sie heftig ausgeprägt, drohen körperliche Komplikationen durch Folgeerscheinungen der Exsiccose. Deshalb ist bei ihrem ersten Auftreten die Nadelung folgender Punkte zu empfehlen:

Ren Mai 12
Lok.: Auf der Mittellinie der Körpervorderfläche, in der Mitte zwischen Brustbeinspitze und Nabel. Andere Autoren (z.B. H. *Rüdinger,* Hamburg, mündliche Mitteilung) lokalisieren Ren 12 zwischen Xyphoid-Ansatz und Nabel. Damit würde dieser Punkt ca. 1 Cun höher gefunden werden. Wir haben diese veränderte Lokalisation inzwischen an rund 250 Patienten erprobt. Die Wirkung ist in der Tat überzeugender.

Nadelung: Senkrecht, ca.1 bis 2 cm tief. (Oder auch tiefer, die Dicke der Fettgewebeschicht der Bauchhaut ist zu beachten). Auch dieser Punkt bietet sich für eine Moxibustion an.

Pericard 6

Lok.: In der Mittellinie des Unterarms, zwischen den beiden, bei Beugung der Hand stark hervortretenden, langen Sehnen des Musculus flexor carpi radialis und des Musculus palmaris longus, 2 Cun proximal der Handgelenksbeugefalte.

Nadelung: Senkrecht, ca. 0,5 bis 1 cm tief. Vorsicht: in der Tiefe liegt der Nervus medianus! Pericard 6 hat über diese Indikation im Rahmen des Entzugssyndroms hinaus eine Fülle weiterer, wichtiger Indikationen [näheres siehe Lehrbücher der Akupunktur].

Relativ wenige, aber durchaus erfolgversprechende Erfahrungen liegen mit einem sog.

Neupunkt

vor, der auch als »antiemetischer Punkt«(23) bezeichnet wird.

Lok.: Auf der Mittellinie der Brust, zwischen Ren 21 und Ren 22.

Nadelung: Senkrecht oder schräg, ca. 2 bis 3 mm tief. Die Nadel sollte leicht schräg eingestochen und flach an den Körper angelegt werden, sodaß Kleidungsstücke vorsichtig darübergelegt werden können. Der Patient braucht dann den Oberkörper für diese Behandlung nicht frei zu machen.

Innere Unruhe
He 7, He 9

Ein subjektiv psychisch belastendes Symptom während des Entzugs ist die sog. innere Unruhe. Darunter ist ein andauerndes Gefühl innerer Spannung und Rastlosigkeit zu verstehen, das weder eindeutig im Kopf = Intellekt (»jagende Gedanken«) noch eindeutig im Bauch = Gefühl (»Flugzeuge im Bauch«) lokalisiert werden kann.

In der Entzugssituation gewinnt diese innere Unruhe eine besondere Bedeutung, weil die Patienten - gerade unter Akupunkturbehandlung - anfangen, sich selbst und ihre Gefühlswelt neu zu entdecken und wahrzunehmen. Hier gilt es in besonderem Maße, die positiven Anteile des Patienten zu wecken und zu fördern, ihm helfen, sein »nicht-wissen-woher« und sein »nicht-wissen-wohin« zu strukturieren.

Bereits die Basis-Punkte **Du Mai 20** und **Yintang** unterstützen die Auflösung der inneren Unruhe. Wird sie als besonderes Symptom geschildert, können zusätzlich folgende Punkte genadelt werden:

Herz 7

Lok.: Der Punkt liegt unterhalb der Sehne des Musculus flexor carpi ulnaris. Die Nadelung ist auf zwei Arten möglich: a) Von der ulnaren Seite aus, auf der Beugefalte des Handgelenks, in der Grube zwischen o.g. Sehne und der Ulna, b) Auf der Beugefalte des Handgelenks, radial der o.g. Sehne.

Nadelung: Entsprechend der o.g. Lokalisation sind zwei Arten der Nadelung möglich (im Einzelfall den besseren Zugang ausprobieren): a) von der ulnaren Seite des Handgelenks aus, unterhalb der Sehne des M. flexor carpi ulnaris, in Richtung auf Lu. 9, ca. 1 cm tief; b) Senkrecht, ca. 0,5 cm tief.

In der Reha-Klinik Agethorst wurde seit Mitte 1993 für diese Indikation auch der Punkt **Herz 9** auf seine Wirkung hin untersucht.

Lok.: Am inneren, radialen Winkel des Kleinfingernagelwinkels.

Nadelung: Senkrecht, 1 bis 2 mm tief.

Durch Zufall entdeckte eine Patientin bei sich eine sehr deutliche Besserung ihrer inneren Unruhe, als sie aus einem anderen Grund He 9 genadelt bekam. Diese Wirkung auf die innere Unruhe wurde im Folgenden an rund 350 Patienten mit gutem bis hervorragendem Resultat bestätigt. Allem Anschein nach ist dieser Punkt nicht so schmerzhaft, wie man von der Lokalisation her vermuten würde. Die klassische Indikation von He 9 sind akute Herz-Kreislauf-Beschwerden. Er sollte im Rahmen der Entzugsbehandlung alternativ zu He 7 eingesetzt werden.

Schlafstörungen
Extrapunkte 8, 9

Drogenabhängige haben in ihrer Konsumphase einen veränderten Tag-Nacht-Rhythmus. Sie sind meistens bis weit über Mitternacht hinaus mit der Beschaffung von »Stoff« oder den finanziellen Mitteln hierfür beschäftigt. Die Vormittagsstunden werden in der Regel verschlafen. Die eingenommenen Drogen verhindern die Wahrnehmung der natürlichen Müdigkeit, des natürlichen Wechsels von Aktivitäts- und Ruhebedürfnis. Wird Cocain konsumiert, gerät jedwede Rhythmik im Entspannungs-Spannungs-Wechsel vollends durcheinander. Schlafstörungen als Bestandteil des Entzugssyndroms sind die Folge. Nahezu jeder Drogenabhängige leidet darunter. Es ist den Patienten nicht möglich, über einen Zeitraum von 3 bis 4 Stunden ruhig und entspannt zu schlafen. Viele sind darunter, die tatsächlich nächtelang umtriebig umherwandern, höchstens einmal für wenige Minuten Ruhe finden. Manche Patienten geben an, während und nach einer klassischen Entgiftungsbehandlung bis zu sechs Wochen lang unter diesen Schlafstörungen zu leiden.
Bereits die Basis-Punktekombination berücksichtigt dieses häufige und nachhaltig negative Symptom: **Ex 6** bietet eine gute Grundlage für den Körper, schnell wieder längere und ruhige Schlafphasen erreichen zu können.

Innere Unruhe kann die Störungen des Schlafrhythmus weiter negativ beeinflussen. Deshalb wirkt die Nadelung des Punktes **He 7** bzw. **He 9** synergistisch schlaffördernd.

Darüber hinaus stehen bei hartnäckigen Schlafstörungen zwei Punkte zur Verfügung, die übersetzt »ruhiger Schlaf« heißen, es sind dies:

Extrapunkt 8 (Anmian I)
Lok.: Hinter dem Ohr, auf einer Linie zwischen SJ 17 und Gb. 20, ½ Cun dorsal von SJ 17.
Nadelung: Senkrecht, ca. 3 bis 5 mm tief.

Extrapunkt 9 (Anmian II)
Lok.: 1,5 Cun dorsal Ex. 8.
Nadelung: Senkrecht, ca. 5 mm tief.

Depressive Verstimmungen
Ni 3, 7, Ren 6, Ma 36

Dieses Symptom ist nicht nur als (Gegen)reaktion des Körpers auf den Entzug der euphorisierenden Drogenwirkung zu sehen.
Weicht die abschottende Wirkung der konsumierten Stoffe einer zunehmenden Selbstwahrnehmung und der Möglichkeit zur biographischen Standortbestimmung, werden in einer ersten Reaktion subjektiv erlebte Defizite wie unter einer Lupe wahrgenommen. In der Entzugssituation fällt es dem Patienten schwer, sich von depressiven und deprimierenden Empfindungen zu lösen, konstruktiv und optimistisch zu sein, und die eigenen positiven Energien zu mobilisieren. Deren tatsächliches Vorhandensein geht aber bereits aus der Tatsache hervor, daß er sich in eine Entzugsbehandlung begeben hat, was regelmäßig als Entscheidung **für das Leben** gedeutet werden darf und muß. Die Förderung patienteneigener positiver Ressourcen wird oftmals nachhaltig unterstützt durch die Anwendung folgender Akupunkturpunkte:

Niere 3
Lok.: In der Mitte der Linie, die vom höchsten Punkt des medialen Fußknöchels waagerecht zum Hinterrand der Achillessehne gezogen wird. Dieser Punkt liegt genau gegenüber dem Punkt Blase 60.
Nadelung: Senkrecht, ca. 1,5 cm tief.

Niere 7
Lok.: Am Vorderrand der Achillessehne, 2 Cun oberhalb von Ni. 3. Oft ist bei sorgfältigem Tasten hier eine kleine Grube fühlbar. Nicht wenige Patienten sind in der Lage, die Drucksensibilität dieses Punktes wahrzunehmen und dem Akupunkteur rückzumelden.
Nadelung: Senkrecht, ca. 1,5 cm tief.
Beide Punkte können auch mit gutem Erfolg **gemoxt** werden.
Moxibustion ist eine Wärmebehandlung von Akupunkturpunkten durch Abbrennen von getrocknetem Beifußkraut (Cave: Beifußallergie!). Bewährt hat sich die Verwendung einer Moxazigarre. Näheres siehe Lehrbücher der Akupunktur.

Hinweis aus der Praxis

Der Rauch des Moxakrautes ist dem Geruch von Haschisch sehr ähnlich! Die fragenderfreuten Augen mancher neuer Patienten sollten deshalb gegebenenfalls Anlaß zur ernüchternden Klarstellung sein.

Ren 6
Lok.: Auf der Mittellinie des Bauches, $1\frac{1}{2}$ Cun unterhalb des Nabels.
Nadelung: Senkrecht, ca. 1,5 bis 2 cm tief.

Hinweis aus der Praxis

Als wirkungsvoller Tonisierungspunkt wird er in erster Linie gemoxt. Die Patienten geben dabei nicht selten das Gefühl an, als »würde die Wärme an diesem Punkt in den Körper gezogen«. Gelegentlich kann während der Moxibustion des Punktes Ren 6 hier eine Art Indikatorfunktion beobachtet werden: Trotz normaler Erwärmung des Hautareals bleibt ein ca. 1 bis 2 mm messender Bereich am Punkt Ren 6 kühler als die Umgebung, die Rötung ist deutlich geringer. Tritt dieses Phänomen ein, so korreliert die Anpassung der Erwärmung und Rötung an das umgebende Hautareal häufig mit der Mitteilung des Patienten, die Moxibustion scheine ihm jetzt ausreichend. Der Behandler sieht zu diesem Zeitpunkt in aller Regel einen entspannten Patienten mit deutlich besserer Befindlichkeit.

Magen 36
(_Lokalisation_ und _Nadelung_ siehe Seite 36).

Magenbeschwerden

Übelkeit, Erbrechen, Schlaflosigkeit, Angst vor dem Entzug und seinen Begleiterscheinungen, Angst vor der sich verändernden Situation u.a.m., kurz: negativer Streß, führt bei vielen Patienten zu Magenbeschwerden. Als wirkungsvolle Unterstützung der hier in erster Linie angezeigten psychotherapeutischen Intervention empfiehlt sich die Nadelung der Punkte

Ren Mai 12 und Magen 25.
(_Lokalisation_ und _Nadelung_ siehe Seite 36), sofern diese Punkte nicht bereits im Rahmen einer anderen Indikation ohnehin mitgenadelt werden.

Nachtschweiß
He 6, Mi-Pa 6, 10

Stellt sich der meist ersehnte Nachtschlaf ein, leidet eine große Zahl von Entzugspatienten an z.T. heftigen Schweißausbrüchen, so daß mehrfach ein Wechsel der Nachtkleidung erforderlich ist.

Herz 6
ist zur Besserung dieses Symptoms gut geeignet.
Lok.: ½ Cun proximal von Herz 7 (s.o.).
Nadelung: Senkrecht, ca. ½ cm tief.
Darüber hinaus, bei anhaltendem Nachtschweiß und großer subjektiver Belastung für den Patienten, können folgende Punkte zum Einsatz kommen:

Milz-Pankreas 6
Lok.: An der Innenseite des Unterschenkels, in einer kleinen Grube unmittelbar hinter der Schienbeinkante, 3 Cun oberhalb des Innenfußknöchels. Auch dieser Punkt ist drucksensibel.
Nadelung: Senkrecht, ca. 1 bis 2 cm tief.
MP. 6 hat eine Fülle von Indikationen. Im Rahmen des Entzugssyndroms kann er auch eingesetzt werden bei Störungen im Magen-Darm-Trakt, bei depressiven Verstimmungen, Hauterkrankungen, Durchblutungsstörungen u.v.a. Als allgemeiner Tonisierungspunkt kann er bei Schwächestörungen mit guter Aussicht auf Erfolg gemoxt werden. Die ergänzende Nadelung des Punktes

Milz-Pankreas 10
sollte in hartnäckigen Fällen versucht werden.
Lok.: Auf dem höchsten Punkt des Musculus vastus medialis, 2 Cun oberhalb der Kniescheibe.
Nadelung: Senkrecht, 2 bis 3 cm tief.

Rückenschmerzen
Bl 23, PaM 75,
Handpunkt 1

Die Entzugspatienten sind meist nicht in der Lage, genauer zwischen Schmerzen im Nierenbereich und solchen, die von der Wirbelsäule ausgehen, zu unterscheiden. Die Moxa-Behandlung des folgenden Punktes kann in beiden Fällen zu sehr deutlicher Besserung der Beschwerden führen.

Blase 23
Lok.: 1,5 Cun seitlich des Unterrandes des Dornfortsatzes des II. Lumbalwirbels.
Nadelung: Senkrecht, ca. 1 bis 1,5 cm tief.
Bl. 23 ist der Transportpunkt zur Niere. Die Moxibustion dieses Punktes führt zu einer Steigerung der gesamten Lebensenergie. Insofern ist dies auch ein gut einsetzbarer Punkt bei allgemeinen Schwächezuständen. Sind die Schmerzen eindeutig im Lumbalbereich lokalisiert und gibt der Patient darüber hinaus typische Symptome einer Lumbo-Ischialgie an, ist häufig schon nach einer Sitzung eine sehr gute Besserung mit der Nadelung dieses Punktes zu erreichen.

Hinweis aus der Praxis

Der Patient liegt bei der Behandlung von Bl. 23 meistens entspannt auf dem Bauch. Diese Lage macht unter Umständen den Einsatz eines Moxa-Kästchens sinnvoll, so daß weitere Punkte des Blasenmeridians in einer Sitzung mit erfaßt werden können.

> Das **Moxa-Kästchen** ist ein Holzkästchen, in das ein Stück einer brennenden Moxa-Zigarre auf ein darin befindliches Metallgitter gelegt wird. Das Kästchen wird in Höhe von z. B. B. 23 auf den Rücken des Patienten gestellt. Das Metallgitter wahrt den nötigen Abstand zur Haut. Damit wird eine gleichmäßige Erwärmung eines größeren Areals erreicht.

PaM 75
Lok.: In der Mittellinie der Wirbelsäule, unmittelbar unterhalb des Dornfortsatzes des 5. Lumbalwirbels. Nur wenige Patienten mit dem o.g. Beschwerdebild geben bei Tastung dieses Punktes kein Schmerzgefühl an.
Nadelung: Senkrecht, 1 bis 3 cm tief.

Handpunkt 1
In akuten Phasen der Lumbo-Ischialgie.
Lok.: Dieser Punkt besteht aus zwei gleichzeitig zu nadelnden Stellen. Auf dem Handrücken, am proximalen Ende der Mittelhandknochen

zwischen Zeige- und Mittelfinger, sowie zwischen Ring- und kleinem Finger.
Nadelung: 0,5 bis 1 cm tief.

Hinweis aus der Praxis

Handpunkt 1 kann schmerzhaft sein, deshalb ist er als ergänzender Punkt, nicht als erste Wahl, zu sehen, auch wenn seine Wirksamkeit mitunter der von PaM 75 nicht nachsteht. Gute Erfolge lassen sich mit der Akupressur und gegebenenfalls Akupunktur von Du Mai 26 erzielen. Dies ist fast immer einen Versuch wert.

Kopfschmerzen

Gb 20, Bl 10, Ma 8, gb 14, Di 4

Schmerzen im Kopfbereich sind ein äußerst vielschichtiges Thema. Die westliche Medizin kennt eine ungeheure Vielzahl unterschiedlicher Zuordnungen von Symptomen und Symptomkomplexen, von organisch und psychisch bedingten, von migräneartig und nicht migräneartigen Kopfschmerzen u.s.w. Für die kurzfristige Behandlung verschiedener Kopfschmerzformen im Rahmen des Entzugssyndroms hat sich die folgende 3-Punkte-Kombination mit bewährt.

Gallenblase 20
Lok.: Hinter dem Mastoid, in der Mulde zwischen den Ursprüngen des Musculus sternocleidomastoideus und des Musculus trapezius. Auch dieser Punkt ist häufig erheblich drucksensibel.
Nadelung: Senkrecht, ca. 0,5 bis 1 cm tief.

Blase 10
Lok.: Auf dem Musculus trapezius,eine Fingerbreite unterhalb seines Ursprungs an der Hinterhauptschuppe, in Höhe des I./II. Halswirbels, 1 1/2 Cun lateral von Du Mai 15.
Nadelung: Senkrecht, 0,5 cm tief.

Magen 8
Lok.: In einer kleinen Mulde, senkrecht über Magen 7, am Vorderrand des Musculus temporalis.
Nadelung: Flach nach hinten, ca. 0,5 bis 1 cm.
Ergänzend bei Stirnkopfschmerzen

Gallenblase 14
Lok.: 1 Cun oberhalb der Mitte der Augenbrauen.
Nadelung: Leicht schräg, ca. 0,5 cm.

Nicht nur Kopfschmerzen, sondern auch Augenerkrankungen und Zahnschmerzen, Arm- und Schulterschmerzen u.v.a. sind eine Indikation für einen der wichtigsten analgetischen Punkte:
Dickdarm 4
Lok.: Es gibt für den Punkt Di 4 mindestens zwei unterschiedliche Arten der **Lokalisation:**
1) Daumen an den Zeigefinger anlegen. Die höchste Stelle des entstehenden Muskelwulstes des Musculus adductor pollicis ist Di. 4.
2) Daumen vom Zeigefinger abspreizen. Daumenendgelenk der anderen Hand mit der Beugeseite an die straffe Hautkante zwischen Daumen und Zeigefinger anlegen, dann auf die gespannte Haut abrollen. Die Spitze des abrollenden Daumens ist der gesuchte Punkt Di. 4.
Nadelung: Senkrecht, ca. 1 bis 1,5 cm tief.

Beinschmerzen

Ma 44, Ni 3, Komb. Pototzkis Punkt

Ein häufig anzutreffendes Beschwerdebild sind starke Beinschmerzen im Entzug. Sie sind in erster Linie als Nervenschmerzen zu deuten, auch wenn bei einer ganzen Reihe von Drogenabhängigen durch Injektionen in die Bein- und Fußvenen die Durchblutungsverhältnisse als ungenügend bezeichnet werden müssen.
Die Schmerzen sind stark, sie beeinträchtigen den Patienten erheblich und tragen so auch

ihren Teil zum Verlangen bei, erneut Drogen konsumieren zu wollen. Und sie sind schwierig zu behandeln. Die »klassischen« Punkte, wie z. B. Magen 44, Blase 60, Niere 3, Magen 36 u. a. sind im Einzelfall durchaus wirksam, können aber insgesamt gesehen nicht die Effizienz der folgenden Punktekombination erreichen.

Punktekombination nach Pototzki

Magen 44

Lok.: ½ Cun oberhalb des Schwimmhautrandes zwischen dem II. und III. Mittelfußknochen. Beim Aufsuchen dieses Punktes empfiehlt es sich, einen etwas stärkeren Druck auszuüben. Die Patienten geben dann oft zuverlässige Hinweise, indem sie z. B. ein verstärktes Ziehen entlang des Fußrückens oder eine erhöhte Drucksensibilität bei Kontakt mit Ma. 44 angeben.
Nadelung: Senkrecht, 1 cm tief.

Niere 3

Lok.: In der Mitte einer waagerechten Linie, gezogen vom höchsten Punkt des Fußinnenknöchels zum Hinterrand der Achillessehne.
Nadelung: Senkrecht, 1 bis 1,5 cm tief.
Der Punkt Niere 3 liegt gegenüber von Blase 60.

Pototzkis Punkt

Lok.: Zwischen den Punkten Magen 36 und Gallenblase 34, im Spalt zwischen Musculus extensor hallucis longus und Musculus tibialis anterior, in einer kleinen Mulde ca. 1,5 Cun unterhalb der Verbindungslinie Magen 36-Gallenblase 34. Vermutlich handelt es sich hier um einen sogenannten Triggerpunkt.
Nadelung: Senkrecht, 1 bis 2 cm tief.
Diese neue Punktekombination bedarf der Erklärung: B. Pototzki, Pfleger in der Reha-Klinik Agethorst, neu im Team und noch nicht routiniert in der Akupunktur, hatte einen schlechten Tag: Blase 60 mit Niere 3 verwechselt und Magen 36 eine ungewöhnliche Lokalisation zugeteilt. Mit durchschlagendem Erfolg: kaum daß die Nadeln eine Viertelstunde lagen, gab die Patientin Schmerzfreiheit an.
Inzwischen wurde diese Punktekombination an über 350 Patienten erprobt. Die Erfolgsquote nach einer Sitzung liegt bei ca. 70%, nach drei Sitzungen bei ca. 90%. Als Erfolg wird eine erhebliche und entlastende Schmerzreduktion bis Schmerzfreiheit angesehen.

Schielstellung der Augen

PaM 9, Ma 2

Eine relativ seltene Begleiterscheinung des Entzugssyndroms ist die Schielstellung der Augen.
Unabhängig von der Art der konsumierten Drogen kann das äußerst feine Regelsystem zur Steuerung des räumlichen Sehens aus den Fugen geraten. Das hat nicht nur Störungen in der Sehleistung zur Folge, sondern auch in anderen Systemen. Hieraus können Schwindel, Übelkeit, Gangunsicherheiten u.a.m. entstehen.
Manche Patienten berichten, daß diese Begleiterscheinung bis zu sechs Wochen bestehen können.
Die »klassische« Therapie besteht in der Verordnung einer Augenklappe. Es ist klar, daß hiermit nicht die Fehlstellung der Augen selbst behandelt wird. Dies war bisher nicht möglich. Die Akupunktur gibt uns die Möglichkeit der gezielten Intervention: innerhalb einer Woche kann damit (in der Regel) die Schielstellung der Augen behoben werden, die Patienten können wieder normal sehen. Bereits wenige Minuten nach Beginn der Akupunktur kann bei vielen Patienten beobachtet werden, wie die Augen in die Normalstellung zurückkehren. Dieser Effekt hält oft zunächst nur bis wenige Minuten nach Entfernen der Nadeln an. Im Verlauf weiterer Behandlungen bleibt die Veränderung zunehmend konstant, bis die Normalstellung dauer-

haft bestehen bleibt. Die Nadelung von **PaM 9** führt zu diesem Resultat.
Lok.: Man teilt die Verbindungslinie vom seitlichen Rand der Augenbraue zum oberen Ansatz der Ohrmuschel in Drittel. PaM 9 befindet sich am Übergang des ersten zum zweiten Drittel, im oberen Teil der Schläfenmulde, oberhalb und vor dem Punkt 3 E 22.
Nadelung: Tangential, subcutan ca. 1 bis 2 cm in Richtung Ohrmuschel.

Hinweis aus der Praxis

Der (sanfte) Druck auf die Schläfengrube führt in der Regel zwar zu einem - auch unangenehmen - Druckgefühl, jedoch nicht zu einer Schmerzempfindung. PaM 9 dagegen löst auf mäßigen Druck bereits ein leichtes Schmerzgefühl aus.

Magen 2
Unterstützend kann die Behandlung um diesen Punkt ergänzt werden.
Lok.: Auf dem Foramen infraorbitale.
Nadelung: Senkrecht, 3 bis 5 mm tief.

Hinweis aus der Praxis

Dieser Punkt muß sorgfältig getastet werden. Das Foramen infraorbitale ist eindeutig oft nur mit seinem Oberrand zu tasten, der Unterrand wird meist von subcutanem Fettgewebe bedeckt. Die leicht verschiebliche Gesichtshaut folgt gerne dem tastenden Finger und schnellt beim Loslassen in die Ausgangslokalisation zurück. Dies verändert den auch optisch fixierten Punkt um die entscheidenden Millimeter. Es ist deshalb ratsam, Ma 2 nicht nach der ersten Lokalisation zu nadeln, sondern zunächst sich die Haut entspannen zu lassen und nach einer erneuten, gesicherten Lokalisation die Akupunkturnadel zu setzen. Während der Nadelung tritt meist Tränenfluß auf. Es gibt Hinweise, daß die Effektivität dieses Punktes zunimmt, wenn statt der üblichen dünnen Gesichtsnadeln normale Körpernadeln verwendet werden.

Spastische Bronchitis, asthmatoide Beschwerden

Ren Mai 17, Lu 9, Lu 7

Die zugeführten Opiate schirmen den Drogenabhängigen nicht nur von seiner Umwelt, sondern auch von seinen eigenen Empfindungen ab, zu denen selbstverständlich auch Krankheitszeichen wie Schmerz, Fieber und - im Falle des Lungen/Bronchialsystems - Husten gehören. Deshalb werden Lungenerkrankungen vom Opiatkonsumenten selbst erst in späteren Stadien oder bei fulminantem Verlauf wahrgenommen. Die Folge ist nicht selten die Chronifizierung der Beschwerden und die Ausbildung einer dauerhaften spastischen Komponente. Der regelmäßig anzutreffende hohe Zigarettenkonsum trägt ein übriges dazu bei. Eine sehr gute Wirkung bei dieser Indikation hat die Nadelung von **Ren Mai 17**
Lok.: Auf der senkrechten Mittellinie der Brust, zwischen den Brustwarzen.
Nadelung: Schräg nach unten, ca. 1 cm tief.
Die Nadelung dieses Punktes zeigt nicht selten innerhalb von 5 bis 10 Minuten den gewünschten Effekt: die Patienten können wesentlich freier atmen.
Sowohl in Verbindung mit Ren 17 als auch als alleiniger Behandlungspunkt eignet sich sehr gut **Lunge 9**
Lok.: In einer kleinen Grube an der radialen Seite der Handgelenksbeugefalte, neben der Arteria radialis.
Nadelung: Senkrecht, 3 bis 5 mm tief. Vorsicht: Verletzungsgefahr der Arteria radialis!
Lu 9 ist unter anderem ein Tonisierungspunkt und kann auch gemoxt werden. Er eignet sich auch sehr gut bei Schleimbildung im Bronchialsystem.

Lunge 7
Lok.: Auf der äußeren Radialiskante des Unterarms, 1,5 Cun proximal von Lunge 9 unmittelbar hinter dem gut zu tastenden

Knochenvorsprung (Processus styloideus) des Radius.
Nadelung: Schräg zum Handgelenk hin, ca. 1 cm tief (= tonisierende Nadelung). Schräg vom Handgelenk weg, ca. 1 cm tief (= sedierende Nadelung).
Der Punkt Lunge 7 hat - ebenso wie Lunge 9 - noch eine Reihe anderer Indikationen und Besonderheiten; so reguliert z. B. Lu 7 das Qi des Ren Mai.

Hinweis aus der Praxis

Der Einsatz dieser Akupunkturpunkte kann die Notwendigkeit des Gebrauchs von Dosier-Aerosolen reduzieren, bzw. überflüssig machen.
Gerade auch unter dem Aspekt, daß (nicht nur) drogenkranke Menschen auf den Gebrauch bestimmter, als nicht suchtpotent geltender Medikamente fixiert sein können, ist es für den Patienten eine ungewohnte und wohltuende Erfahrung, sich von dieser Bindung befreien zu können. Diese Erfahrung ist im weiteren therapeutischen Vorgehen nützlich.

Menstruationsbeschwerden

Die überwiegende Mehrheit der Frauen, die sich in eine Entzugsbehandlung begeben, weist als Nebendiagnose eine sekundäre Amenorrhö auf.
Spätestens mit dieser Diagnose werden die weitreichenden (Neben-)Wirkungen des Drogenkonsums deutlich: Die Natur trägt stets Sorge für den Fortbestand einer Spezies. Hierzu dient in erster Linie die Sicherung der Fortpflanzungsfähigkeit. Eine Störung in diesem System signalisiert einen gravierenden Eingriff in die Regelkreissysteme des Organismus. Diese Störung ist so erheblich, daß das Naturprinzip der Weiterentwicklung und Sicherung der Art zeitweise außer Kraft gesetzt wird.
Manchmal bereits gegen Ende der Entzugsbehandlung, meistens jedoch nach relativ kurzer Clean-Zeit, tritt die Regelblutung wieder ein. Dies geschieht oft schmerzhaft und verzögert. Hilfestellung für einen schnelleren und weniger schmerzhaften Durchbruch der Menstruation kann die Nadelung, bzw. Moxibustion folgender Akupunkturpunkte leisten:

Ren Mai 4
Lok.: In der Mittellinie des Bauches, 3 Cun unterhalb des Nabels.
Nadelung: Senkrecht, 2 bis 3 cm tief.

Milz-Pankreas 6
Lok. und Nadelung: siehe oben

Magen 36
Lok. und Nadelung: siehe oben

Leber 3
Lok. und Nadelung: siehe oben

Grenzen des Einsatzes von Akupunktur in der Entzugsbehandlung, Kontraindikationen

Akupunktur ist keine Wundermedizin.
Auch sie hat - wie alle anderen therapeutischen und diagnostischen Verfahren - ihre Grenzen und ihre Begrenztheit. Deshalb sollten die im Folgenden genannten Hinweise und Einschränkungen Beachtung finden.

- Der Status epilepticus ist keine (Primär-) Indikation für den Einsatz von Akupunktur. Sie kann hier lediglich als Ergänzung zur schulmedizinischen medikamentösen Therapie Dienste leisten.
- Nicht jede Form der Diarrhö im Entzug ist allein mit Akupunktur beherrschbar. Kohletabletten und z.B. Perenterol® gehören daher zur Grundausstattung einer Entzugsabteilung.

Hinweis aus der Praxis

Bei der Gabe von Kohletabletten ist deren Wirkmechanismus zu beachten: Kohle bindet im Darm Flüssigkeit. Unter Umständen wird hierdurch dem Körper unzulässig viel Flüssigkeit entzogen; ein in der Entzugsbehandlung kritisch zu sehender Effekt. Gut bewährt hat sich nach unserer Erfahrung neben der Akupunktur die Gabe von 4 Kapseln Perenterol® zusammen mit 2 Kohletabletten. (Wiederholt, bis zum Sistieren der Symptomatik.)

- Die Folgen eines längerdauernden Schlafentzugs, bzw. »nicht-schlafen-können« sind erheblich. (Nicht ohne Grund gehört der Schlafentzug auch heute noch zu den gängigsten Foltermethoden, um den Willen eines Menschen zu brechen.) In Verbindung mit der Akupunktur eignet sich therapeutisch gut ein tricyclisches Antidepressivum ohne antriebsteigernde Komponente bei mäßiger neuroleptisch dämpfender Wirkung wie zum Beispiel das Doxepin (Aponal®).

Hinweis aus der Praxis

Bei gleichzeitiger Anwendung der Akupunktur können Dosen verabreicht werden, die für langjährig Drogenabhängige homöopathischen Charakter haben: In der Regel reicht die einmalige abendliche Gabe von 50 mg Aponal® für einen mehrstündigen, erholsamen Schlaf aus. Nach unseren Erfahrungen benötigen im Rahmen der Entzugsbehandlung maximal 5–10% der Patienten die zusätzliche Medikamentengabe. Das bedeutet, daß die alleinige Akupunktur in bis zu 90% der Fälle ausreichend ist.
In wenigen Fällen mußte die Dosis auf 100 mg gesteigert werden. Bisher war bei rund 1800 behandelten Patienten nur in einem einzigen Fall die Gabe von (einmalig) 200 mg Aponal® zur Schlafinduktion notwendig.

- Der Einsatz von Antibiotika ist bei gegebener Indikation selbstverständlich.

Hinweis aus der Praxis

Insbesondere bei der systemischen Behandlung von Abszessen, Phlegmonen, fieberhaften Infektionen nach paravenöser Injektion mit unsauberen Nadeln u. ä. lohnt nach unseren Erfahrungen der Versuch des Einsatzes von hochdosiertem Penicillin in Kombination mit Acetylsalicylsäure in antiphlogistisch wirksamer Dosierung. In zwei Fällen konnten damit in der Reha-Klinik Agethorst die über mehrere Wochen (in einem Fall stationär) erfolglos vorbehandelten hohen Fieberschübe bei lokalem Infektionsgeschehen in kurzer Zeit erfolgreich therapiert werden.
In allen Fällen wurde zur Unterstützung **Di 11** *und* **MP 6** einmal täglich genadelt.

Komplikationen

Kreislaufkollaps
In seltenen Fällen kann es zu Beginn einer Akupunkturbehandlung als Reaktion auf das Setzen der Nadeln, unabhängig von den gestochenen Punkten, zu einer Kreislaufreaktion im Sinne eine Kollapses kommen. Deshalb gilt die Regel, die ersten beiden Sitzungen am liegenden, mindestens aber stabil sitzenden Patienten durchzuführen.

Infektion
Gemeint ist hiermit das - erfreulicherweise - außerordentlich seltene Ereignis, daß eine Infektion durch die Akupunkturnadel in tiefere Gewebsschichten verschleppt wird. Bei sachgemäßer Hautdesinfektion ist diese Komplikation mit an Sicherheit grenzender Wahrscheinlichkeit auszuschließen. Insbesondere sollte bei der Ohrakupunktur auf eine sorgfältige Hautdesinfektion geachtet werden, weil Entzündungen des Ohrknorpels nur sehr schwierig zu behandeln sind und oft mit einer Defektheilung enden.

Blutung
Jede Verletzung der Körperintegrität kann eine mehr oder minder umfangreiche Blutung nach sich ziehen. Geschieht dies nach Entfernen der Nadel, ist das in der Regel als Mikro-Aderlaß zu deuten und damit erwünscht. Ist die Blutung heftiger und nur mühsam zu stillen, sollte dies Anlaß zur Untersuchung auf Gerinnungsstörungen sein. Eine bedrohliche Blutung kann aus der Nadelung von Akupunkturpunkten nur bei Vorliegen weiterer schwerwiegender Erkrankungen erfolgen. Deshalb ist Vorsicht geboten bei Patienten, die Mittel zur Hemmung der Blutgerinnung einnehmen und bei Blutern.
Wird ein Bluterguß durch die Akupunktur provoziert, führt dies in der Regel zu schmerzhaften Zuständen. In einen Bluterguß sollte nicht weiter genadelt werden.

Verletzung des Nervus medianus
Diese Komplikation kann bei unvorsichtiger, das heißt zu tiefer Nadelung des Punktes Pc 6 auftreten. Weil die Akupunkturnadeln sehr dünn sind, ist hieraus keine gefährliche Verletzung zu erwarten. Allenfalls kann unter Umständen der Akupunkteur in Mitleidenschaft gezogen werden, wenn es zu einer heftigen Abwehrbewegung des so malträtierten Patienten kommt.

Pneumothorax
Alle Nadelungen im Thoraxbereich sollten eher flach als senkrecht zur Körperoberfläche ausgeführt werden. Damit ist das Risiko dieser unter Umständen lebensgefährlichen Komplikation zu minimieren. Es ist für den Anfänger in der Akupunktur sinnvoll, eine Nadelung in diesem Bereich einem erfahreneren Kollegen zu überlassen oder im Zweifel auf diese Punkte zu verzichten. Unter Anleitung können auch schwierigere Punkte in der Regel sehr schnell und sicher gestochen werden.

Nebenwirkungen

Erstverschlimmerung
Wie bei vielen Naturheilverfahren kann es zu Beginn einer Akupunkturbehandlung zu einer Reaktion im Sinne einer kurzfristigen Verschlechterung des Krankheitsbildes kommen. Regelmäßig sollte dies Anlaß zur Überprüfung von Indikation und Punkteauswahl sein. Wird die Vorgehensweise für richtig befunden und das Therapiekonzept fortgesetzt, sollte die Erstreaktion nach 1 bis 2 Tagen abgeklungen sein.

Schmerz beim Einstich
Meistens ist der Grund hierfür in einer falschen Nadeltechnik zu suchen. Abhilfe kann hier leicht und rasch durch einen Lernprozess erfolgen. Dennoch kann, gerade bei Drogenkranken, eine erhöhte Schmerzempfindlich-

keit vorliegen. Abhilfe schafft hier die oben erwähnte Atemtechnik oder die Auswahl eines weniger schmerzsensiblen Punktes, sofern dies möglich ist.

Schmerz bei liegender Nadel
... ist ebenfalls meist ein Zeichen für einen falsch genadelten Punkt. Es ist auf den Verlauf des Stichkanals und die Stichtiefe zu achten. In jedem Fall wird eine schmerzende Nadel entfernt. Ob sie erneut (und besser) gestochen wird, hängt von der individuellen Situation ab.

Hautverbrennungen (Moxa)
Die Wärmeapplikation mit Moxa sollte individuell und kontrollierbar sein. Deshalb empfehlen wir die Verwendung einer Moxa-Zigarre.

Kontraindikationen

Kontraindikationen bei Moxa-Behandlung

- fieberhafte Erkrankungen
- infizierte und entzündete Areale
- Behandlung im Gesicht
- Behandlung des behaarten Kopfes.

Folgende Kontraindikationen sind allgemein zu beachten:
Über Kontraindikationen der Akupunkturbehandlungen gibt es höchst unterschiedliche Aussagen verschiedener Autoren. Allgemein kann wohl gelten, daß früher eher streng gesehene Kontraindikationen heute eher gelassener gesehen werden. Dennoch ist - gerade in der heutigen Zeit - der juristische Aspekt ärztlichen Handelns nicht zu unterschätzen (Siehe hierzu auch den Beitrag von U. *Schaarschmidt).* Das ungleich **schärfere amerikanische Haftungsrecht** führt dort zu bedeutend stringenterer Beachtung möglicher Komplikationen und Kontraindikationen. Obwohl die Rechtssituation in der Bundesrepublik deutlich von der amerikanischen abweicht, empfehlen wir dennoch die **kritische Würdigung** der auch in den verschiedenen **Lehrbüchern der Akupunktur** angegebenen Kontraindikationen. Im Zweifel sollte gerade der noch unerfahrene Akupunkteur einen erfahrenen Kollegen zu Rate ziehen, nach unbedenklichen Alternativen suchen oder ggf. **auf die Nadelung bestimmter Punkte verzichten.**
Grundsätzlich sollten Patientinnen nach einer möglichen bestehenden Schwangerschaft gefragt werden.

> In der Schwangerschaft sind »verboten« bzw. relativ kontraindiziert:
> Körperakupunktur: Di 4 und alle Punkte unterhalb des Nabels.
> Ohrakupunktur: Alle hormonaktiven Punkte.

(Siehe zum Themenkomplex »Kontraindikationen der Akupunktur in der Schwangerschaft« auch den Beitrag des Gynäkologen R. *Raben*, S. 107).
Wie oben angesprochen, kann diese Kontraindikation im Einzelfall relativiert werden. Denn gerade in der Schwangerschaft sollte der Umgang mit Pharmaka ja sehr kritisch gesehen werden. Hier bietet sich dem Akupunkteur die Möglichkeit, einer Reihe spezifischer, sonst nur medikamentös zu beherrschender Zustände wirksam und medikamentenfrei begegnen zu können. In den USA ist das von M. *Smith* entwickelte Programm für substituierte Schwangere erfolgreich und von großer Bedeutung.

Als weitere mögliche **relative Kontraindikationen** könnten in Frage kommen:
- Blutgerinnungsstörungen,
- Allergie gegen Nickel

Begleitende Maßnahmen

Wie oben deutlich gemacht, ist die Akupunktur ein sehr wirksames therapeutisches Verfahren, aber natürlich kein »Allheilmittel«. Deshalb gehört zu einem ganzheitlichen Konzept die selbstverständliche Einbeziehung westlich-schulmedizinischer Erkenntnisse, Methoden und therapeutischer Verfahren einschließlich moderner Medikamente. Diesen Fundus nicht zu nutzen wäre die gleiche Dummheit, die die westliche Schulmedizin beginge, würde sie die Erfahrungen der Akupunktur nicht nutzen. In der akupunkturgestützten, ganzheitlichen Entzugsbehandlung gibt es aus diesem Grund ein friedliches und konstruktives Miteinander der verschiedenen therapeutischen Verfahren.

Im Folgenden werden die wesentlichen Therapieelemente dargestellt, wie sie in der Reha-Klinik Agethorst angewendet wurden. Die Ausführungen wollen als Anregung und Empfehlung zur Weiterentwicklung verstanden werden, keinesfalls als festgeschriebenes Therapieschema. Eine Ausnahme macht lediglich die für die Krampfanfallsprophylaxe unabdingbare **Magnesium-Substitution.**

Magnesium-Substitution. Seit längerem ist bekannt, daß Magnesium einen wichtigen Faktor im Soffwechselhaushalt darstellt, insbesondere spielt dieses Element eine große Rolle bei der Übertragung von Informationen und bei dem Transport und der Steuerung von Energie innerhalb des menschlichen Körpers. Regelmäßig erhöht ist der Verbrauch in Streßsituationen. Als eine solche ist die Entzugsbehandlung anzusehen.

Der tägliche Bedarf eines erwachsenen Menschen an zugeführtem Magnesium beträgt ca. 400 mg. Im Normalfall wird dieser Bedarf voll durch die Ernährung gedeckt. Drogenkranke Menschen haben selten eine vollwertige Ernährung. Deshalb muß bei diesem Klientel mit einer Magnesium-Mangelversorgung gerechnet werden. Ein Magnesium-Mangelsyndrom äußert sich in grobschlägigem Tremor, Krämpfen, epileptiformen Anfällen, Verwirrtheit, u.a.m. Der größte Teil des Magnesiums wird über Brot und Backwaren aufgenommen, es folgen Milch und Milchprodukte, Fleischwaren und Kartoffeln. Da Brot und Backwaren, sowie Kartoffeln und Milchprodukte durchaus zu den Nahrungsmitteln von Drogenabhängigen gehören, scheint ein **Vollbild** des Magnesium-Mangelsyndroms relativ selten zu sein. Dennoch ist in jeder Entzugsbehandlung eine Magnesium-Substitution sehr sinnvoll (Vgl. dazu auch *[13]).*

Anhaltspunkte für die Dosierung: Im normalen Entzug, ohne Krampfanfallsgefährdung, 3 x 1 bis 3 x 2 Dragees Magnesium (à 40 mg), je nach psychischer und physischer Ausgangslage des Patienten.

Als Unterstützung zur Krampfanfallsprophylaxe sollte eine Dosierung von 3 x 1 Beutel Magnesium (à 120 mg) nicht unterschritten werden. Die Dosis kann auf 4 bis 6 x 120 mg erhöht werden.

Die Unterscheidung in Dragees und Beutel hat sich in der Praxis wegen der besseren Übersichtlichkeit und sichereren Dosierung bewährt.

Johanniskraut ist ein altbewährtes Mittel der Naturheilkunde. In der Drogenentzugsbehandlung können seine immunstimulierenden und antidepressiven Eigenschaften gut genutzt werden.

Gerade in der jüngsten Zeit ist die gute antidepressive Wirkung dieses Mittels erneut beschrieben worden, zuletzt in einer Untersuchung der Universität Münster.

Akupressur ist eine manuelle Manipulation im Sinne einer sanften Massage von Akupunkturpunkten und ermöglicht in vielen Fällen einen unmittelbaren Zugang zum Patienten. Ein Beispiel möge dies verdeutlichen: Leidet ein Patient unter starken Kopfschmerzen, so

besteht die Therapie klassischerweise in der Gabe eines Säure-Analgetikums (z. B. Aspirin®), eines anderen Schmerzmittels (z. B. Novalgin®) oder - je nach therapeutischer Ausrichtung und zugegeben überspitzt formuliert - in der Frage, worüber sich der Patient denn »einen Kopf mache«. Beides Vorgehensweisen, die eher den Eindruck von »Routine« und Distanz vermitteln, als von Zuwendung und »Kontaktpflege«.
Der Einsatz der Akupressur ermöglicht einen dritten Weg: Man nimmt unmittelbaren körperlichen Kontakt zum Patienten auf, indem man die entsprechenden Punkte akupressiert. Dabei spricht man mit ihm, bezieht ihn in die Behandlung mit ein, gibt ihm Zuwendung und Beachtung und lindert auf diese Weise nicht nur den Kopfschmerz, sondern erreicht in der Regel auch einen ausgezeichneten (weil ganzheitlichen) therapeutischen Zugang. Darüber hinaus lernt der Patient, daß es neben dem Konsum von Tabletten und der psychotherapeutischen Aufarbeitung noch eine weitere, nicht bedrohliche, wirksame und angenehme Art der Behandlung gibt.

Hinweis aus der Praxis

1. Eine bemerkenswerte Beruhigung und psychische Öffnung des Patienten kann man unter der Akupressur von **Gb 20** in Verbindung mit **Bl 10** beobachten. Diese Art der Intervention bei psychisch erregten wie auch bei depressiven Patienten scheint gerade in einer Akutsituation (innerhalb der Entzugsbehandlung) als sehr wirkungsvolle Sofortmaßnahme geeignet zu sein.
2. Inzwischen liegen auch hinreichende Erfahrungen mit der Akupressur der Punkte **Ni 1** und **Ni 3** im Rahmen des Drogenentzugssyndroms vor.
So hat zum Beispiel u. a. der Autor mehrfach erleben können, wie »eingemauerte«, einer sonstigen verbalen oder non-verbalen Intervention nicht zugängliche Patienten, mit gleichzeitiger höchster innerer Gespanntheit, innerhalb weniger Minuten nach Beginn der Akupressur von Ni 1 (»ausgestrichen« über Ni 3) sich beruhigten, zu zittern aufhörten, teilweise fast einschliefen, in jedem Fall aber Kontakt zum Behandler aufnahmen. Die Patienten (wie übrigens der Behandler auch) waren über diese, dramatisch zu nennende Wirkung, sehr erstaunt, weil sie sich selbst zu den eher »Ungläubigen« den angewendeten Methoden gegenüber zählten.

Teezubereitungen

Als regelhaftes Angebot ist neben diesen aufgezeigten Maßnahmen auch die Gabe verschiedener Teezubereitungen sinn- und wirkungsvoll.
In der Reha-Klinik Agethorst wurden während der Entzugsbehandlung obligat mehrere Teezubereitungen angeboten.

Schlaf-Tee. Passionsblume, Damiana, Kamille, Helmkraut, roter Klee, Herzgespann, Hopfen und Pfefferminze. Eine andere Zubereitung enthält: Beifuß, Brombeer, Hopfen und Passionsblume.

Detox-Tee. Kamille, Helmkraut, Pfefferminze, Katzenminze, Schafgarbe, Löwenzahn, Hopfen und Fenchel.

Leber-Tee. Schafgarbe, Löwenzahn, Pfefferminz, Gentiana, Blutwurz.
Zum Teil ganz erstaunliche Wirkungen lassen sich mit sogenannten **Curing-Pills** erzielen. Es handelt sich hierbei um kleine, Globuliähnliche Zubereitungen mehrerer chinesischer Kräuter. Sie sind indiziert bei Magen-Darm-Beschwerden, Sodbrennen, Übelkeit und Erbrechen.
Aus der Reha-Klinik Agethorst ist folgender Fall zu berichten: Eine Patientin litt während der Entzugsbehandlung an äußerst heftigen Erbrechen, das weder durch Akupunktur, noch durch den Einsatz von Metoclopramid nennenswert zu beeinflussen war. Nach Gabe

von drei Curing-Pills allerdings kam das Erbrechen prompt zum Stillstand.

Selbstverständlich gehören zu einer Entzugsbehandlung auch **psychotherapeutische Verfahren.**

Entzugsbehandlung wie auch Kurzzeittherapie erlauben nur einen zeitlich eng begrenzten Kontakt mit dem Patienten. Klassische analytische Verfahren sind unter diesen Bedingungen nicht praktikabel, sofern sie denn überhaupt indiziert sein sollten.

In der Praxis wird jeder in der Suchtarbeit psychotherapeutisch Tätige diejenige Mischform mehrerer Verfahren praktizieren, die dem jeweiligen Setting am ehesten gerecht wird. Hierbei scheint eine Kombination aus verhaltenstherapeutischen, sowie gesprächs- und gestalttherapeutischen Elementen einen besonders vorteilhaften Zugang zum Patienten zu bieten. Gruppen- und Einzelsitzungen sollten sich sinnvoll ergänzen. An dieser Stelle sei nochmals der Kontext hervorgehoben, in dem Suchtakupunktur eingesetzt werden sollte: Keinesfalls als alleiniges, womöglich dogmatisch-glorifiziertes Instrument zur »Lösung« eines Drogen- oder Suchtproblems. Suchtakupunktur **muß** meines Erachtens in einen umfassenden therapeutischen Kontext eingebettet sein, wobei sie den Vorteil bietet, nahezu universell kompatibel zu sein. Die enge **Kooperation** von Medizin/Psychologie, Psychotherapie/Sozialarbeit ist unabdingbar. Kooperation bedeutet **Zusammenarbeit.** Diese setzt die Beachtung der korrespondierenden Fachlichkeiten voraus. Diese Aussagen mögen selbstverständlich erscheinen. Die Arbeit in den Bereichen Supervision und besonders Teamentwicklung und Kommunikation zeigt aber, daß gerade hier in der Praxis große Probleme eintreten.

Physikalische Maßnahmen haben innerhalb der Entzugsbehandlung seit langem ihren festen Platz. Melissenbäder, Einreibungen mit verschiedenen Essenzen und Massagen sind in ihrer wohltuenden Wirkung wohl kaum zu überschätzen. Nicht selten hat ein heißes Bad, verbunden mit einer anschließenden Einreibung oder Akupunktur einen vermeintlich fest entschlossenen »Abbrecher« zur Fortsetzung der Behandlung bewogen.

Im weitesten Sinn zu den physikalischen Maßnahmen zu zählen ist die **Sport- bzw. Bewegungstherapie.** Das Spüren des eigenen Körpers ist eine bedeutsame Erfahrung in der Zeit des Clean-Werdens. Durch gezielte Bewegungsabläufe lassen sich hier positive Erfahrungen verstärken und negative vermeiden.

Subjektiv leicht erfahrbar ist der unmittelbare Zusammenhang zwischen Körper, Bewegung, Atmung und Geist bereits in einigen einfachen und leicht erlernbaren Übungen des **Qi Gong.**

Qi Gong ist eine sehr alte chinesische Atem-/Bewegungs-/Meditationsübung, die zur Stabilisierung des Gesamtorganismus dient. Einige Grundübungen, z. B. die sog. »Acht Brokate« sind auch für den Ungeübten sehr leicht zu erlernen. Ihre wohltuende Wirkung ist gleichwohl unmittelbar erfahrbar. In der Reha-Klinik Agethorst wurde dieses Mittel seit Jahren mit sehr gutem Erfolg eingesetzt.

Fazit

Die Definition der Drogenkrankheit als chronisch-rezidivierende Erkrankung beschreibt den Verlauf dieser Krankheit zutreffend. Sie setzt den Patienten in den Stand, seine aktiven und gesunden Anteile stärken zu können. Sie setzt den Behandler in den Stand, realitätsbezogen arbeiten zu können.
Die akupunkturgestützte und ganzheitliche Entzugsbehandlung ist ein geeignetes drogenfreies Behandlungskonzept:
Sie zeichnet sich als einzige bekannte Therapieform durch Stoff-**un**spezifität aus; sie erlaubt den raschen Zugang zur Gefühlswelt; sie reduziert den Drogenhunger (craving); sie ist stationär und ambulant einsetzbar; ihre Basis (Akupunktur) ist milliardenfach erprobt und bewährt, und sie ist kostengünstig.
Krankheitsdefinition und Behandlungskonzept (einschließlich der begleitenden Maßnahmen) ergeben in der Summe eine praxisorientierte und effiziente Strategie, Drogenabhängigen bei der Verwirklichung möglichst häufiger und möglichst langer Clean-Phasen helfen zu können.
Selbstverständliche Voraussetzung für die Anwendung dieser Strategie ist die verantwortungsvolle Beachtung ihrer Grenzen.
Unter diesen Bedingungen könnte es gelingen, eine drogenfreie Strategie zu etablieren, die kybernetisches, ganzheitliches Denken und Handeln ebenso selbstverständlich integriert wie westlich-naturwissenschaftliches; die jahrtausende alte Erfahrungen ebenso nutzt wie die jüngsten. Und die deshalb die notwendigen Impulse liefern könnte, den fünf- bis zehnjährigen Abstand der alten zur neuen Welt zugunsten der Drogenabhängigen zu nutzten.

Kritische Nachbetrachtungen

Nach etlichen Jahren der praktischen Anwendung bin ich nach wie vor überzeugt vom Nutzen und den vielen offensichtlichen Vorteilen der Suchtakupunktur für Patienten und Therapeuten. Nach der sehr arbeitsintensiven und aufregenden Phase der Weiterentwicklung der Suchtakupunktur in der Bundesrepublik, die meine Mitarbeiter und ich sowohl in der damaligen Rehabilitationsklinik Agethorst als auch beim Aufbau der deutschen NADA durchleben und mitgestalten konnten, habe ich heute etwas Abstand gewinnen können.
Die Suchtakupunktur hat in Deutschland einen bemerkenswerten Verlauf genommen: Nach dem teilweise heftigen, insbesondere auf der ärztlichen Seite zu findenden Widerstand in der Anfangsphase folgten überzeugende Resultate in der praktischen Durchführung (Bernhard-Salzmann-Klinik Gütersloh, Rehabilitationsklinik Agethorst); so überzeugend, daß man sie nicht länger ignorieren konnte. Neue stationäre und ambulante Projekte sind entstanden - beispielsweise das bemerkenswerte ambulante Projekt in der Hamburger Palette (vgl. Bericht *R. Raben*), die stationären Projekte in Hamburg-Barmbek und Schleswig (vgl. Berichte von *C. Grünsfelder* und *M. Jung*), sowie weitere Projekte in Hagen- Hohenlimburg, Lengerich, Rickling, Kaufbeuren und andere (eine aktuelle Liste finden Sie z.B. im Internet unter www.suchtakupunktur.de). Bestehende Projekte wurden weiterentwickelt - ein Beispiel hierfür ist der Bericht *von W. Weidig* über die Fachklinik Bokholt. Zunehmend interessieren sich Krankenkassen für diese Form der Suchtintervention und Gesundheitspolitiker verschiedener Parteien richten ihr Augenmerk auf sie. Höchste Zeit also, einen ersten

Zwischenstop einzulegen und Standpunkte kritisch und subjektiv zu beleuchten.
Daß die Autoren dieses Buch in der positiven Bewertung der Methode übereinstimmen, darf außer Frage stehen; hierüber geben die Beiträge hinreichend Auskunft. Daß dennoch Unterschiede in Auffassung und Sichtweisen bestehen, darf ebensowenig verwundern; dazu ist das Gebiet der Suchtintervention zu vielschichtig und kompliziert. In Trainings und Seminaren wurden mir im Laufe der letzten Jahre immer wieder sehr ähnliche Fragen zu bestimmten Bereichen gestellt, die für die praktische Durchführung der Suchtakupunktur von großer Bedeutung sein können. Aus dieser Erfahrung heraus möchte ich deshalb im Folgenden einige Standpunkte darstellen. Welche ich bevorzuge, mache ich deutlich. Eine Bewertung allerdings soll dem Leser vorbehalten bleiben.

Die Rechtsfrage

Die häufigste Frage: »Wer darf eigentlich Suchtakupunktur ausüben?« ist sehr ausführlich im Kapitel von *U. Schaarschmidt* behandelt worden. Dennoch scheint - mit allem Respekt - eine praxisbezogene »Übersetzung« angebracht.
Doch zunächst die derzeitigen Standpunkte:

- Die deutsche NADA bildet in ihren Kursen beispielsweise auch Sozialpädagogen, Psychologen und Ex-User in Suchtakupunktur aus, also eindeutig Angehörige von Berufsgruppen, die weder zur Ausübung der Heilkunde befugt sind noch dem Krankenpflegepersonal oder den sonstigen sog. »medizinischen Hilfsberufen« zuzuordnen sind oder eine andere medizinische Ausbildung haben. Ausdrücklich werden auch keinerlei medizinische Vorkenntnisse vorausgesetzt.

  Standpunkt: Jeder in der Suchtarbeit Tätige, gleich welcher Berufsgruppen oder Vorbildung, darf Akupunktur im Delegationsverfahren ausüben.
- In der Zeitschrift der Deutschen Ärztegesellschaft für Akupunktur (DÄGfA) »AKU« Heft 3/96 vertritt Antonius Pollmann, Mitglied im Vorstand der DÄGfA, die Auffassung, Akupunktur sei eine nicht delegierbare ärztliche Leistung. Diese Meinung ist inzwischen mehrfach in der Zeitschrift »AKU« vertreten worden.*

  Standpunkt: Akupunktur dürfen nur Ärzte ausüben.
- Nun zu der oben angesprochenen »Übersetzung«. U. Schaarschmidt vertritt die folgende Auffassung, der ich mich anschließe: Akupunktur (also auch Suchtakupunktur) ist nach derzeit gültiger Rechtsauffassung Heilkunde. Zur Ausübung der Heilkunde sind Ärzte und Heilpraktiker berechtigt. Sonst niemand. Unter besonderen Umständen dürfen allerdings bestimmte Handlungen an Angehörige des sogenannten »medizinischen Hilfspersonals«, namentlich Krankenpflegepersonal, auch Arzthelferinnen, delegiert werden (Kein Krankenhaus könnte ohne diese Delegation die Arbeit am Patienten schaffen). Die Verantwortung, Entscheidung, Indikationsstellung u.s.w. liegt in jedem Fall beim behandelnden Arzt, der sich auch von der Qualifikation der Assistenten überzeugen muß und diese zu gewährleisten hat. Nach unserer Auffassung gehört die Durchführung der Suchtakupunktur zu diesen delegierbaren Leistungen, sofern die Personen, an die delegiert werden soll, eine entsprechend qualifizierte Ausbildung erfahren haben.

  Standpunkt: Suchtakupunktur ist eine heilkundliche Leistung, die unter Beachtung der Vorschriften an entsprechend ausgebil-

* Aktuelle Anmerkung: Mit Beginn des Jahres 1999 ist die Zeitschrift »AKU« nicht mehr ein Organ der DÄGfA, sondern eine selbständige Zeitschrift im ML-Verlag, Uelzen. Chefredakteur ist nach wie vor Dr. med. Th. Weinschütz.

detes, medizinisch vorgebildetes Personal delegiert werden kann. Die Delegation der Suchtakupunktur an Personen, die weder ausgebildete Krankenschwestern/-pfleger noch Arzthelferinnen sind, erst recht an solche ohne jede medizinische Vorbildung, bedeutet für die beteiligten Personen *bestenfalls* das Betreten einer juristischen Grauzone, *im schlechtesten* Fall den Ruin!

Persönliche Anmerkung: Trotz der aus dieser Rechtslage resultierenden ganz erheblichen Bedenken habe ich der Aufnahme des Artikels von Ralph Raben über das ambulante Hamburger Projekt in unser vorliegendes Buch zugestimmt; er enthält wertvolle Anregungen und Erfahrungen, die - wie ich meine - dem Leser nicht vorenthalten werden dürfen. Ich will nicht verhehlen, daß es wegen des Umfangs der Ausbildung in Suchtakupunktur und besonders deren rechtlicher Basis zwischen Vertretern der Nada und mir deutliche Unterschiede gibt. Im vorliegenden Buch ist vielfach die Auffassung der deutschen Nada vertreten und nachzulesen. Ich möchte deshalb an dieser Stelle nicht versäumt haben, den Leser und insbesondere den (angehenden) Suchtakupunkteur eindringlich aufzufordern, sich über die rechtlichen Voraussetzungen Klarheit zu verschaffen, um nicht im Fall des Falles straf- und zivilrechtlichen Ansprüchen gegenüberzustehen, dir existenzbedrohend sein können. M. Smith hat einmal gesagt: Wir wollen Gesetze ändern, nicht sie brechen. Dem stimme ich zu. Im übrigen liegt eine juristische Stellungnahme seitens der deutschen NADA, die unserer Rechtsauffassung widerspricht, bis heute nicht vor (Stand: März 1999).

Das Setting

Suchtakupunktur hat unter anderem den Vorteil, sowohl ambulant als auch stationär einsetzbar zu sein. Jede Aufgabenstellung erfordert ihr spezifisches Setting. Hierauf bin ich in meinem Beitrag »Akupunktur in der Suchtmedizin« nicht ausreichend eingegangen; ein Versäumnis, das dankenswerterweise *W. Weidig* in seinem neu geschriebenen Beitrag nachholt. Die Entzugsbehandlung und die Rehabilitationsmaßnahmen in einem **stationären** Setting müssen meines Erachtens selbstverständlich auf die spezifischen Erfordernisse und die Möglichkeiten, die der stationäre Aufenthalt mit seiner vierundzwanzigstündigen Kontaktmöglichkeit bietet, zugeschnitten sein. Das betrifft sowohl den Umfang der therapeutischen Interventionsmöglichkeiten und -notwendigkeiten, als auch die Strategie ihres Einsatzes in zeitlicher Abfolge. So bietet es sich beispielsweise geradezu an, Gruppensitzungen zu festgelegten Zeiten mit Einzelsitzungen zu kombinieren, in denen nicht nur suchtspezifische Aspekte, sondern auch allgemeinmedizinische behandelt werden können. Es ist selbstverständlich, daß hierzu das entsprechende umfangreiche »Handwerkszeug« vorhanden sein muß (Den Begriff »Handwerkszeug« erläutere ich weiter unten.).

Das **ambulante** Setting kann sehr vielgestaltig sein: angefangen von der gelegentlichen Behandlung zur Raucherentwöhnung über mehr oder weniger regelmäßige Behandlungen Alkoholkranker - jeweils neben dem sonstigen Praxisklientel - bis hin zur Sucht-Schwerpunktpraxis zum Beispiel im Rahmen von Substitutionsprogrammen. Entsprechend vielgestaltig kann das Setting gehandhabt werden: Feste Gruppensitzungen sind genauso möglich wie (regelmäßige) Einzelbehandlungen. Wesentlich bestimmt das Fehlen der vierundzwanzigstündigen Kontaktmöglichkeit die Vorgehensweise: viele Patienten sind sehr dankbar, wenn Punkte zur psychischen Stabilisierung und inneren Beruhigung mitgenadelt werden, damit sie kritische Situationen besser bewältigen können. Dem gleichen Zweck kann beispielsweise das Erlernen bestimmter Akupressurpunkte zur Selbstbehandlung dienen.

> Jede Art der Intervention erfordert ihr spezifisches allgemeines Setting

Obwohl eigentlich eine Selbstverständlichkeit, sollte dennoch die Tatsache erwähnt sein, daß jede Art der Intervention ihr spezifisches allgemeines Setting erfordert. Zum Beispiel ist es kaum denkbar, daß eine rigide, streng strukturierte und den Patienten »kasernierende« Behandlungsform in einer entspannten, auf Akzeptanz ausgerichteten Atmosphäre durchgeführt werden kann. Die Akupunktur als ganzheitliche, auf Aktivierung von Ressourcen ausgerichtete Methode ist demzufolge nicht in einem strengen, einengenden, den Patienten nicht akzeptierenden Setting denkbar - sie wird nicht (oder nur unbefriedigend) Wirkung zeigen. Insofern wird sich ein enger Zusammenhang zwischen praktizierter Methode und praktiziertem Setting einstellen müssen, um optimale Ergebnisse erzielen zu können. Eines aber scheint mir sicher und wichtig: Es sind immer die Menschen, die eine Atmosphäre vermitteln und erzeugen, nicht die Methode als solche. Ein Setting wirkt sich nicht aus sich selbst heraus, sondern nur durch die beteiligten Personen und ihre innere Haltung.

Die Fragen zum Setting einer Suchtakupunkturbehandlung führen zwangsläufig auch zur Frage, was alles im Rahmen einer solchen Ausbildung gelehrt werden sollte.

Die Ausbildung

Ein Standpunkt lautet: Das NADA-Protokoll (die in diesem Buch hinreichend beschriebenen fünf Ohrpunkte) ist nicht nur ausreichend für eine stationäre und ambulante Suchtbehandlung, die Nadelung weiterer Punkte sei unnötig. Zum Beleg dieses Standpunktes werden amerikanische Untersuchungen angeführt, die keinen Effizienzvorteil bei zusätzlicher Nadelung bestimmter Körperpunkte im Rahmen der Suchtbehandlung sehen.
Obwohl Mitbegründer der deutschen NADA und mehrere Jahre deren Vorsitzender, teile ich diesen Standpunkt heute nicht mehr. Zu groß sind die Unterschiede zwischen ambulanten und stationären Behandlungsansätzen in der Bundesrepublik, zu deutlich die verschiedenen Schwerpunkte im Suchtmittelkonsummuster in den einzelnen Ländern, als daß man mit einem einzigen therapeutischen Setting - sozusagen mit dem kleinsten gemeinsamen Nenner - allen Erfordernissen moderner Therapie Suchtkranker gerechnet werden könnte. Dabei ist es für mich zweitrangig, ob und wann verschiedene Behandlungsoptionen (Akupunkturpunkte) beim einzelnen Patienten zum Einsatz kommen. Man muß sie aber kennen und gelernt haben. Erst dann können sie im »Handwerkskasten« vorrätig und im Bedarfsfall einsetzbar sein.

Akupunktur ist eine Behandlungsmethode mit einer hohen Patientenbindung. Sie ist vom Prinzip her ganzheitlich- kybernetisch orientiert und zielt auf die Aktivierung patienteneigener Ressourcen. All dies sind Eigenschaften, die vom Behandler ein hohes Maß an Engagement erfordern. In diesem Sinne sollte (Sucht)Akupunktur deshalb aus meiner Sicht kein »Handwerkszeug«, sondern eine innere **Einstellung** sein. Ein Beispiel möge das verdeutlichen. Jeder Musikliebhaber kennt das: Im Laufe der Zeit entwickelt man Vorlieben für bestimmte Instrumente. Es gibt in der Regel eine ganze Reihe von Musikern, die ein Instrument handwerklich sauber bis perfekt beherrschen. Dennoch erlebt man es immer wieder, daß - bei demselben Stück - der eine Interpret mit seiner Musik anrührt, bewegt, beeindruckt oder auch zur Bewegung animiert, der andere hingegen »kalt« läßt. Diesen Unterschied *spürt* man: Der **ganze Mensch** muß das Instrument bedienen, nicht nur seine Hand!

Nicht, daß deshalb die Behandlung eines Suchtkranken von vornherein in einem Fall besser, im anderen schlechter wäre - aber der Patient **spürt** den Unterschied.
Gerade deshalb, weil Suchtakupunktur ein solch effizientes und mit vielen Vorzügen ausgestattetes »Instrument« ist, halte ich einen sorgfältigen, angemessenen Umgang damit für notwendig; dies gilt gleichermaßen für Ausbildung und Durchführung, unabhängig vom jeweiligen Setting.

Stellenwert der Psychotherapie

In meinem Artikel bin ich nur am Rande auf den Einsatz der Psychotherapie innerhalb der akupunkturgestützten, ganzheitlichen Suchttherapie eingegangen. Psychotherapie ist ein eigenständiges, sehr breiten Raum umspannendes Gebiet, das andere Autoren sehr viel kompetenter und tiefergehender bereits dargestellt haben, als ich es könnte.

> Akupunktur öffnet für psychotherapeutische Interventionen.

Die Fragen und Hinweise aus meinen Kursen und Seminaren möchte ich an dieser Stelle jedoch insoweit aufgreifen, als ich eine besondere Schnittstelle zwischen Suchtakupunktur und Suchtpsychotherapie herausstellen will: Akupunktur *öffnet* für psychotherapeutische Interventionen.
Damit ist zweierlei gesagt. Zum einen: psychotherapeutische Interventionen gehören in jedem Fall zur Suchttherapie dazu und zum anderen: Suchtakupunktur hat eine psychisch relevante Wirkung. In dieser Beziehung gibt es Mißverständnisse.

Der Standpunkt, Suchtakupunktur sei eine Form der nonverbalen Psychotherapie, wird gelegentlich dahingehend interpretiert, mit dem Setzen von Akupunkturnadeln sei der Bereich der Psychotherapie abgedeckt. Dieser Interpretation kann ich nicht folgen. Der kybernetische Aspekt der Suchtakupunktur beinhaltet, daß sie eine Wirkung auf den psychischen Bereich haben muß. Über die Art des Einflusses ist damit aber noch nichts gesagt. Wie nicht anders zu erwarten, ist er durchaus unterschiedlich. In manchen Fällen reicht die Nadelung bestimmter Ohrpunkte aus, um eine höhere Ausgeglichenheit oder auch Beruhigung des Patienten zu erreichen, in anderen Fällen ist diese Wirkung erst durch das Hinzufügen von Körpernadeln zu erreichen, in manchen Fällen tut sich auch gar nichts sichtbares. Ein Effekt ist jedoch häufiger zu beobachten als alle anderen: nach oder auch während einer Akupunkturbehandlung ist die Erreichbarkeit des Patienten auf der psychischen Ebene leichter. Psychotherapeutische Interventionen (ich benutzte den Begriff »Interventionen«, weil dieser die Bandbreite der Möglichkeiten am wenigsten einengt) werden erleichtert, manchmal - zum Beispiel in einer frühen Entzugsphase - sogar erst ermöglicht, wenn Akupunktur eingesetzt wird. Diese auf Psychotherapie vorbereitende oder sie sogar einleitende Wirkung sollte aber meines Erachtens nicht mit der eigentlichen Psychotherapie verwechselt werden. Die Wirkung der Suchtakupunktur als verbindendes, positiven Einfluß nehmendes Element ist wichtig und wertvoll genug, ihren Nutzen deutlich zu machen; das Wecken nicht erfüllbarer Erwartungen kann nur schaden.

Fazit

Akupunktur ist eine der ältesten bekannten Therapieformen. Trotz ihres Alters ist sie auch heute noch entwicklungsfähig. Neue Aspekte werden entdeckt, andere hinzugefügt. Westlich-naturwissenschaftliche Erkenntnisse ergänzen und erklären sie. Das ist sehr tröstlich, denn die wenigsten von uns sind Chinesen mit den verinnerlichten Strukturen, Denkweisen und dem Verständnis einer jahrtausendealten östlichen Kultur; wir sind durchweg westlich geprägt, mit den verinnerlichten Strukturen, Denkweisen und dem Verständnis westlicher Kultur.

Suchtakupunktur ist ziemlich jung. Sie ist lebendig und entwicklungsfähig. Man sollte sie nicht in Protokolle zwängen, sondern ihr Raum zur Entwicklung geben, ihr die Möglichkeit einräumen, sich den unterschiedlichen Gegebenheiten anpassen zu können; sie mit Engagement, Verantwortung und auf dem notwendigen Fundament betreiben. Dann kann sie sich optimal entfalten und Therapeuten wie Patienten gleichermaßen nutzbringend sei. Dann stehen wir am **Anfang** einer guten Entwicklung

Literatur

1. *Behrend, K., Degkwitz, P., Trüg, E.* (Hrsg.): Schnittstelle Drogenentzug, Lambertus, Freiburg 1995
2. *Bischko, J.:* Akupunktur für mäßig Fortgeschrittene, Band II, Haug, Heidelberg 1985
3. *Bischko, J.* (Hrsg.): Weltkongress für wissenschaftliche Akupunktur, Kongressband Teil 1, Wien 1983.
4. Boreau, F., und Mitarbeiter, Presse Méd. 17.1063, in: Der Arzneimittelbrief 11/1988, Westkreuz, Berlin 1988
5. *Böllinger, L., Stöver, H.:* Drogenpraxis, Drogenrecht, Drogenpolitik. Ein Leitfaden für Drogenberater, Drogenbenutzer, Ärzte, Juristen. 3. neu bearbeitete Auflage. Materialien zur Sozialarbeit und Sozialpolitik, Band 12, Fachhochschulverlag Frankfurt/M. 1992
6. *Burger, R.:* Betäubungsmittel-Verschreibungsverordnung, Änderung im Verordnungstext, in: Bayerisches Ärzteblatt 3/94.
7. *Dilling, H., Mombour, W., Schmidt, M.H.* (Hrsg.).: Internationale Klassifikation psychischer Störungen, ICD 10, Kapitel V (F), klinisch-diagnostische Leitlinien, WHO, H. Huber, Bern 1991
8. *Diagnoseschlüssel* Glossar psychiatrischer Krankheiten: dt. Ausgabe der internationalen Klassifikation d. Krankheiten der WHO, ICD, 9. Revision, Springer-Verlag, 1980
9. *Deutsche Hauptstelle gegen die Suchtgefahren* (Hrsg.): Drogenabhängigkeit, Eine Information für Ärzte, Achenbach-Druck, Hamm 1988.
10. *Deutsche Hauptstelle gegen die Suchtgefahren (Hrsg.):* Medikamentenabhängigkeit, Eine Information für Ärzte, 3. Aufl., Achenbach-Druck Hamm 1991
11. *Hecker, U.:* Arbeitsbuch Akupunktur, Hippokrates-Verlag Stuttgart 1992
12. *Hecker, U.:* Ohr-, Schädel-, Mund-, Hand-Akupunktur, Hippokrates, Stuttgart 1996
13. *Janositz, P.:* Magnesium für 60 Millionen Körperzellen, in: Frankfurter Rundschau vom 12.06.1993
14. *König, G., Wancura, I.:* Einführung in die chinesische Ohrakupunktur, 9. Auflage, Haug, Heidelberg 1989
15. *König, G., Wancura, I.:* Praxis und Theorie der Neuen Chinesischen Akupunktur, Band I und II, W. Maudrich, Wien–München–Bern 1979/1983
16. *Legge, I. et al.:* Sozialer und medizinischer Hintergrund des Drogentodes. Veröffentlichung des Landeskriminalamtes Hamburg 1992
17. *Lie, F.T.:* Chinesische Punktmassage: Akupressur, Falken, Niedernhausen/Ts. 1991
18. *Marx, H.G.:* Anwendung der Akupunktur in einer Fachklinik für Suchtkranke. Wiener Zeitschrift für Suchtforschung 3/1979

19. *Marx, H. G.:* Erfahrungsbericht über den Einsatz der Akupunktur in einer Fachklinik für Suchtkranke, in: Ärztezeitschrift für Naturheilverfahren, 3/1981
20. *Peters, U. H.:* Wörterbuch der Psychiatrie und medizinischen Psychologie, 4. Aufl., Urban und Schwarzenberg, München 1990
21. *Porr, T.-W:* Die medikamentenfreie Entzugsbehandlung von alkohol-, medikamenten-, drogenabhängigen und polytoxikomanen Patienten unter stationären Bedingungen in einem Fachkrankenhaus für Suchtkrankheiten. Referat Januar 1989
22. *Pothmann, R.* (Hrsg.): Akupunktur-Repetitorium, Hippokrates-Verlag, Stuttgart 1990
23. *Pothmann, R.* (Bearbeitung): Wissenschaftliches Dossier zur Akupunktur, hrsg. vom Berufsverband der Akupunkturärzte in Belgien (BGAB) 1985, Schrift der Deutschen Ärztegesellschaft für Akupunktur e.V., München
24. *Pàlos, S.:* Consilium Cedip Acupuncturae, Medizinisch-Technische Verlags- und Handelsgesellschaft, München 1992
25. *Ramloch-Sohl, M.:* Entzugsbehandlung mit Akupunktur, in: Suchtgefahren 35, 1989
26. *Roche* Lexikon Medizin, 3. Aufl., Urban und Schwarzenberg, München 1993
27. *Smith, M. O. et al:* Acupucture Treatment of Drug and Alcohol Abuse: 8 Years Experience Emphasizing Tonification Rather than Sedation. Veröffentlichung der Substance Abuse Division, Lincoln Hospital, New York 1982
28. *Strittmatter, B.:* Lokalisation der übergeordneten Punkte auf der Ohrmuschel, in: Der Akupunkturarzt/Aurikulotherapeut Nr. 3/1993, hrsg. von der Deutschen Akademie für Akupunktur und Auriculomedizin e.V., München
29. *Strauß, K.:* Die Reha-Klinik Agethorst - Drogenarbeit mit Akupunktur, in: AKU, Heft 3/95, Medizinische Literarische Verlagsgesellschaft Uelzen
30. *Stux, G., Stiller, N., Pomeranz, B.:* Akupunktur, Lehrbuch und Atlas, vierte Auflage, Springer-Verlag 1993
31. *Vester, F.:* Denken, Lernen, Vergessen, Deutsche-Verlags-Anstalt, Stuttgart 1975, S. 23
32. *Vester, F.:* Phänomen Streß, Deutsche-Verlags-Anstalt, Stuttgart 1976
33. *Vester, F.:* Neuland des Denkens, Deutscher Taschenbuch Verlag, München 1988
34. *Weidig, W.:* Neue Nadeln für Fixer, in: Partner Nr. 3, Magazin des Gesamtverbandes für Suchtkrankenhilfe im Diakonischen Werk der EKD, Kassel 1993
35. The Lincoln Clinic Program: An Alternative Approach To Detoxification And Treatment, New York, July 1992, S. 1-3.

Hans G. Marx

»Entgiftung« von Alkoholikern*

Erfahrungen und Erinnerungen an die Entziehungsbehandlung

Der lange Weg zur Akupunktur

In den ersten Jahren wurden fast nur Alkoholiker behandelt, dann zunehmend Medikamenten- und Drogenabhängige, zuletzt auch Eßgestörte und Spieler. Diese Klinik war für lang- und mittelfristige Entwöhnungsbehandlungen eingerichtet, doch mußte eine große Zahl von Patienten zuvor erst entzogen werden.

Die Behandlung von Entzugserscheinungen war schon 1965 durch die Erfahrungen mit Clomethiazol (Distraneurin®) erheblich verbessert worden. Das Auftreten des gefährlichen Deliriums war hierdurch seltener und besser beherrschbar geworden. Die bei den seither zur Entziehung eingesetzten Psychopharmaka wie Butyron (Haloperidol®), Chlorpromazin (Megaphen®), Thioxanthen (Truxal®), Promethazin (Atosil®) und andere verloren an Bedeutung, mußten aber auch noch gelegentlich unterstützend eingesetzt werden. Oft war auch die Anwendung von Infusionen mit Glukose, Elektrolyten, Kreislaufmitteln und Herzglykosiden notwendig.

Alle Psychopharmaka hatten erhebliche Nebenwirkungen, die man in Kauf nehmen mußte. Verzichten durfte man bei mittelschweren bzw. schweren Entzugserscheinungen aber keinesfalls auf sie, allein schon, um ein lebensgefährliches Delirium zu verhüten. Es wäre ein Kunstfehler gewesen, sie nicht rechtzeitig und entsprechend hoch dosiert gegeben zu haben.

Die eigenen Erfahrungen bei der Anwendung von Clomethiazol (Distraneurin®) waren recht gut, es gab keine dramatischen Zwischenfälle; gelegentlich mußte ein Patient wegen nicht beherrschbarer deliranter und körperlicher Begleiterscheinungen in die Intensivstation eines internistischen Krankenhauses verlegt werden.

Bei dieser medikamentösen Entzugsbehandlung konnte jedoch überhaupt nicht befriedigen, daß ausgerechnet bei Suchtkranken Psychopharmaka verabfolgt wurden, die die Gefahr beinhalten, zur Gewöhnung oder zur Abhängigkeit zu führen.

Dies galt insbesondere für Clomethiazol, bei dem sich längst herausgestellt hatte, daß eine erhebliche Gefahr der Abhängigkeit gegeben war. In Alkoholikerkreisen hatte es sich schon herumgesprochen, daß man diesen Stoff, »Trockenalkohol« genannt, ganz gut als Ersatz für Alkohol gebrauchen kann, daß er eher beruhigend wirkt, wenn man nicht genug zu trinken hat und daß man Alkohol damit einsparen kann ...

Es lag also nahe, danach zu suchen, solche Gefahren zu vermeiden und einen Weg zu finden, auf dem man die Entziehung weitgehend ohne Psychopharmaka durchführen kann. Selbstverständlich durften dadurch keine Gefährdungen für den Patienten entstehen.

Dies schien einfach unmöglich zu sein, doch ließ der Gedanke nicht locker und gleichzeitig tauchte in den Medien immer öfter das Wort »Akupunktur« auf. Was immer dies auch war, es verhieß einfach Wunderdinge.

---

* In diesem Beitrag wird über Beobachtungen berichtet, die der Autor als ärztlicher Leiter einer Klinik für Suchtkranke (Bernhard-Salzmann-Klinik Gütersloh, 160 Betten) von 1965 bis 1987 gemacht hat.

Der kurze Weg bis zum Beginn der Akupunkturanwendung bei der Entwöhnungsbehandlung

»Fernsehen bildet...«

Eines Tages, 1972, besuchte eine deutsch-österreichische Ärztegruppe Akupunkturinstitute in China und berichtete im Fernsehen darüber. Da war unter anderem von der deutschen Ärztegesellschaft für Akupunktur mit ihrem Präsidenten Dr. von Leitner und vom Ludwig-Boltzmann-Institut für Akupunktur in Wien mit seinem Chef Prof. Bischko die Rede. Ich setzte mich mit beiden Herren in Verbindung: Die Ausbeute war gering. Es gab zur Sucht kaum Information, nur in Hongkong sollte eine Erfahrung mit Opium vorliegen. Aber Dr. von Leitner machte mir Mut und Prof. Bischko in Wien meinte: »Na, versuchen's doch mal...«

Das Interesse für Akupunktur war also rasch geweckt. Als »Schulmediziner« konnte ich mit der traditionellen chinesischen Lehre nicht viel anfangen, doch überzeugte mich der Gedanke, daß eine Therapie, die zu einem Ausgleich von Energieströmen (Yin-Yang) führen soll, auch mindestens vegetative Wirkungen haben müßte. Dies erschien gerade bei den Entzugserscheinungen mit den vielfältigen physischen und psychischen und eben auch vegetativen Störungen wichtig zu sein. So besorgte ich mir die entsprechende Literatur, besuchte Kurse in Berlin und Wien, machte in Wien Praktika im Ludwig-Boltzmann-Institut, die später in einer Prüfung und einem Diplom endeten.

Zuerst versuchte ich die Nadelbehandlung bei verschiedenen körperlichen Beschwerden in der Familie, im Bekanntenkreis, bei Mitarbeitern. Ich war vom Erfolg überrascht und wurde so motiviert, 1973 im Rahmen der Entwöhnungsbehandlungen bei Alkoholikern Akupunktur einzusetzen.

Erste Erfahrungen mit Akupunktur bei der Entwöhnung – eine überzeugende und eine unerwünschte Wirkung

Da die vorwiegend durchgeführte Körperakupunktur bei den verschiedenen körperlichen Beschwerden, auch bei innerer Unruhe, Schlafstörungen und bei Verstimmungen Wirkung zeigte, (»ich bin ruhiger geworden, ich bin ausgeglichener, ich bin nicht mehr so bedrückt . . .«) wurde begonnen, sie gezielter zur Erleichterung der Entwöhnung einzusetzen. Sie sollte die Ansprechbarkeit der Kranken verbessern, vielleicht das dranghafte süchtige Verhalten beeinflussen, was besonders bei den Drogenabhängigen von Bedeutung war.

Als bei einer der ersten so behandelten Drogenabhängigen, einer jungen Malerin mit einem vielfältigen Beschwerdebild und stärkster Abhängigkeit von Opiaten und anderen Drogen, eine rasche Besserung des Befindens eintrat und anhielt, veranlaßte mich Dr. von Leitner, diese erste Erfahrung auf der Jahrestagung der Deutschen Ärztegesellschaft für Akupunktur 1974 zu berichten. (Eine über zehnjährige Nachbeobachtung ergab, daß die Patientin ohne Rückfall drogenfrei geblieben ist).

Obwohl ich bei meinem Vortrag darauf hinwies, daß es sich um eine kurze Einzelbeobachtung handelt, waren die »Wirkungen« fürchterlich: Die Presse, der Rundfunk, das Fernsehen gingen nun in der Klinik ein und aus. Was aus den Berichten einiger Medien mehr oder weniger hervorging war, daß man mit Nadeln die Sucht heilen kann.

Diese Nachrichten führten dazu, daß nicht nur aus Deutschland eine Fülle von Anfragen kamen. Ich hatte lange damit zu tun, zu erklären, daß Sucht ein vielschichtiges Geschehen ist, bei dem Akupunktur möglicherweise etwas helfen kann, aber kein Allheilmittel ist. Dabei halfen einige Interviews und mehrere

Veröffentlichungen, so daß allmählich Ruhe einkehrte und die Klinik aus den Schlagzeilen kam und wieder ungestört ihrer Arbeit nachgehen konnte.
Was sich bei der Entwöhnung durch Akupunktur immer deutlicher herausstellte, war die Beobachtung, daß sie deutlich positiv beeinflussend wirkte, gleich ob bei Alkoholikern oder Drogenabhängigen.
Wir gewannen die Überzeugung, daß Akupunktur über Eingangspforten sowohl im körperlichen, vegetativen wie auch im seelisch-geistigen Bereich Einfluß auf die gestörte Persönlichkeit nehmen kann. Sie schien zur Stabilisierung der psycho-physischen Eigenkräfte zu führen und stärkte auf diese Weise die Fähigkeit zur Selbststeuerung. Auch fiel auf, daß die Akupunktur eine entspannte Atmosphäre zwischen Patient und Therapeuten schaffte, die die Beeinflussung der Persönlichkeit erheblich erleichterte.
Die Suchtkranken sind ja durch verschiedenartige Persönlichkeitsstörungen (die zur Sucht führen oder den Weg dorthin bahnen) daran gehindert, sich frei zu entwickeln. So sollte der Organismus veranlaßt werden, sich so beeinflußen zu lassen, daß er Probleme suchtfrei zu lösen lernt. In diesem Sinn überzeugten wir uns davon, daß Akupunktur auch ein Teil Psychotherapie ist. Dabei wirkt wohl auch mit, daß sich durch das Setzen der Nadeln ein engerer therapeutischer - auch körperlicher - Kontakt mit dem Behandler einstellt.
Trotz dieser guten Erfahrungen wurde jahrelang nicht gewagt, die Entziehung frei von Medikamenten durchzuführen. Der Gedanke, daß eine Behandlung ohne Medikamente als eine grobe Fahrlässigkeit oder Vernachlässigung der ärztlichen Pflicht angesehen werden könnte, verhinderte lange die Umsetzung entsprechender Gedanken.
Nach den vielen Beobachtungen, die auch die körperlichen Wirkungen der Akupunktur bestätigten, entschloß ich mich dann doch - im Einverständnis mit den Mitarbeitern der Klinik - die erste Entziehung mit Nadeln zu versuchen.

1980: Beginn der Entgiftungsbehandlung der Alkoholkranken mit Akupunktur

Die 55jährige Patientin in schlechtem körperlichen Zustand, Diagnose: Chronischer Alkoholismus in fortgeschrittenem Stadium, wird morgens in recht bedenklichem Zustand aufgenommen. Sie kann nicht alleine gehen und stehen, muß gestützt werden, zittert am ganzen Körper, kann nicht einmal ihren Namen unter die Aufnahmepapiere schreiben (was für die Verwaltung aber unumgänglich ist).
Die Schwester bringt sie ins Aufnahmezimmer, die Kranke wird auf die Liege gelegt und sofort akupunktiert. Das Ereignis hat sich in der Klinik herumgesprochen: einige Mitarbeiter kommen hinzu und alle staunen nicht schlecht. Die Patientin setzt sich auf einen Stuhl, spricht mit den Umstehenden und unterschreibt ihre Papiere. Ohne zu zittern geht sie auf ihre Station zurück. Obwohl sie sich nicht unwohl fühlt, wird sie am Abend noch einmal akupunktiert; nach durchschlafener Nacht noch einmal. Sie bleibt weitgehend frei von Entzugserscheinungen und beginnt nach wenigen Tagen der Beobachtung - ohne eine Tablette erhalten zu haben - mit der Entwöhnungstherapie.
Nach dieser spektakulären Beobachtung hielt nichts mehr davor zurück, immer öfter Nadeln einzusetzen, wenn deutliche Entzugserscheinungen auftraten.
Es wurden bis zu dreimal in 24 Stunden Nadeln gesetzt und die Behandlung fortgesetzt, bis das Krankheitsbild zufriedenstellend abgeklungen war. Es kam nicht zu ernsthaften Zwischenfällen, zusätzliche Medikation war selten erforderlich; man gewann den Eindruck, daß die Nadeln oft überzeugender wirkten als Psychopharmaka. Rascher trat intensiver Kontakt mit dem Patienten ein, sie

wunderten sich nicht selten darüber, daß sie sich so bald wohl fühlten »... warum habe ich denn nicht schon früher mit dem Trinken aufgehört? ...«

Da aus diesen noch ausgewählten Fällen keine allgemeinen Schlüsse gezogen werden konnten, wurde festgelegt, daß ab dem 1.7.1980 bei allen Alkoholentzugsbehandlungen mit erheblichen Symptomen zuerst nur noch Akupunktur eingesetzt wird. Für jeden Patienten wurde hierzu ein besonderer Beobachtungsbogen angelegt, der alle Einzelheiten der Behandlung, die Dauer und Art der Symptome, des Entzuges und die geklagten Beschwerden enthielt.
Um eine empirisch statistisch relevante Aussage machen zu können, sollte die Auswertung der Ergebnisse dann erfolgen, wenn 200 Patienten behandelt waren, was schließlich mit dem 31.7.1983 erreicht war.
Noch ein Problem war zu lösen: Wer sollte die Akupunktur durchführen? Da damit zu rechnen war, daß zahlreiche Behandlungen jeweils über 24 Stunden hinweg notwendig werden würden, bot sich an, Mitarbeiter aus dem Pflegedienst zu fragen, ob sie das Nadelsetzen lernen wollten. Die Klinik war im Pflegedienst gut besetzt, alle (Pflegerinnen und Pfleger) hatten nicht nur eine Ausbildung zum »Pfleger für Suchtkranke« absolviert, sondern auch mindestens die »kleine« Krankenpflegerausbildung und waren speziell geschult im Setzen von subkutanen und intramuskulären Injektionen.

Zehn Mitarbeiter/innen meldeten sich. Nachdem sie einen theoretischen und praktischen Kurs durchlaufen hatten, wurden sie eingesetzt, Punkte nach ärztlicher Anweisung zu nadeln.
Diese Regelung bewährte sich gut. Da sie ständig mit den Patienten auf den Stationen zusammenlebten, erkannten sie die Notwendigkeit einer Nadelung oft rascher als der Arzt und konnten deshalb auch eher handeln. Ein Nebeneffekt dieses Vorgehens war, daß Ärzte und Pflegedienst ein Zusammengehörigkeitsgefühl besonderer Art gewannen, was sich auf die Atmosphäre der Klinik insgesamt günstig auswirkte.

Welche Akupunkturpunkte wurden benutzt?

Die meist verwendeten Punktekombinationen, die per »Rezept« angegeben wurden, setzten sich aus den nachstehenden Körperakupunkturpunkten zusammen:

Dickdarm 4
Lenkergefäß 19
Konzeptionsgefäß 15
Magen 36
Blase 10
Blase 62
Galle 20
Niere 6
Neupunkt 28

Bei starkem süchtigen Verlangen wurden noch Ohrakupunkturpunkte hinzugenommen, so der Punkt Lunge 101; auch der Aggressionspunkt und Punkte am Helixrand, soweit sie auf ein Punktsuchgerät ansprachen.
Mit dem Gebrauch von Silber- und Goldnadeln konnten keine eindeutig anderen Ergebnisse als mit Stahlnadeln beobachtet werden. Auch waren Stahlnadeln schmerzärmer zu stechen, sie wurden kaum gespürt. Sie waren auch ökonomischer, konnten nach Sterilisation mehrfach benutzt werden.
Durch die Anwendung der Akupunktur konnten erhebliche Einsparungen im Medikamentenetat erzielt werden, was sich im Haushaltsplan auswirkte.

Ergebnisse der Akupunkturbehandlung, dokumentiert an der Wirkung bei 200 Patienten

Wie bereits erwähnt, wurden nur Patienten in die Beobachtungsreihe aufgenommen, die erhebliche Entzugserscheinungen aufwiesen, also mittelschwere oder schwere Symptome bis hin zum Delirium tremens.

In der nachstehenden Tabelle sind die aufgetretenen Symptome einzeln aufgeführt. Mehrfachnennungen ergeben sich aus dem komplexen Geschehen beim Entzugssyndrom.

Tab. 1: Entzugssymptomatik bei 200 Alkoholkranken (Mehrfachnennungen)

Schwindel	16
Muskelschmerzen	28
Bewegungsstörungen	45
Tremor	141
Schwitzen	141
Pulsbeschleunigung	100
Blutdruckschwankungen	73
Magen-Darm-Symptome	27
Motorische Unruhe	107
Innere Unruhe	171
Reizbarkeit	26
Schlafstörungen	139
Depression	29
Angst	102
Suggestibilität	5
Halluzinationen	3
Bewußtseinsstörungen	7

Bei 20 Patienten mußten wegen stärkster Unruhe zusätzlich Psychopharmaka gegeben werden: 16 dieser Patienten erhielten Distraneurin®; hierbei wurde eine Einsparung gegenüber den gewohnten Dosierungen von 75–90% beobachtet. Drei Patienten bekamen Haldol®-Tropfen, ein Patient Melleril® in geringer Dosierung. Bei diesen 20 Kranken lagen erhebliche körperliche Schäden (Leber, Herz, Nieren) vor, auch befanden sich zwei Fälle von Korsakow-Syndrom unter ihnen.

Nicht in *Tabelle 1* enthalten sind vier Patienten, bei denen schon bei der Aufnahme ein Delirium vorlag, so daß die Überweisung in eine klinische Intensivstation angezeigt erschien.

Besonders eindrucksvoll war die Beobachtung, daß die Nadelung bei 75% der Patienten nach zwei Tagen abgeschlossen werden konnte, nachdem eine ausreichende Besserung eingetreten war.

Statistisch ergab sich eine durchschnittliche Behandlungsdauer *(Tab. 2)* von 2,015 Tagen pro Patient.

Insgesamt waren bei den 200 Patienten 732 Nadelungen erforderlich; statistisch also 3,66 Behandlungen im Einzelfall. Die im Einzelfall durchgeführte Anzahl der Behandlungen ist aus *Tabelle 3* ersichtlich.

Tab. 2: Behandlungsdauer pro Patient

108 Patienten	1 Tag
45 Patienten	2 Tage
19 Patienten	3 Tage
12 Patienten	4 Tage
5 Patienten	5 Tage
7 Patienten	6 Tage
2 Patienten	7 Tage
1 Patient	8 Tage
1 Patient	11 Tage

Tab. 3: Anzahl von Behandlungen/Patient

Anzahl der Anwendungen	Anzahl der Patienten
1	45
2	41
3	57
4	23
5	16
6	9
7	4
8	5
9	6

Eine zusätzliche Gefahr jeder Entziehungsbehandlung beim Alkoholkranken ist die Bereitschaft zum Auftreten epileptischer Krampfanfälle. Ohnehin treten im Verlauf des Alkoholismus bei Alkoholkranken gehäuft Anfälle auf; nach recht divergierenden Literaturangaben bei 3 bis 35% aller Alkoholkranken.

Die im Rahmen einer Entziehung auftretenden Anfälle sind wesentlich häufiger. Die Literaturangaben sprechen von 60% aller bei Alkoholkranken überhaupt auftretenden Anfälle.

Deshalb wurde bis zur Einführung der Akupunkturbehandlung selbstverständlich keine Entziehung ohne wenigstens kurzzeitige Gabe von antiepileptischen Medikamenten durchgeführt. Trotzdem wurden in unserer Klinik unter diesem Schutz noch bei 10% der Patienten Anfälle beobachtet.

Die Akupunktur erfüllte die in sie gesetzten Erwartungen hinsichtlich der Reduktion der Anfallshäufigkeit: Bei den 200 beschriebenen Entwöhnungen wurden nur noch 4 Anfälle beobachtet, die relativ leicht verliefen. Dadurch, daß die Entziehung durch die Akupunktur nicht nur leichter, sondern auch kürzer wurde, konnte die eingesparte Zeit zugunsten der anschließenden Entwöhnung genutzt werden.

Beeinflußt Akupunktur die Entwöhnung?

Die Patienten erlebten die Nadelung überwiegend positiv. Es war daher kein Problem, ihnen auch im Verlauf der Entwöhnungsphase Akupunktur bei bestimmten körperlichen oder auch seelischen Problemen anzubieten. Nicht wenige Patienten baten von sich aus um diese Behandlung.

Aus dem breiten Anwendungsgebiet der Akupunktur konnten bei der Entwöhnung zahlreiche positive Wirkungen beobachtet werden, die die psycho-physische Wirkungsweise bestätigten. So sei nur erwähnt, daß Kopfschmerzen, auch Spannungskopfschmerzen und echte Migräne, auf die Akupunkturbehandlungen ansprachen, und daß auch leichte Depressionszustände, Verstimmungen, Schlafstörungen und wiederkehrendes Suchtverlangen behandelt werden konnten.

Über die geschilderten Einflüsse auf das therapeutische Setting überhaupt, auf verbesserte Behandlungschancen bei Entwöhnungen stehen keine relevanten Daten zur Verfügung.

Was geschildert wurde, sind Eindrücke, Beobachtungen und Erfahrungen, die zahlreiche Mitarbeiter gemacht haben. Solche Berichte gehörten zum Alltag der Klinik, ohne daß man darüber noch erstaunt gewesen wäre. Das positive Ansprechen der Patienten auf Akupunktur war so selbstverständlich, daß nur noch ein seltenes unbefriedigendes Ergebnis auffiel.

Eine Bestätigung der günstigen Beeinflussung der Entwöhnung überhaupt zeigte sich bei Langzeitbeobachtungen über die Entwicklung der ehemaligen Patienten über Jahre. Obwohl die Klinik stärker körperlich und geistig-seelisch geschädigte Patienten aufnahm und ein Teil der Patienten unfreiwillig kam, die Prognose daher von vornherein ungünstig zu stellen war, unterschieden sich die Langzeitergebnisse nicht von anderen Kliniken mit ausschließlich freiwillig zur Behandlung gekommenen Patienten.

Zusammenfassung

Alkoholkranke mit Entzugserscheinungen können weitgehend frei ohne Gaben von Psychopharmaka entzogen werden.

Müssen im Einzelfall wegen starker Unruhezuständen zusätzlich Psychopharmaka gegeben werden, ist deren Wirkung erheblich stärker als ohne Akupunktur, können daher geringer dosiert werden. Rechtzeitige Nadelung vermindert das Risiko, zusätzliche Psychopharmaka geben zu müssen.

Zerebralorganische Krampfanfälle treten erheblich seltener auf als bei der Gabe von Antiepileptika.

Die Dauer der Entziehung läßt sich erheblich verkürzen; diese Zeit kann für eine nachfolgende Entwöhnung genutzt werden.

Die vegetative Entspannung und psychische Stabilisierung erleichtert und verbessert die anschließende Entwöhnungsbehandlung.

Entscheidend für den Akupunktur-Einsatz ist ihr frühzeitiger Beginn. Beim bereits eingetretenen Vollbild eines Deliriums ist die alleinige Anwendung der Akupunktur nicht angezeigt; hier ist eine intensivmedizinische Behandlung notwendig.

Carsten Grünfelder

Medikamentenfreie Behandlung des Entzugsyndroms bei Alkoholkranken mit Akupunktur

Zur II. Med.-Abteilung des AK Barmbek in Hamburg unter der Leitung *Prof. Schwedes* mit dem Schwerpunkt Diabetologie/Endokrinologie gehört auch die interdisziplinäre internistisch-neurologische Aufnahmestation. Hier erfolgt die Primärtherapie alkoholkranker Patienten mit prädeliranter Symptomatik. Unter der Therapie mit Clomethiazol (Distraneurin), Beta- Blocker und Vitamin B-Komplex beträgt die durchschnittliche Liegedauer dieser Patienten 5–7 Tage.

Auf der Suche nach alternativen Therapieformen - unter den Gesichtspunkten Verkürzung der Liegedauer und Einsparung des Psychopharmakons Clomethiazol - entschlossen wir uns zu einer Akupunkturbehandlung des alkoholischen Prädelirs.

Das Alkoholentzugssyndrom kann in drei verschiedene Stadien eingeteilt werden:

1. Stadium - vegetativer Entzug
2. Stadium - Prädelir
3. Stadium - Delirium tremens

Für die Definition des Prädelirs wurden folgende Punkte aufgenommen:

Innere Unruhe, psychomotorische Unruhe, Angst, Ängstlichkeit, zittrige Sprache, Hyperhidrosis, Schlaflosigkeit, Alpträume, Tachykardie, wechselndes Blutdruckverhalten, epileptische Reaktionen.

Nach Rücksprache mit Herrn *H. Rüdinger*, dem stellvertretenden Vorsitzenden der DÄGFA, einigten wir uns auf folgende Punkte:

- LG 20
- 4 Sishencong
- Di 4
- Ma 36
- Le 3
- Shen men (55)
- Vegetativum I (51)
- Niere (95)
- Leber (97)
- Lunge, kaudale Zone (101)

Die erste Akupunkturbehandlung erfolgte sofort nach Aufnahme, die zweite Behandlung und nachfolgende erfolgten je nach Klinik entweder noch am selben Tag, oder am nächsten Tag.

Die Dokumentation erfolgte durch einen von uns entworfenen Dokumentationsbogen *(Tab. 1)*.

In der Zeit von Juli 1996 bis August 1997 kamen 75 alkoholkranke Menschen in die Aufnahme, die die oben genannten Kriterien für ein Prädelir erfüllten. 39 Patienten konnten nicht ausgewertet werden (mit Distraneurin vorbehandelt, Akupunktur abgelehnt oder Behandlung abgebrochen). 36 Patienten konnten in die Auswertung aufgenommen werden, 30 Männer und 6 Frauen. Der jüngste Patient war 29 Jahre alt, der älteste Patient 69 Jahre, das Durchschnittsalter betrug 48 Jahre *(Tab. 2)*.

Tab. 1: Dokumentationsbogen zur Studie der alkoholischen Prädelirbehandlung mit Akupunktur

Patient:	**Alter:**	**Geschlecht:**	**Prädelirhäufigkeit:**	**Entgiftungen:**
Entwöhnungen:	**Alkohol seit:**	**Andere Drogen:**	**Medikamente:**	**Nebendiagnose:**

Objektivierbare Symptome:

Symptome	1. Tag				2. Tag				3. Tag				4. Tag				5. Tag			
	vor	nach	vor	nach	vor	nach	vor	nach	vor	nach	vor	nach	vor	nach	vor	nach	vor	nach	vor	nach
Psychomot. Unruhe																				
Ängstlichkeit																				
Tremor																				
Zittrige Sprache																				
Hyperhidrosis																				
Herzfrequenz/min.																				
Blutdruck (mmhg)																				
Grand mal																				

Selbsteinschätzung:

Innere Unruhe																				
Angst																				
Schlaflosigkeit																				

0 = nicht vorhanden + = gering vorhanden ++ = schwer ausgeprägt. Vorgesehen sind bis zu zwei Behandlungen pro Tag, wobei die Symptome jeweils vor und nach der Sitzung beurteilt werden. Zusätzliche Bemerkungen oder Behandlungen auf der Rückseite in freier Eintragung.

Tab. 2: Patientenpotential

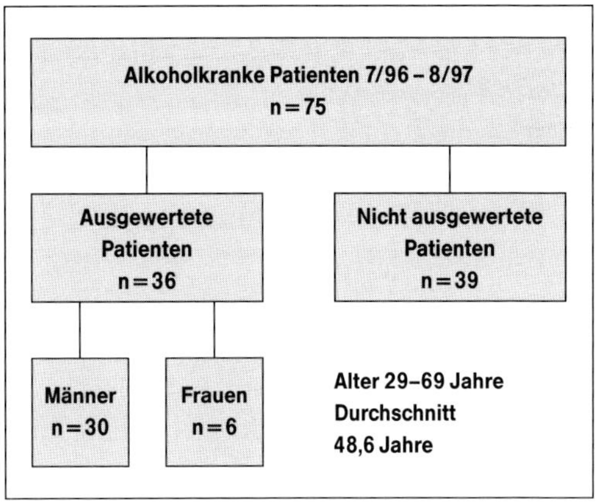

Bei 12 Patienten reichte eine einmalige Akupunkturbehandlung aus, weitere 12 Patienten mußten zweimal akupunktiert werden, 3 Akupunkturbehandlungen waren bei 8, und 4 Akupunkturbehandlungen bei 4 Patienten erforderlich *(Tab. 3)*.

Tab. 3: Anzahl der Behandlungen pro Patient

12 Patienten	1 Tag
12 Patienten	2 Tage
8 Patienten	3 Tage
4 Patienten	4 Tage

Die statistische Aufenthaltsdauer betrug bei 14 Patienten 1 Tag, 18 Patienten waren 2 Tage stationär, 4 Patienten 4 Tage. Somit ergibt sich eine durchschnittliche Liegedauer von 1,8 Tagen *(Tab. 4)*.

Tab. 4: Dauer des stationären Aufenthaltes in Tagen

14 Patienten	1 Tag
8 Patienten	2 Tage
0 Patienten	3 Tage
4 Patienten	4 Tage

Fazit

Auch wenn es sich bei dieser Anwendungsbeobachtung um ein kleines Kollektiv von 36 Patienten handelt, so können wir doch feststellen, daß es sich bei der Akupunkturbehandlung des alkoholischen Prädelirs um eine gefahrlose Methode handelt, die zu einer signifikanten Verkürzung der Liegedauer und zu einer Einsparung des Psychopharmakons Clomethiazol führt.

Somit stellt die Akupunktur eine sinnvolle Alternative zur herkömmlichen Therapie dar.

Sigrid Bärenz unter Mitarbeit von Annett Bischof

Drogenentzug und Akupunktur aus der Sicht eines Pflegeteams: Erlebnisse in einer Entzugs-Klinik

Am Anfang scheint alles ganz normal ...

Die Reha-Klinik Agethorst, in der ich die in diesem kurzen Bericht geschilderten Erfahrungen gesammelt habe, liegt in dem kleinen Dorf Agethorst, rund 15 Kilometer nördlich von Itzehoe in Schleswig-Holstein. Schon bevor es die Reha-Klinik gab, war Agethorst nicht unbekannt, denn hier »regierte« bis Ende 1995 einer der ältesten und dienstältesten Bürgermeister der Bundesrepublik. 1995 feierte Bürgermeister Albert Stange sein fünfzigstes Dienstjubiläum, und das im Alter von 88 Jahren.

Das Dorf ist sehr klein, nur ca. 150 Einwohner und sehr ländlich. Diese ländliche Lage ist für uns vorteilhaft: die meisten aus dem Pflegeteam kommen aus der näheren Umgebung, das bedeutet kurze Wege zur Arbeit.

Wir arbeiten in Tages-Wechselschichten. Das bedeutet, daß wir die 24 Stunden des Tages, die wir mit unserem Dienst abdecken, in Früh-, Mittel-, Spät-, und zwei unterschiedlich lange Nachtschichten aufgeteilt haben. Das ist deshalb für uns günstig, weil so jeder – so gut es geht – nach seinen individuellen Bedürfnissen seine Dienstzeiten gestalten kann. Unser Pflegeteam setzt sich zusammen aus Kolleginnen und Kollegen mit etwas weniger und anderen mit viel Berufserfahrung. Wir sind in Bezug auf unser Lebensalter und unsere sonstigen Fähigkeiten und Fertigkeiten sehr gemischt. Leider nicht im gleichen Maße in Bezug auf die Aufteilung zwischen Schwestern und Pfleger: es gibt zu wenig Krankenpfleger. Das ist schade, denn für die Patienten ist es immer wichtig, mit beiden Geschlechtern Kontakt zu haben.

Das Schwesternzimmer ist Anlaufstelle für Patienten und Personal gleichermaßen. Hier kommt jeder hinein, der Kontakt sucht, der ein »Wehwehchen« hat, ein Pflaster braucht (somatisch und psychisch), der medizinisch-pflegerische Versorgung benötigt, sich Medizin abholt, telefonieren möchte, seine Wut 'rauslassen will, der akupunktiert, akupressiert, gemoxt, massiert, baden, eingerieben, aufgenommen und entlassen werden will – oder auch einfach nur klönen möchte.

Die Tür des Schwesternzimmers ist, so gut es geht, 24 Stunden am Tag offen.

Soweit unterscheidet sich der Dienst in Agethorst nicht von den in anderen Kliniken.

Allerdings ...

... war bereits mein erster Kontakt mit der Reha-Klinik etwas anders als gewöhnlich.

Kurz nach Eröffnung der Klinik hatte meine beste Freundin hier Arbeit gefunden. Und da noch Pflegepersonal gebraucht wurde, überredete sie mich, mich doch einmal unverbindlich zu informieren. Das Haus sah so gar nicht nach Klinik aus; eigentlich ein ganz normaler Bau, ein wenig größer vielleicht, aber keine Spur von Klinik-Atmosphäre. Das war angenehm. Dann sah ich die Patienten. Ich hatte ja noch nie mit Drogenabhängigen zu tun gehabt (übrigens keiner im Pflegeteam!) und wußte über sie nur etwas aus Zeitungen und Nachrichten. Ein wenig Angst hatte ich schon. Umso überraschter war ich: sie sahen überhaupt nicht anders aus als andere, »normale« Menschen. Und sie waren freundlich. Im Haus herrschte ein buntes Treiben. Bei dem Informationsgespräch (aus dem sich ein Einstellungsgespräch entwickelte) wurde sehr schnell deutlich, daß nicht nur unsere Fachlichkeit als Pflegekraft gefragt war, sondern wir auch als Mensch gesehen und Wert auf unsere Persönlichkeit gelegt wurde. Auch deshalb arbeiten fast alle von uns ausgesprochen gerne hier. Dafür gibt es aber auch noch eine Reihe anderer Gründe.

Zum Beispiel den, daß der drogenkranke Patient hier als ganzer Mensch gesehen wird, nicht als »Junkie«, nicht als »Störenfried im Betriebsablauf«, nicht als Randfigur unserer Gesellschaft und auch nicht »von oben herab« betrachtet wird, wenn er zum wiederholten Male unsere Hilfe braucht. Übrigens haben wir alle uns immer gewünscht, daß Patienten so wie hier behandelt werden, aber auch wir haben das erst lernen müssen.

Genauso, wie wir die Akupunktur erst lernen mußten. Denn alle Symptome und Beschwerden unserer Patienten (zum Beispiel Kopfschmerzen, depressive Verstimmungen, selbstverständlich die Entzugssymptome, aber auch Allergien, Asthma u.v.a.) werden bei uns mit Akupunktur behandelt. Dabei hat keiner von uns je vorher mit Akupunktur zu tun gehabt. Doch jeder ist mit Begeisterung daran gegangen, sie zu erlernen. (Natürlich nicht die gesamte Akupunktur, sondern nur das, was man für die Suchtbehandlung braucht). In Agethorst gibt es ständig Fortbildungen und Auffrischungen, daneben haben die meisten von uns inzwischen das NADA-Zertifikat erworben. Ständig wird die Methode verfeinert und weiterentwickelt, immer wieder werden neue Punkte gelernt. Es macht Spaß, an solchen Prozessen beteiligt zu sein und mit ausprobieren zu können, ob wir unsere Arbeit nicht noch effektiver gestalten können.

Jeder Patient, der nach Agethorst kommt, weiß, daß wir mit Akupunktur arbeiten. Viele haben schon auf der Szene davon gehört und kommen auch deswegen zu uns. Die Akupunktur am Patienten wird im wesentlichen von uns durchgeführt. Wir nadeln sowohl die fünf Ohrpunkte, als auch die Körperpunkte, die zum Beispiel während der morgendlichen Gruppenvisite festgelegt werden. Mit dieser Aufgabe haben wir eine neue, für uns sehr wichtige Funktion übertragen bekommen. Denn Akupunktur hat immer auch sehr viel mit dem Aufbau von Vertrauen zwischen Patienten und Personal zu tun. Wir nehmen direkten Körperkontakt mit dem Patienten auf, denn jeder Punkt wird ertastet. Der Patient bekommt das Gefühl: »Bei mir ist es ganz persönlich, ich werde als Einzelmensch wahrgenommen, mein Körper ist anders als der meines Nachbarn und darauf wird eingegangen«. Obwohl wir eine Reihe von »Standard-Punkten« verwenden, erhält jeder Patient so das Gefühl, jeder dieser Akupunkturpunkte ist ganz individuell auf ihn abgestimmt. Und es ist tatsächlich so. Jeder Patient ist anders. Manche sind ängstlich, manche empfindsam, manche forsch, manche robust, manche neugierig und offen, manche verschlossen und ablehnend. Wir versuchen, diese Verschiedenheiten aufzugreifen und individuell zu akupunktieren.

Die Akupunktur findet in mehreren Gruppensitzungen statt. Trotzdem kann es bei voller Belegung des Hauses vorkommen, daß wir ca. 20 Patienten auf einmal zu nadeln haben. Dann spüren wir nach dem Akupunktieren noch mehr als sonst eine körperliche Erschöpfung. Das kann eigentlich nicht an den Nadeln liegen, schwer sind sie bestimmt nicht. Auch das Einstechen ist ein Vorgang, der keine große Kraft erfordert. Vielmehr haben wir das Gefühl, unsere eigene Energie ist auf den Patienten übergegangen. Wir hatten zwar von diesem Phänomen gehört, es aber nicht so recht glauben wollen, bis wir es selbst gespürt haben.

Neben der Akupunktur haben wir eine weitere Möglichkeit, intensiven Kontakt mit dem Patienten aufzunehmen: die Moxibustion.

Werden die Akupunkturbehandlungen in der Regel in Gruppen durchgeführt, ist die Moxibustion hingegen immer eine Einzelbehandlung. Der Patient legt sich im Behandlungszimmer auf eine Liege und macht die Körperstelle frei, die gemoxt werden soll. Wir setzen uns neben ihn und gehen mit der Moxazigarre in kurzen Abständen bis dicht über die Hautoberfläche. Das wiederholen wir so lange, bis die Wärme tief eingedrungen ist und der Patient uns sein subjektives Wohlbefinden mitteilt. In diesen Situationen, wo wir mit dem Patienten allein in einem ruhigen Raum sind, ergeben sich häufig wichtige Gespräche.
Früher haben wir oft ein Moxa-Kästchen benutzt, das wir dem Patienten auf die zu behandelnde Stelle gesetzt haben. Und dann sind wir gegangen. Wir haben erst später in einer Fortbildung gelernt, wieviele Chancen für ein intensives Gespräch wir dadurch vergeben hatten. Seither setzen wir das Moxakästchen nur noch dann ein, wenn der Arbeitsablauf es unbedingt notwendig macht. Diese Vorgehensweise ist zwar sehr zeitaufwendig, aber sie lohnt sich sowohl für den Patienten, als auch für uns als Pflegepersonal. Wir bekommen dadurch einen intensiveren Kontakt zu dem Menschen, den wir durch seinen Drogenentzug begleiten wollen. Das hat Vorteile, birgt aber auch Gefahren. Denn auch wir als Pflegepersonal müssen das beachten, was man »therapeutische Distanz« nennt.

Der Arbeitsablauf

... unterscheidet sich in vielen wichtigen Punkten von dem einer »normalen« Station. Das beginnt mit der Aufnahme des Patienten. Nachdem seine Personalien aufgenommen worden sind, bieten wir ihm einen Becher Detox-Tee an. Das ist ein Entgiftungs-Kräutertee, der nach den amerikanischen Originalrezepten zubereitet wird. Die Patienten nehmen diese Begrüßungssituation unterschiedlich wahr: am unsichersten sind diejenigen, die zum ersten Mal zu uns kommen und auch vorher noch nie eine stationäre Entgiftung gemacht haben. Sie sind (trotz Drogenkonsum) unruhig, ängstlich, wissen nicht, was auf sie zukommt und wie es ihnen ohne »Gift« gehen wird.
Eine erste Hürde wird genommen, wenn der Patient merkt, daß er keine Nummer ist. In Agethorst reden wir uns alle mit »Du« an, egal ob Putzhilfe oder Chefarzt. Manche Patienten haben damit anfangs Schwierigkeiten, aber alle finden es sehr angenehm.
Als nächstes erkundigen wir uns nach der Höhe der Tagesdosen der konsumierten Stoffe. Damit erhalten wir einen ersten Anhaltspunkt für den Entzugsverlauf, können uns darauf einstellen und die ersten dahingehenden Fragen des Patienten beantworten. Ganz wichtig ist uns, dem Patienten nicht ein Gefühl von Schuld oder versagt-haben zu geben, weil er zum Beispiel vor der Aufnahme noch etwas genommen hat, sondern ihn zu beruhigen und seine Fragen nach dem möglichen Entzugsverlauf in unserer Klinik in Ruhe zu beantworten. Zur Entspannung der Aufnahmesituation trägt weiter bei, daß wir dem Patienten erzählen, was wir an Behandlungsmöglichkeiten haben (da wird häufig ungläubig nachgefragt, weil kaum jemand sich etwas unter Akupunktur, Moxa, Detox-Tee, Akupressur usw. vorstellen kann) und wie der Tagesablauf im Hause ist.
Dann erst folgen die ersten medizinisch-pflegerischen Maßnahmen im herkömmlichen Sinn: Größe und Gewicht des Patienten werden festgestellt und er gibt eine UK ab.
UK bedeutet eine Urinprobe (Urin-Kontrolle), die auf die gängigsten Mißbrauchssubstanzen untersucht wird, insgesamt sieben Stoffe, die qualitativ und quantitativ be-

stimmt werden. Besser gesagt: bestimmt werden können, denn wir stellen die Proben zunächst in den Kühlschrank und geben sie erst dann ins Labor, wenn bei dem betreffenden Patienten im Verlauf seines Aufenthaltes der Verdacht auf Drogenkonsum im Hause aufkommt. Dann wird eine zweite Probe genommen, beide werden im Labor bestimmt und miteinander verglichen.

Aber zurück zur Aufnahmesituation des neuen Patienten. Nach der Feststellung von Größe und Gewicht bekommt der Patient ein Bad. Diese Handlung ist sowohl »rituell« zu verstehen, als auch ganz pragmatisch, weil doch eine größere Anzahl von Patienten etwas zurückhaltend in der eigenen Körperpflege ist. Den meisten Patienten ist das Bad auch sehr angenehm, nur ganz selten müssen wir etwas Überredungskunst anwenden. Bei denjenigen Patienten, die »zugedröhnt« bei uns ankommen, müssen wir natürlich neben der Badewanne bleiben, um möglichen Kreislaufreaktionen sofort begegnen zu können. Die Mehrzahl aber kann für sich alleine das Bad genießen.

Inzwischen können wir im anliegenden Raum (der Patient ist also immer in Rufweite) seine Sachen nach möglicherweise mitgebrachten Tabletten u. ä. »filzen«.

Wenn der Patient gebadet hat, wird er von uns durch das Haus geführt und mit den wichtigsten Gegebenheiten bekannt gemacht (sofern er dazu in der Lage ist).

Anschließend wird sich ein Mitpatient, der Entgiftung und Entzug schon hinter sich hat, ein wenig um den neuen Patienten kümmern, ihm bei der Orientierung helfen und auch als Ansprechpartner da sein.

Nachdem der Patient sein Zimmer bezogen und die ärztliche Aufnahmeuntersuchung durchlaufen hat, wird er in den normalen Tagesablauf einbezogen.

Der erste Tag und auch die Nacht sind meist noch sehr problemlos. Schon am Aufnahmetag beginnen wir mit der Akupunktur. Dabei erklären wir dem Patienten, was wir nadeln und was es bewirken soll. Sobald die Entzugssymptomatik einsetzt, sind wir bereit, umfassend auf den Patienten einzugehen. Wir machen ihm Melissenbäder, um Unruhe und Gliederreißen zu mildern; wir massieren ihn zum Beispiel mit chinesischen Ölen, um Verspannungen aufzulockern; wir bereiten ihm Teemischungen, um ihn zur Flüssigkeitsaufnahme zu bewegen und beispielsweise seinen Magen zu beruhigen; wir reden mit ihm, beruhigen ihn, achten darauf, daß er sich nicht zu sehr in sein Zimmer verkriecht, u.v.a. Es gibt eine Fülle von Möglichkeiten, auf den Patienten einzugehen und ihm den Entzug zu erleichtern. Hierin unterscheidet sich unsere Arbeit sicher nicht von der auf anderen Entzugsstationen.

Die Akupressur setzen wir gerne ein, um unter anderem Kopfschmerzen zu lindern und allgemein zu beruhigen. Sogar, wenn jemand abbruchgefährdet ist, kann man die Akupressur erfolgreich einsetzen. Wir können mit der Akupressur einen guten, intensiven und (z.B.) schmerzlindernden Körperkontakt zum Patienten aufnehmen; ihm damit auch deutlich machen, daß es noch andere Mittel als chemische Substanzen gibt, die einem guttun und Beschwerden lindern können. Gleichzeitig können wir dem Patienten auch Akupressurpunkte zeigen, die jeder bei Bedarf (Zahnschmerzen, innere Unruhe, Herzrasen, Angstzustände etc.) sich sleber pressen kann. So kann man Hilfe zur Selbsthilfe vermitteln.

> Es ist erstaunlich, wie wenig Medikamente wir geben müssen.

Immer wieder zeigt sich, daß unser Vorgehen über Gespräche, langsames Kennenlernen, Körperkontakt und Zuhören beim Patienten positive Wirkungen zeigt. Und übrigens auch bei uns. Denn genau diese Vorgehensweise und dieses Verständnis von Suchtkrankheit macht unsere Arbeit in Agethorst so interessant und befriedigend: wir sind als Pflegepersonal nicht reduziert auf Blutdruckmessen, Verbandwechsel, Medikamentenausgabe und sonstige pflegerische Maßnahmen, sondern wir haben die Möglichkeit, als Teil eines therapeutischen, den ganzen Menschen umfassenden Prozesses mit dem Patienten arbeiten zu können. Seit April 1998 ist die Rehaklinik Agethorst umgezogen und hat auch ihren Namen verändert. Sie heißt jetzt »Fachklinik Bokholt«.

Nach 7 Jahren in der Rehaklinik Agethorst bekommen wir immer öfter die Rückmeldung von Patienten, die bei uns eine Entgiftungskur, aber auch anderswo einen Entzug gemacht haben, daß ein mit Akupunktur unterstützter Entzug wesentlich leichter und schneller vonstatten geht.

»Hausrezepte«, um den Entzug zu erleichtern

(Zusammengestellt von Annett Bischoff)

Im Folgenden finden Sie eine Aufstellung und Rezepturen verschiedener Tees, Bäder, chinesischer »Mittelchen« und natürlicher Tips, die zum Beispiel in der Reha-Klinik Agethorst angewendet werden.

Tees

Nierentee

auf 1 l Wasser:
5 Tl. Bärentraubenblätter
5 Tl. Brennessel
5 Tl. Löwenzahn
3 Tl. Holunder
3 Tl. Pfefferminze

Magentee

auf 1 l Wasser:
2 Tl. Hopfen
1 Tl. Kamille
1 Tl. Fenchel
1 Tl. Lindenblüten
1 Tl. Schafgarbe.

Hustentee 1

auf 1 l Wasser:
1 Tl. Fenchel
1 Tl. Huflattich
1 Tl. Schafgarbe
1 Tl. Kamille
1 Tl. Pfefferminze
½ TL. Süßholz
½ TL. Salbei.

Nerventee

auf 1 l Wasser:
2 Tl. Kamille
2 Tl. Hopfen
1 Tl. Beifuß
1 Tl. Passionsblume
1 Tl. Melisse
1 Tl. Lavendel

Schlaftee

auf 1 l Wasser:
1 Tl. Beifuß
2 Tl. Brombeeren
3 Tl. Hopfen
2 Tl. Passionsblume

Hustentee 2

auf ½ l Wasser
10 g Ulmenrinde
6 g Huflattich
5 g Königskerzenblüten
5 g Spitzwegerich

zusammen aufkochen, 10 Minuten ziehen lassen. 4 Eßl. Honig und Saft einer Zitrone hinzugeben.
Mehrmals am Tag einen großen Schluck nehmen. Der Tee wirkt auch kalt gut.

Lebertee

1 Liter Wasser aufkochen,
8 Teel. frisch gemahlene Mariendistelfrüchte dazugeben und 10–15 Minuten ziehen lassen, anschließend absieben.

Detox-Tee

80 g Kamille
30 g Pfefferminze
30 g Krauseminze
30 g Holunderblüten
30 g Schafgarbe
30 g Löwenzahn
5 g Hopfen
30 g Fenchel

1 Liter Wasser aufkochen,
2 Eßl. Detox-Tee dazugeben und 8–10 Minuten ziehen lassen, anschließend absieben.

In der Entgiftungszeit sollte der Suchtpatient 2–3 Liter Tee zu sich nehmen. Dabei muß es sich nicht um eine bestimmte Teesorte handeln.

Bäder

Melissenbad
1½ Hände voll Melisse in ein Leinensäckchen geben und verschnüren. Den Beutel in einem kleinen Eimer mit 1 l kochendem Wasser übergießen und mindestens 10 Min. ziehen lassen. Mit einem Löffel den Beutel ausdrükken und den Sud ins Badewasser geben. Badedauer: 10 bis 20 Minuten. Danach den Körper leicht mit dem Badetuch abtupfen und ab ins Bett.

Entspannungsbad
Hopfen, Melisse, Lavendel, Löwenzahn und Rotklee zu gleichen Teilen mischen.
Das weitere Verfahren entspricht dem des Melissenbades.

Erkältungsbad
Ein Säckchen mit Kamillenblüten bereiten und dem Badewasser ein paar Tropfen Minzöl hinzufügen.

Verschiedenes

Chinesisches Pflaster (plaster for bruise and analgesic)
Bei Rücken- und Nackenschmerzen wird das Pflaster auf die schmerzende Stelle aufgeklebt, anschließend 12 Stunden einwirken lassen. **Achtung**: In seltenen Fällen sind allergische Reaktionen zu beobachten.

White Flower Embrocation
Einreibungen hiermit bei Rücken-, Bein,- und auch Kopfschmerzen. Bei Erkältungen auch zum Inhalieren geeignet. Wirkt leicht wärmend.

Wood Lock Medicated Balm Liniment
Einreibungen bei Rücken- und Beinschmerzen. Wirkt leicht kühlend.

Beide Lösungen können gut mit Baby-Öl vermischt werden. Dadurch wird die Gleitfähigkeit erhöht und die Einreibung deutlich angenehmer.

Kopfdampfbad
Je 1 Eßl. Salbei, Kamille und Thymian in eine Schüssel geben und mit heißem Wasser übergießen, dann ca. 10 Min. inhalieren. Bei Bedarf 1 bis 2 Tropfen Minzöl oder White flower zufügen.

Rotlicht
Bei Muskelbeschwerden und Problemen im Nasen-Stirnhöhlenbereich.

Wärmflasche
Bei Bauchschmerzen, Magen- und Darmbeschwerden, Kälte und zum Kuscheln.

Nelkenöl
Bei Zahnschmerzen einige Tropfen auf einen Watteträger geben und die schmerzende Stelle mehrmals täglich betupfen.

Curing Pills (Chinesische Kräuterglobuli)
Bei Magenschmerzen, Sodbrennen, Übelkeit und gelegentlich sogar bei Erbrechen: mehrmals täglich 1 bis 3 Globuli schlucken.

Salbeitee
Bei Beschwerden im Hals-Rachenbereich, bei Zahnfleischentzündungen und beschleunigten Wundheilung nach Zahnextraktionen.

Bei **Durchfall** lassen sich gut anwenden:
- Auf eine Tasse Schwarztee 4 g Traubenzucker und ca. 0,7 g Salz (ca. 1 Messerspitze) geben und in langsamen Schlucken trinken. 3 bis 4 Tassen pro Tag helfen, Elektrolytverluste und kalorische Minderversorgung auszugleichen.
- Salzstangen
- Heidelbeeren (getrocknet): ca. 5 Beeren mehrmals täglich zerkauen.

Rainer Baudis, Magdalena Schienle

Suchtakupunktur in einer Rehabilitationseinrichtung für Drogenabhängige: Eine empirische Untersuchung

Einführung

Allgemeine Einführung

Ausgehend von Erfahrungen des Hongkonger Neurochirurgen Wen, der eher zufällig eine Reduktion der Drogenentzugssymptomatik unter Akupunktur festgestellt hatte *(1)*, hat sich diese Methode inzwischen einen zunehmend größeren Stellenwert im Akutentzug polytoxikoman Drogenabhängiger gesichert. In den USA wurde nach dem Vorbild der Arbeit von M.O. Smith am Lincoln Hospital, New York *(2)* eine große Anzahl von Behandlungszentren gegründet. Die überzeugende Arbeit hat dazu geführt, daß in einigen Bundesstaaten der USA Abhängige in sog. Drug Courts vor die Alternative Akupunktur unter kontrollierten Bedingungen versus Haftstrafe gestellt werden.
Wenngleich in Deutschland noch weit weniger verbreitet, blickt die suchtbezogene Akupunktur auf eine mehr als 10jährige Geschichte zurück. Bereits 1984 wurden Alkohol- und Medikamentenabhängige in der Bernhard-Salzmann-Klinik in Gütersloh mit Akupunktur erfolgreich und komplikationsarm entzogen *(3)*. Seit 1991 arbeitet die Entzugs- und Rehabilitationsklinik Agethorst sehr erfolgreich mit einem ganzheitlichen Entgiftungskonzept in dem die Akupunktur einen zentralen Platz einnimmt *(4)*.

Einführung der Akupunktur in der Rehabilitationseinrichtung Four Steps

Wir begannen 1995 ein Akupunkturprogramm in unser stationäres Rehabilitationsprogramm für Drogenabhängige zu implementieren. Mehrere Gesichtspunkte waren für uns ausschlaggebend, die Akupunktur über den Akutentzug hinaus auch im Rahmen der Entwöhnung einzusetzen.
Erstens: Auf einer sehr pragmatischen Ebene sehen wir eine Möglichkeit, Klienten, die zwar entgiftet zu uns kommen, jedoch oft noch eine ausklingende Entzugssymptomatik aufweisen, zu unterstützen. Wirkungen, wie sie für den Akutentzug beschrieben sind – v.a. Reduktion des Drogenhungers, vegetativ harmonisierende Effekte, muskuläre Entspannung, Verbesserung oft hartnäckiger Schlafstörungen, Erleichterung des Zugangs zur eigenen Gefühlswelt und damit einer besseren psychotherapeutischen Erreichbarkeit –, sind in der Entwöhnungsphase ebenso erwünscht. Zweitens: Naturwissenschaftliche Untersuchungen, insbesondere zur Schmerzakupunktur, haben enge Beziehungen zum Endorphinsystem nachgewiesen *(6)*. Eine Normalisierung der durch langzeitigen Opiatabusus gestörten endogenen Produktion kann möglicherweise begünstigt werden. ACTH und Cortisolspiegel werden unter Akupunktur in der Entzugsphase gesenkt. Dies wird als Hinweis auf eine Reduktion von Streß gesehen. Dieser Effekt könnte in unse-

rem Setting bedeutsam sein, wenn wir das hohe Streßniveau unserer KlientInnen in der Eingewöhnungszeit ohne den vertrauten Schutz der Drogenwirkung und die dadurch mögliche innere Distanzierung betrachten. Häufige Therapieabbrüche in den ersten Wochen sind hinreichend bekannt.

Fragestellung

Die Einführung der Suchtakupunktur in die stationäre Rehabilitation Drogenabhängiger begleiteten wir mit einer empirischen Untersuchung, um Anhaltspunkte für ihre Wirksamkeit und Wirkungsrichtung zu erhalten. Wie ließ sich eine solche Begleitforschung sinnvoll beginnen?

Wir beschränkten unsere Aufmerksamkeit in dieser orientierenden Untersuchung auf zwei Fragestellungen: Gibt es Hinweise auf einen akupunkturspezifischen Behandlungseffekt? Wenn ja, geht die Wirkung in Richtung auf das Rehabilitationsziel konform? Die Literatur zur Suchtakupunktur behauptet, daß sie Drogenabhängige für soziale und psychotherapeutische Angebote öffne. Sie nimmt also an, über einen physiologischen Effekt hinaus eine spezifische positive Änderung psychischer Befindlichkeit zu erreichen. So zielt die zweite Frage auf Ergebnisse, die eine psychologische »Öffnung« - wenn sie auftreten sollte - aufhellen.

Wir mußten die Untersuchung in einem Kontext durchführen, der bereits ein dichtes und vielfältiges therapeutisches Angebot für alle Klientin/en vorsieht. Somit ist ein allgemeiner Entwicklungsfortschritt hin zu positiver psychischer Befindlichkeit - nennen wir ihn »Klinikeffekt« - anzunehmen. Kurzfristige spezifische Wirkung aber würde sich von diesem klinischen Hintergrund abheben und registrieren lassen. Da der Akupunktur im Rahmen von Entgiftungsbehandlung eine z.T. fast unmittelbar einsetzende Wirkung nachgesagt wird, sollte es bei Wirksamkeit der Akupunktur möglich sein, eine rasche Veränderung von bestimmten Parametern zu beobachten. Dieser Effekt sollte sich mit jeder Behandlungseinheit wiederholen lassen. Solche Änderungen, die während der 45-minütigen Behandlung eintreten - und nur diese -, können dann als akupunkturspezifische Effekte angesehen werden. Diesen spezifischen kurzfristigen Effekt möglichst genau zu erfassen und zu beschreiben, würde uns auch im Verständnis der Wirkungsweise von Akupunktur weiterhelfen.

Wir wählten also für unsere Beobachtung Parameter psychischer und körperlicher Befindlichkeiten aus, die für einen Behandlungsfortschritt bedeutsam schienen und deren Veränderbarkeit in dieser Zeiteinheit möglich sein sollte. Auf diese Weise ist es uns möglich, allgemeinen Behandlungseffekt und behandlungsspezifische Effekte in unserer Untersuchung auseinanderzuhalten (s.u.). Das stationäre klinische Setting birgt auch Vorteile für die Untersuchung. Die Tatsache konkurrierender therapeutischer Angebote verringert die Gefahr hoher Erwartungen an diese eine Behandlungseinheit, da sie nicht das einzige oder entscheidende therapeutische Angebot darstellt. Die ärztlichen Akupunkteure sind unseren KlientInnen bereits aus anderen Behandlungssituationen wie psychotherapeutischen Einzelstunden und Gruppentherapie vertraut, die sie als bedeutsamer erleben. Aus einer parallelen empirischen Erhebung *(7)* wissen wir, daß Akupunktur in seiner Bewertung durch Klienten u. a. von den genannten Angeboten übertroffen wird.

Die Tatsache, daß wir wegen des erheblichen Aufwandes hier auf ein Kontrollgruppendesign verzichten mußten, schränkt die Aussagekraft dieser Untersuchung von vornherein in zweierlei Hinsicht ein. Zum einen haben wir keine Kontrolle möglicher interner Variablen, die während der Behandlungseinheit wirksam sein können. Unsere Aussagemöglichkeiten beziehen sich also auf die 45minütige Behandlungseinheit insgesamt, wie wir sie unten darstellen werden. Zum anderen können wir die externe Variable »Klinikeffekt« nur abschätzen und daher auch nur sehr vorsichtige Aussagen über den behandlungsspezifischen Effekt im Laufe der Behandlungsreihe machen.

Hypothesen

Unsere Hypothesen lauten:

1. Es gibt einen fast unmittelbar eintretenden positiven bzw. auf der Beschwerdeliste lindernden Effekt subjektiver Befindlichkeit während der 45minütigen Suchtakupunktur.
2. Dieser Effekt läßt sich wiederholen.
3. Diese Effekte gelten für die einzelnen Items wie für den Fragebogen insgesamt.
4. Es gibt bei hinreichend wiederholter Anwendung einen Behandlungserfolg dergestalt, daß die Skalenwerte aller Items im optimalen Bereich liegen.
5. Ein differentieller Effekt ist wahrscheinlich.
6. Die erste Nullhypothese lautet: Die Veränderungsdifferenzen nivellieren sich zum Wert 0.
7. Die zweite Nullhypothese bezieht sich auf die Verrechnung der absoluten Verlaufswerte und lautet: Subtrahiert man die positiven Steigerungen des »Klinikeffekts«, so tendieren die spezifischen Akupunktureffekte gegen Null.

Methode

Behandlungssetting. Wir behandeln 2x pro Woche je 45 Minuten. In einem vom Alltagsgeschehen der Klinik abgeschirmten Raum findet die Akupunktur in einer Gruppe von 6–8 Klienten statt. Die Behandlung erfolgt im Liegen; im Hintergrund verwenden wir leise, spannungsarme Musik. Sie wird von den KlientInnen gern angenommen und hat den Vorteil, störende Geräusche zu schlucken.
Grundsätzlich werden 5 Ohrpunkte entsprechend den Richtlinien der NADA gestochen; zusätzlich können je nach Indikation Körperpunkte dazukommen, wobei wir versuchen, uns auf ein Minimum zu beschränken.
Ein Behandlungszeitraum von 6–10 Wochen wird derzeit von uns angestrebt.

Auswahl und Vorbereitung der Klienten. In unserer Klinik werden ausschließlich Klienten nach körperlicher Entgiftung aufgenommen, wobei wir eine mindestens 7tägige Drogenkarenz als Aufnahmekriterium fordern. Der Akupunkturgruppe werden in erster Linie Klienten zugeordnet, die diese Entgiftungszeit unmittelbar hinter sich gebracht haben. Darüber hinaus haben auch Klienten Zugang, die, meist haftbedingt, bereits längere Zeit clean oder »fast clean« gelebt haben. Wichtige zusätzliche Zuordnungskriterien waren:

- ausgeprägte Zeichen von vegetativer Dysregulation, die teilweise noch als Restsymptome des Entzugs (insbesondere nach Methadon- bzw. Polamidonsubstitution) gewertet werden können. Hier sind vor allem Schwitzen, funktionelle Magen/Darmstörungen und Blutdruckregulationsstörungen zu nennen.
- ausgeprägte depressive Hemmung
- Schlafstörungen
- innere Spannungen und Unruhe

Unmittelbar im Anschluß an die medizinische Aufnahmeuntersuchung wird die Indikation zur Teilnahme an der Akupunkturgruppe gestellt. Die Klienten werden über die Methode informiert, ein Aufklärungsbogen wird mit ihnen durchgearbeitet, und sie werden für eine Probeteilnahme in der darauffolgenden Woche motiviert. Nach dieser ersten Sitzung müssen sie selbst eine verbindliche

Entscheidung für eine weitere kontinuierliche Teilnahme fällen. Nach unseren bisherigen Erfahrungen ist das Interesse sehr groß und übersteigt momentan noch unsere Behandlungskapazität.

Untersuchungspersonen. Wir untersuchten zwei getrennte Gruppen: Gruppe A setzt sich aus Klienten der Langzeittherapie zusammen. Insgesamt liegen 71 Behandlungen an 21 Personen vor. Gruppe B setzt sich aus 12 Klienten der Kurzzeittherapie zusammen mit insgesamt 84 Behandlungseinheiten. Wir haben hier die Upn herausgesucht, die kontinuierlich an einer wenigstens 8-wöchigen Behandlung teilnahmen, um eine erste Orientierung über den Verlauf der Behandlungen zu erhalten. Hierfür liegen für 3 Upn insgesamt 50 Behandlungen und Messungen vor. Behandlung und Untersuchung fanden für beide Gruppen getrennt und durch 2 verschiedene Ärztinnen statt.

Design der empirischen Untersuchung. Wir konzentrieren uns also in unserer Untersuchung auf die Messung von rasch einsetzenden, eng an die Behandlung gebundene Veränderungen. Die Untersuchung besteht daher aus einer Reihe Vorher-Nachher-Messungen der Upn unmittelbar zu Beginn und nach Ende der Akupunktur. Als Meßinstrument wurde ein kurzer Fragebogen entwikkelt. Die Messungen wurden - wie die Behandlung - 2x pro Woche durchgeführt.
Wir erfassen den behandlungsspezifischen Effekt, wenn wir die *Änderungsdifferenzen* zwischen Vor- und Nachtest verrechnen. Steigerungen während der Behandlungseinheiten sind dann nicht berücksichtigt. Änderungsdifferenzen sind die Grundlage der Auswertung der Ergebnisse von Untersuchungsgruppe A. Rechnen wir mit den absoluten Werten (wie in der Auswertung von Untersuchungsgruppe B), die nun den »Klinikeffekt« in sich tragen, so können wir zu einer vorsichtigen konservativen Einschätzung des Behandlungseffekts kommen, indem wir den »Klinikeffekt« herausrechnen (s. u.).

Fragebogen

Wie geht es Dir mit der Akupunktur?

Beurteile dies anhand der Tabelle!

	++	+	+/−	−	−−
Ich bin unruhig und muß mich immer irgendwie bewegen.					
Ich habe Muskel- und Gliederschmerzen.					
Ich kann mich nicht entspannen.					
Ich fühle mich innerlich aufgewühlt.					
Ich bin innerlich ruhig und kann dies genießen.					
Ich kann meine Gedanken nicht ordnen.					
Ich fühle mich innerlich zerrissen.					
Ich habe Kontakt zu meinen Gefühlen. (Ich kann Traurigkeit, Freude spüren)					

Datum: ______________________ Name: ______________________

Abb. 1

Abbildung 1 zeigt den verwendeten Fragebogen.
Die acht Items des Fragebogens lassen subjektive Befindlichkeiten anhand körperlicher und psychischer Parameter entlang einer Skala von plus 2 bis minus 2 beurteilen. Sie erfassen verschiedene Dimensionen des »Selbstgefühls« *(8)*. Die Formulierungen waren mit Klienten erarbeitet worden, um ein rasches und korrektes Verständnis sicherzustellen. Die Items sind im Sinne einer Beschwerdeliste überwiegend negativ formuliert, was bedeutet, daß in der Auswertung der erwartete Behandlungserfolg negative Zahlenwerte annimmt. Zwei Item, die positiv formuliert sind, werden vor der statistischen Auswertung umgepolt.
Der Fragebogen wird zu Beginn und nach Abschluß auf getrennten Bögen vorlegt, so daß die Upn sich relativ unabhängig von der Vormessung einschätzen müssen. Die mal negativen, mal positiven Formulierungen sollen dieses unabhängige Einschätzen verstärken und Antworttendenzen entgegenwirken. Die Upn wurden mündlich instruiert, auf dem Fragebogen spontan ihre aktuelle Befindlichkeit einzuschätzen, ohne lange nachzudenken. Ein Skalenwerte +2 bedeute »trifft sehr zu« und –2 bedeute »trifft überhaupt nicht zu«.

Ergebnisse der Untersuchungsgruppe A

1. Gibt es einen gesicherten positiven Behandlungseffekt durch Akupunktur?

Einen Überblick über die *Anzahl an Veränderungen* (ohne Gewichtung mit ihrem Skalenwert) gibt die folgende Tabelle:

Tab. 1: Anzahl der Veränderungen je Item absolut und in Prozent

Item		schlechter	unverändert	besser	schlechter	unverändert	besser
1	körperlich ruhig	5	27	38	7%	39%	54%
2	Muskelschmerzen	8	32	30	11%	46%	43%
3	entspannen	7	17	47	10%	24%	66%
4	innerlich aufgewühlt	8	13	49	11%	19%	70%
5	ruhig	13	19	39	18%	27%	55%
6	Gedankenordnung	9	25	34	13%	37%	50%
7	innerlich zerrissen	4	27	38	6%	39%	55%
8	Kontakt zu Gefühlen	12	34	24	17%	48%	34%
		66	**194**	**299**	12%	35%	**53%**
N_{Upn} = 71							

Die Verteilung im Balkendiagramm zeigt ein Überwiegen der positiv veränderten Werte mit Ausnahme von Item 8:

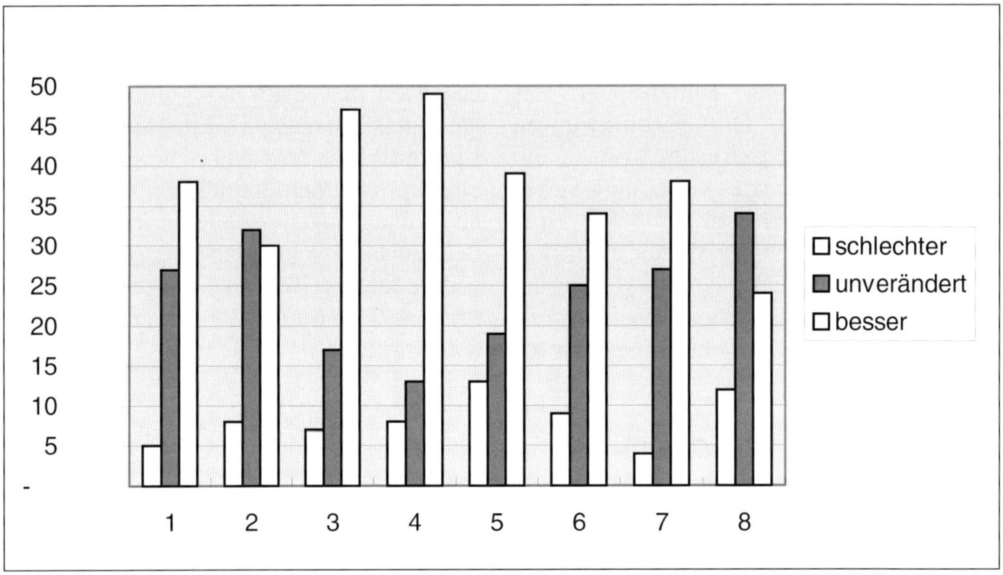

Abb. 2: Veränderungen ohne Skalengewichtung je Item 1-8.

Nach unserer Nullhypothese wäre ein Nivellieren der Änderungsdifferenzen in Richtung auf 0 zu erwarten. Diese Nullhypothese können wir durch einen *Vergleich der erhaltenen mit der zu erwartenden theoretischen Wahrscheinlichkeitsverteilung* überprüfen. Mit einer Irrtumswahrscheinlichkeit von unter 1 Promille ($p < 0{,}001$ Chi-Test) können wir die Nullhypothese verwerfen.

Vergleichen wir die Messungen vorher und nachher allein für *die erste Behandlung* (N = 21), so erhalten wir im Paired Samples T-Test für 5 Items signifikante Ergebnisse:

Tab. 2: Signifikanzen je Item für die 1. Behandlung

Item 1	Item 2	Item 3	Item 4	Item 5	Item 6	Item 7	Item 8
0,001***	0,09	0,01**	0,001***	0,143	0,09	0,001***	0,04*
Signifikanzen: *** p = 0,001 ***, ** p = 0,01, * p = 0,5. N = 21							

Item 5 verfehlt deutlich einen signifikanten Wert, da dieses Item positive wie negative Veränderungen aufweist, die sich gegenseitig aufheben (s.u.). Möglicherweise sind diese Ergebnisse im Verlauf zu betrachten, etwa daß zuerst negative Veränderungen auftreten und erst verzögert positives Empfinden in diesem Bereich (Ich fühle mich entspannt und kann es genießen) nachzieht.

Berechnen wir *Signifikanzen auf der Basis aller Messungen je Item* (T-Test gegen H_0), so erhalten wir für Item 1 bis 7 hochsignifikante Ergebnisse:

Tab. 3: Signifikanzen je Item über alle Behandlungen

Item 1	Item 2	Item 3	Item 4	Item 5	Item 6	Item 7	Item 8	Total
0,004	0,004	0,001	0,002	0,007	0,004	0,001	0,471	<0,001
Signifikanzen: p < 0,05 N = 71								

Wir können dem Fragebogen insgesamt einen Summenscore, gebildet aus der *Summe der Änderungsdifferenzen der Items,* zuweisen. Die Veränderungspunkte pro Behandlung pro Klient betragen durchschnittlich $5\frac{1}{2}$ Punkte. Die Änderungswerte pro Fragebogen über alle Upn sind ebenfalls hochsignifikant *(Tab. 3).*

Berechnen wir die Gesamtdurchschnitte der Änderungsdifferenzen pro Up über alle Meßzeitpunkte, so erhalten wir folgende Verteilung:

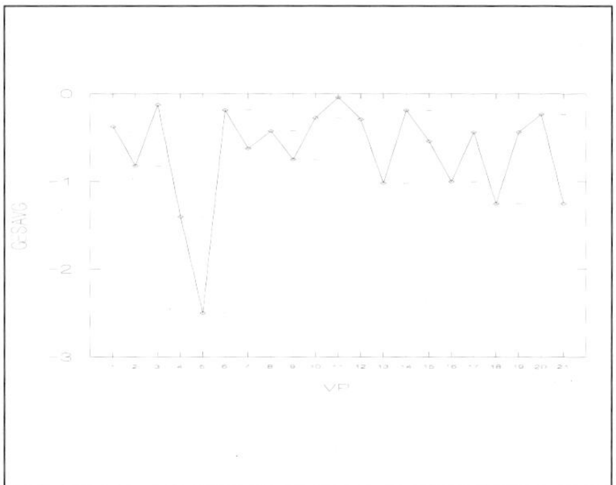

Abb. 3: Gesamtdurchschnitte der Änderungsdifferenzen pro Up.

Die Durchschnittswerte aller 21 Upn liegen im negativen Bereich, also im Sinne der Erwartung, daß Linderung eintritt. Der Gesamtdurchschnitt ist mit $p < 0{,}001$ hochsignifikant.

Die Verteilung der Durchschnittswerte pro Up läßt die Hypothese aufkommen, daß die Ansprechbarkeit nach Behandlungsdauer und Persönlichkeitsmerkmalen differiert. Da wir aber unterschiedlich viele Behandlungen pro Up vorliegen haben, lassen sich anhand dieser Stichprobe noch keine weiteren Schlüsse ziehen.

2. Was geschieht im zeitlichen Verlauf? Sind die Ergebnisse wiederholbar und stabil?

Prüfen wir die Summenscores im zeitlichen Verlauf der Behandlungen. Da die Stichprobe mit zunehmender Behandlungszahl abnimmt, müssen wir uns auf die ersten 5 Behandlungen beschränken. Eine Signifikanzprüfung ($H_0 = 0$; Paired Samples T-Test) kommt zu folgenden Ergebnissen:

Tab. 4: Signifikanzen der ersten 5 Behandlungen

Behandlung 1	Behandlung 2	Behandlung 3	Behandlung 4	Behandlung 5
<0,001 (N = 21 Upn)	<0,001 (N = 18 Upn)	0,022 (N = 14 Upn)	<0,005 (N = 11 Upn)	0,101 (N = 7)

Wir verfehlen Signifikanz in der 5. Behandlung, da nur noch 7 Fälle vorliegen.

Ergänzend können wir über den zeitlichen Verlauf feststellen: Der durchschnittliche Summenscore sinkt kontinuierlich von Behandlungszeitpunkt zu Behandlungszeitpunkt, wobei die absoluten Werte sich im positivsten Bereich der Skala (+2) ansammeln. Das heißt, einige der Beschwerden werden allmählich »geheilt«. Die Behandlung erreicht einen »Sättigungseffekt«. Wir müssen aber berücksichtigen, daß die Skala nur eine 5teilige Differenzierung vorsieht. Es kann ein rein statistischer Effekt der »Deckelung« mitspielen (s. u.).

3. Gibt es Hinweise auf ein differentielles Geschehen?

Ein Blick auf das folgende Diagramm zeigt, daß die einzelnen Items 1–8 Veränderungen unterschiedlich stark registrieren und einen differentiellen Beitrag leisten:

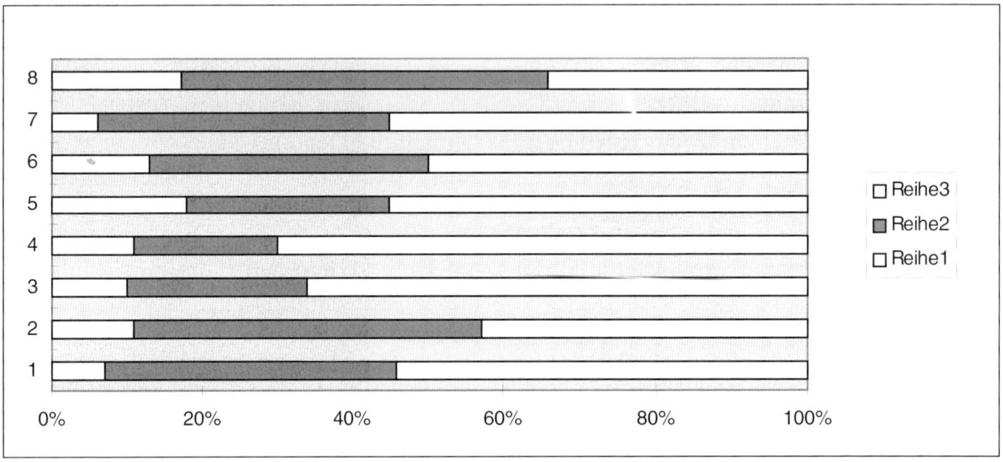

Abb. 4: Verteilung der Häufigkeiten für »verschlechtert«, »unverändert« und »gebessert« in Prozent (ohne Gewichtung durch Skalenwert) für Item 1-8

So erweist sich Item 4 (»Ich fühle mich innerlich aufgewühlt«) am sensibelsten für jegliche Veränderung, während Item 2 (Muskel- und Gliederschmerzen) und 8 (Kontakt zu Gefühlen) die geringste Änderung aufweisen. Item 5 (Genießen innerer Ruhe) weist die höchste negative Änderungsrate auf, während Item 4 (Aufgewühltsein) und 3 (Entspannen) die höchste Rate an positiver Änderung markiert. Die Items sprechen unterschiedliche Bereiche von Befindlichkeit an, die sich unterschiedlich unter Akupunktur verhalten.

Eine Betrachtung der *Änderungswerte pro Item zu verschiedenen Behandlungszeitpunkten* stärkt unsere Vermutung auf einen solchen differentiellen Itemeffekt. Der durchschnittliche Änderungswert pro Item über alle Messungen ist -0,654 und seine Signifikanz gegen H_0 ist $< 0{,}001$.

Werfen wir anhand der Items einen Blick darauf, wie sich unterschiedliche Bereiche von Befindlichkeit unter Akupunktur unterschiedlich verhalten: Die ersten beiden Behandlungen bringen viele Änderungsdifferenzen in Item 1 und konzentriert - wenn auch insgesamt in geringerem Ausmaß - auf die ersten beiden Behandlungen in Item 2. Offensichtlich wird die Linderung im körperlichen Bereich (Motorik und dysphorische Empfindungen des Körpers) zuerst erledigt. Sie zeigen in den weiteren Behandlungen nur noch geringe Änderungen.

Es gibt aber auch Änderungsdifferenzen, die anhalten oder sich gar im Verlauf steigern. Für anhaltend hohe Werte stehen Item 3, 4 und 7 (sich nicht entspannt, aufgewühlt und zerrissen fühlen). Hier werden weiterhin relativ hohe Veränderungsdifferenzen erzielt

Tab. 5: Durchschnittliche Änderungswerte je Messung und Item

Messung	Item 1	Item 2	Item 3	Item 4	Item 5	Item 6	Item 7	Item 8	Item 1–8
1	–0,857	–0,476	–0,905	–1,143	–0,429	–0,952	–0,524		
2	–0,813	–0,500	–0,250	–1,125	–0,875	–0,625	–0,813	–0,313	
3	–0,333	–0,400	–0,667	–0,733	–0,600	–0,067	–0,467	–0,333	
4	–0,417	–0,333	–0,833	–0,833	–0,833	–0,333	–0,750	0,000	
5	–0,286	–0,250	–0,750	–0,875	–0,625	–0,250	–0,625	0,000	
1–8									–0,654***
Signifikanz: p < 0,001 ***									

(nachweisbar bis zur 4. und 5. Behandlung). Item 4 nimmt eine besondere Rolle ein: es besitzt die höchsten Änderungsdifferenzen und behält sie relativ zu den anderen Items im Behandlungsverlauf bei (siehe »Satteleffekt« im folgenden Diagramm).

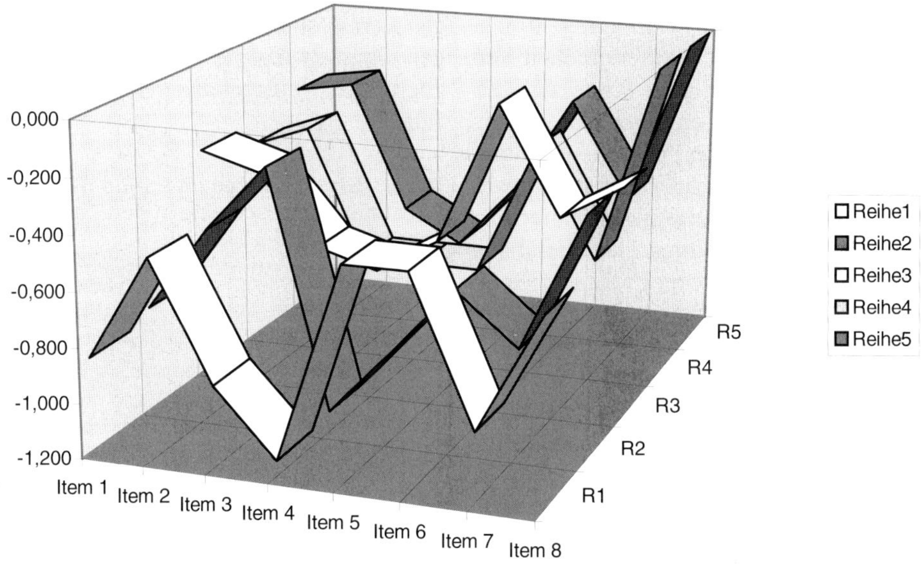

Abb. 5: Durchschnittliche Änderungsdifferenzen je Item und Behandlungszeitpunkte R1–R5

Den Fall einer Steigerung stellt Item 5 dar (genießen von Entspannung). Wir waren schon auf seine hohen negativen Änderungsdifferenzen aufmerksam geworden. Im zeitlichen Verlauf zeigt sich, daß zunächst in der ersten Behandlung negative Änderungen die positiven zu nivellieren drohen, daß aber in den wiederholten Behandlungen, das Item »nachholt«, d. h. wachsende Änderungsdifferenzen aufweist, die über dem Durchschnitt liegen. Item 3, 4, 5 und 7 zeigen insgesamt einen fortlaufenden positiven relativ ausgeprägten Änderungswert. Aus der Reihe fällt Item 8, das in der 1. Behandlung einen positiven Effekt zeigt, in der 2. einen geringen negativen, in der 3. Behandlung aber wieder positive Änderung verzeichnet.

Diskussion der Ergebnisse der Gruppe A

Zusammenfassend können wir bisher festhalten, daß es einen positiven Behandlungseffekt der Suchtakupunktur gibt. Dabei lassen wir unberücksichtigt, daß auch zunächst negative Effekte für eine Wirkungsweise der Akupunktur sprechen können (s. u.), obwohl sie in unseren Berechnungen Signifikanzen mindern.
Behandlungseffekte der Behandlungseinheiten sind wiederholbar und signifikant nachzuweisen. Wir haben einen Hinweis auf Unterschiedlichkeit in der subjektiven Reaktion und Ansprechbarkeit von Upn. Einige Ergebnisse sprechen für einen differentiellen Verlauf der Behandlung in dem Sinne, daß die einzelnen Items spezifisch unter Akupunktur reagieren. Zuerst werden die körperorientierten dysphorischen Befindlichkeitsmerkmale (körperliche Unruhe und Muskelschmerzen) als gelindert wahrgenommen. Darüberhinaus scheint sich ein psychischer Prozeß in Gang zu setzen, der über zeitweilige innere Beunruhigung hin zu Entspannung, innerer Harmonisierung und Konzentration führt. Die Items, die Entspannen, innere Ruhe vs. Aufgewühltsein, Sich-ganz-empfinden vs. Zerrissenheit und Gedankenordnung markieren, zeigen anhaltende relativ erhöhte Werte über die Zeit. Die sensitivste Dimension der Befindlichkeit repräsentiert Item 4.

Ergebnisse der Untersuchungsgruppe B

Wir begnügen uns in der Darstellung und Auswertung der Ergebnisse hier mit den ausgewählten Daten, die den zeitlichen Verlauf individuell verfolgen lassen. Das heißt, wir wählen aus der Untersuchungsgruppe B nur diejenigen 3 Upn aus, die an einer 8-wöchigen Behandlung ohne Unterbrechung teilgenommen haben.

1. Vergleich der Zeitabschnitte der ersten und zweiten 4 Wochen

Wir bilden mit den ersten 4 und den dann folgenden 4 Behandlungswochen zunächst zwei Behandlungsabschnitte, die wir bezüglich ihrer Behandlungseffekte miteinander vergleichen. Den folgenden Signifikanztests liegen damit 24 bzw. 21 Behandlungseinheiten zugrunde. Die Ergebnisse zeigt die folgende Tabelle:

Tab. 6: Signifikanzen im Paried Sample T-Test der Durchschnitte in den Zeitabschnitten 4 und 8 Wochen

AVG	4 W. nach	8 W. vor	8 W. nach
4 W. vor	sign.	sign.	sign.
4 W. nach		verfehlt	sign.
8 W. vor			sign.
Signifikanz: $p < 0,05$			

Die *Durchschnitte der absoluten Summenscores* vorher und nachher je 4 Behandlungswochen zeigen im Sinne der Hypothesen signifikante Änderungen. Allein der Vergleich der Durchschnitte aller Nachher-Messungen in den ersten 4 Wochen mit den Vorher-Messungen in den folgenden 4 Wochen verfehlt einen signifikanten Unterschied. Insgesamt läßt sich damit belegen, daß über die zugrunde liegenden 8 Wochen hinweg signifikante Behandlungseffekte erzielt werden, obwohl im Behandlungsverlauf der Sättigungs- bzw. statistische Deckelungseffekt die Unterschiede deutlich verringert. Wie unsere nächste Abbildung erkennen läßt, tendieren im Verlauf der zweiten Behandlungseinheit die absoluten Werte an die Skalengrenze von –2 im erwarteten Sinne.

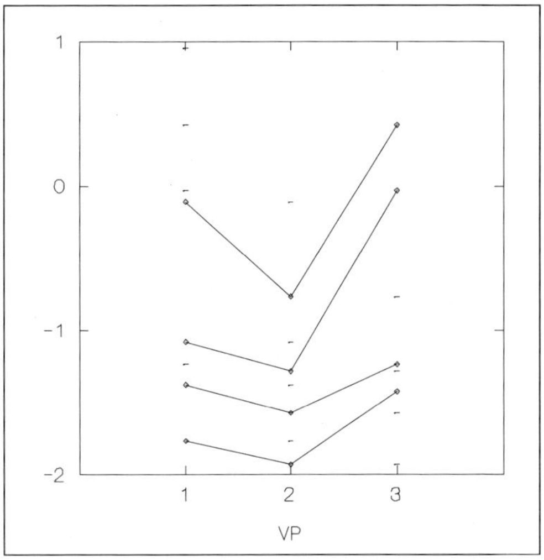

Abb. 6: Durchschnittliche Itemwerte pro Up 1–3 während der ersten 4 bzw. 8 Behandlungswochen jeweils vorher und nachher

Unsere Abbildung offenbart eine klare Ordnung der Daten: sie sind geschichtet nach den Meßzeitpunkten vorher und nachher und wiederum nach erstem und zweitem Behandlungsabschnitt. Wie schon gezeigt, sind die Abstände signifikant mit Ausnahme von Linie 2 zu 3. Der Behandlungseffekt tendiert auf unserer Skala zum optimalen Wert, d. h. fast vollständiger Linderung der Beschwerden bzw. vollständige Besserung der subjektiven Befindlichkeit bezüglich der erhobenen Dimensionen.

2. *Schätzung des allgemeinen Behandlungseffekt gegen den spezifischen der Akupunkturbehandlung*

Den günstigen Verlauf der absoluten Werte in den Datenreihen dieser 3 KlientInnen müssen wir aufteilen in eine allgemeine Besserung infolge des Klinikeffektes und einen verbleibenden spezifischen Beitrag durch die akupunkturspezifischen Behandlungseinheiten. Diese Abschätzung läßt sich durchführen, wenn wir die absoluten Skalenwerte auf die Durchschnitte je Behandlungsabschnitt beziehen und somit eine allgemeine Steigerung der Befindlichkeit (in den absoluten Werten) herausfiltern. Auch dann erhalten wir trotz des sich nun bemerkbar machenden Deckelungseffekts deutlich signifikante Werte über alle Items je Up wie auch bezüglich der meisten einzelnen Items pro Up (Bezugsgröße N = 15) und zwar vor allem für Item 1, 3, 4, 5 und 6, in geringerem Ausmaß für Item 2, 7 und mit Einschränkung 8.

Tab. 7: Signifikanzen je Item je KlientIn nach Herausrechnen des Klinikeffekts

Up	Item 1	Item 2	Item 3	Item 4	Item 5	Item 6	Item 7	Item 8	Total
1	ns.	ns.	ns.	ns.	ns.	ns.	ns.	sign.	ns.
2	sign.	sign.	sign.	sign.	sign.	sign.	ns.	ns.	sign.
3	sign.	ns.	sign.	sign.	sign.	sign.	sign.	ns.	sign.
Signifikanz: $p < 0{,}05$, N = 15 Meßwertvergleich									

Auch bei dieser ungünstigen konservativen Schätzung des spezifischen Behandlungseffekts bleiben substantielle Signifikanzen erhalten. Die einzelnen Signifikanzen lassen sich nicht über alle Items für jede einzelne Up nachweisen. Die Betrachtung der Verlaufsdaten für einzelne Klienten *(Abb. 11–13)* zeigt, daß sie nach Persönlichkeit unterschiedlich auf die Behandlungseinheiten und deutlich unterschiedlich auf die angesprochenen Dimensionen der Befindlichkeit reagieren (s. u.). Die unterschiedliche Ansprechbarkeit zu unterschiedlichen Behandlungszeitpunkten für positive und negative Veränderungen nivelliert Ergebnisse, wie wir dies auch im Verlauf der Auswertung von Untersuchungsgruppe A beobachten konnten.

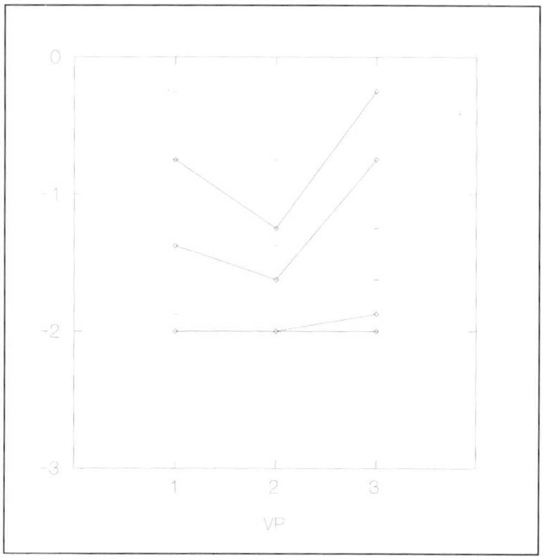

Abb. 7: Durchschnittswerte je KlientIn in Item 1 in 4 und 8 Wochen.

3. *Differentielle Effekte bezüglich der einzelnen Items und ihrer Dimensionen von Befindlichkeiten*

Kehren wir noch einmal zu der Frage zurück, wie sich unterschiedliche Bereiche von Befindlichkeit unter Akupunktur verhalten. Wir legen die Durchschnittswerte der einzelnen Items je KlientIn in den beiden Zeitabschnitten zugrunde. Von der Anlage her haben die Daten fast durchweg dieselbe Ordnung wie die obige Abbildung über alle Items. Dennoch gibt es aufschlußreiche Unterschiede.

Betrachten wir zunächst die rasch erfolgreichen Items. Dies sind Item 1 und 2, die körperlich dysphorische Empfindungen abfragen.

Wie sich schon andeutete (Untersuchungsgruppe A), tritt hier relativ rasch eine deutliche Linderung ein bei relativ günstiger Ausgangslage. Alle KlientInnen bewegen sich in der zweiten Behandlungshälfte schon im optimalen Bereich.

Ebenfalls maximale Werte erzielen im Verlauf alle drei KlientInnen in Item 3 (Entspannen) und Item 8 (Kontakt zu Gefühlen), wobei beide Items im mittleren Bereich einsetzen. Bei Item 8 fällt wiederum ein uneinheitlicher Verlauf auf, d. h. zeitweilig zeigen sich negative Veränderungen (s.o.).

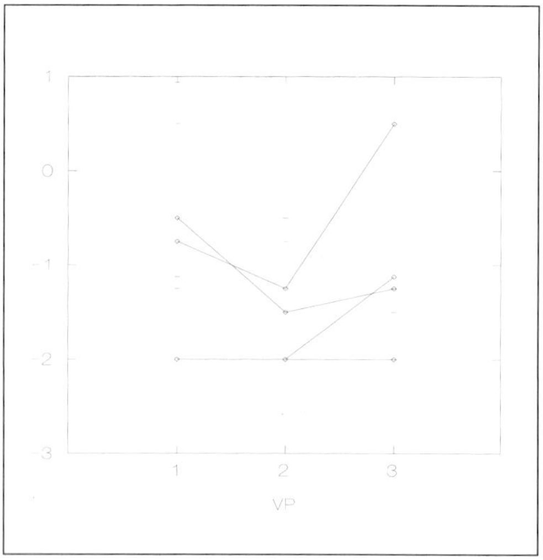

Abb. 8: Durchschnittswerte je KlientIn zu Item 8.

Item 5 (Genießen innerer Ruhe) beginnt dagegen mit deutlich negativen Werten als Ausgangsbasis mit deutlicher Linderung durch die ersten Behandlungen. In der zweiten Behandlungszeit ist hier nochmals ein deutlicher Besserungseffekt zu bemerken. Offensichtlich stellt sich hier erst allmählich über den gesamten Behandlungszeitraum hinweg ein positives Ergebnis ein. Wir erinnern, auch in der Untersuchungsgruppe A war Item 5 das Item mit den meisten gegenläufigen Reaktionen (gefolgt von Item 8 und 4). Insgesamt zeigt diese Dimension die trägste Tendenz gegen das Optimum, das auch nicht alle 3 Upn erreichen. Um hier ein Optimum zu erzielen, muß die Akupunktur über diese Zeit hinaus fortgesetzt werden. Wir können vermuten, daß diese Befindlichkeit, die Item 5 registriert, durch andere Dimensionen gebremst wird.

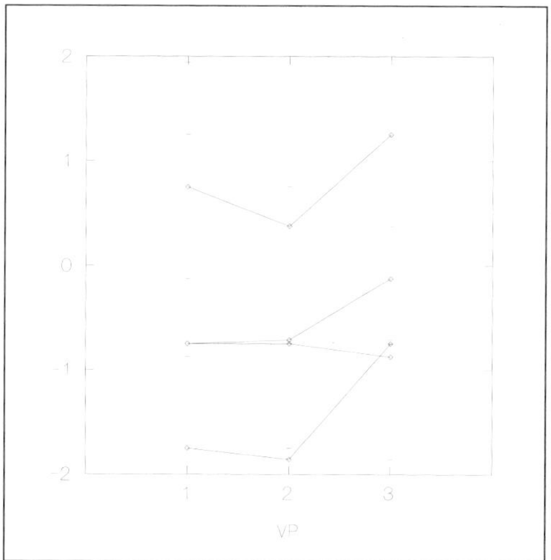

Abb. 9: Durschnittswerte je KlientIn in Item 5 in 4 und 8 Wochen.

In Betracht kommen Item 4 und 7 (aufgewühlt und innerlich zerrissen sein). Sie zeigen die größte Bandbreite an Skalenwerten (ähnlich Untersuchungsgruppe A). Die Akupunkturbehandlung scheint zeitweilig selbst aufzuwühlen. Dies ist ein interessantes Detail, das zeitweilig gegenläufige Effekte aufklären kann. Es scheint so, daß in der Anfangsphase Innerliches in Bewegung kommt, möglicherweise sind Zeitpunkt und subjektive Bewertung abhängig von Persönlichkeitsvariablen. Hierauf kommen wir gleich zurück.

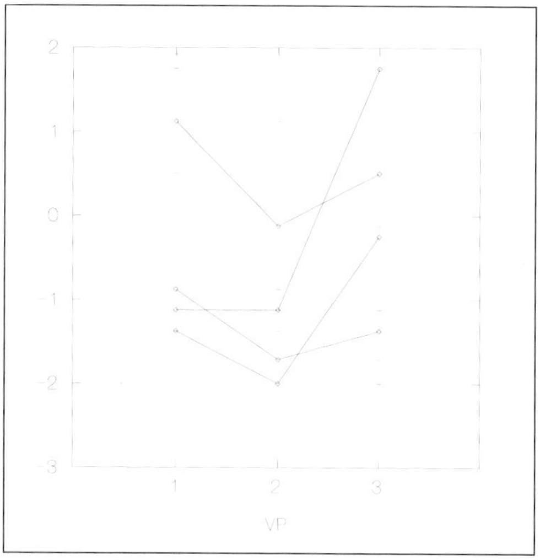

Abb. 10: Durchschnittswerte je KlientIn in Item 4 in 4 und 8 Wochen.

Interessanterweise ist die Datenstruktur von Item 6 (Gedanken ordnen) identisch mit der ersten Abbildung, die die Durchschnitte über alle Items wiedergab *(Abb. 7)*. Die Fähigkeit, Gedanken zu ordnen, nimmt kontinuierlich Schritt für Schritt bei allen 3 Upn zu und erreicht fast das Optimum. Ähnliches gilt auch für die Untersuchungsgruppe A.

Die vorhandenen Ergebnisse lassen eine Ordnung der Items in ihrer Reaktion unter Akupunktur erkennen. Wir können Item 1 und 2 zusammenfassen als *körperlich dysphorische Empfindungen*. Item 4 und 7 signalisieren *Inneres-in-Bewegung-Kommen*. Item 8 und 5 lassen eine *Tendenz zu innerer Harmonisierung vs. Depression* erkennen. Item 3 läßt sich hier zuordnen. Es scheint eng den körperlichen Signalen *(1, 2)* zu folgen, als vermittle es zwischen mehr körperorientierten und den psychischen Veränderungen (siehe *Abb. 12 u. 13)*.

Das Zusammenspiel dieser drei Dimensionen und ihrer Items können wir anhand der Verlaufsdaten je Up im nächsten Abschnitt näher betrachten.
Bemerkenswertes Ergebnis dieser qualitativen Betrachtung des Behandlungsprozesses ist der differenzierte und komplexe psychologische Verlauf, der sich hier andeutet. Insgesamt wirkt er gleichsinnig wie die übrigen Rehabilitationsangebote.

4. *Differentielle Effekte in Hinblick auf Klientenpersönlichkeiten*

Wir betrachten nun die individuellen Verläufe der 3 Upn über alle Behandlungszeitpunkte.
Über die 8 Wochen hinweg fallen die Itemmittelwerte hin zum optimalen Skalenwert, wobei die Linien von Behandlung und Behandlung auf und ab verlaufen. Weitgehend folgen die Nachher-Werte positiv versetzt den Vorher-Werten.

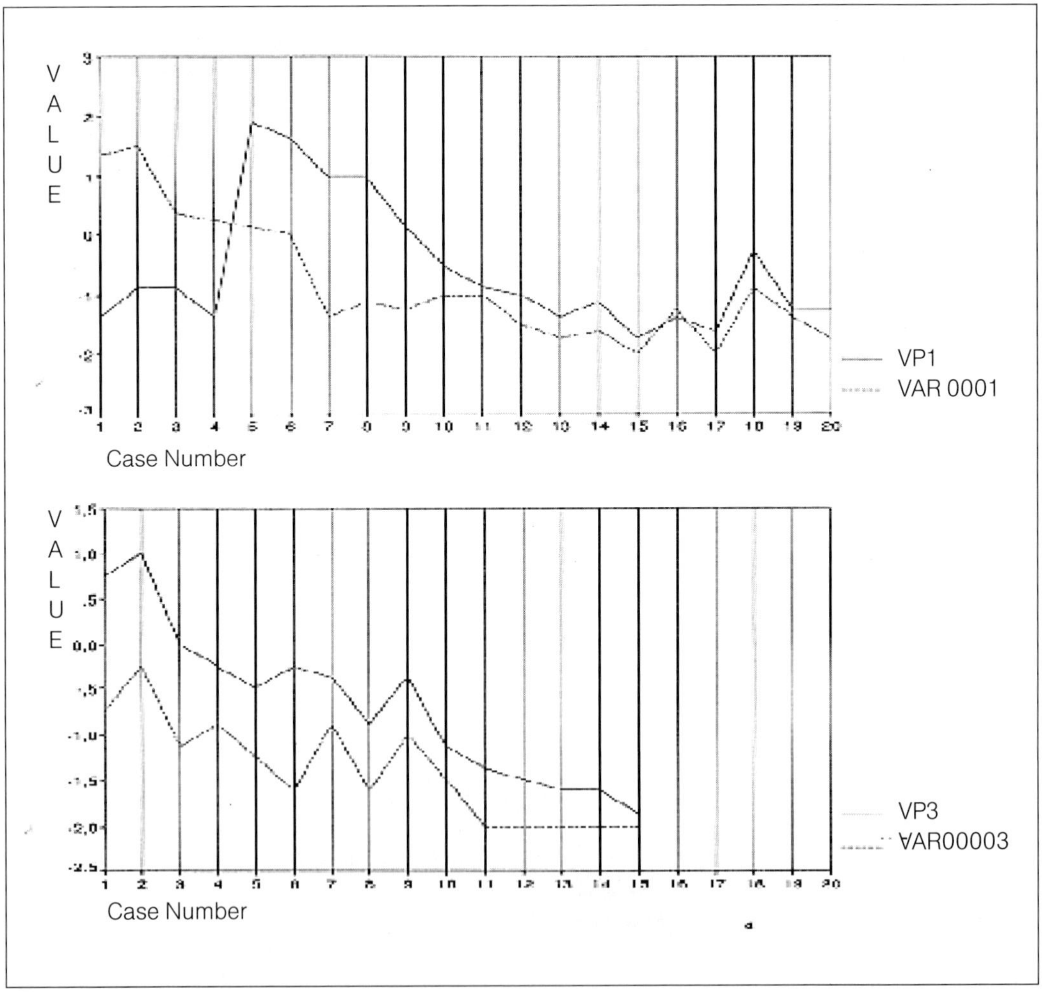

Abb. 11: Mittelwerte der Items über die Behandlungszeit für Up 3 und 1.

Wir erkennen, Up 1 zeigt im Lauf der ersten Wochen gegensätzliche Reaktionen. In den Mittelwerten der beiden 4wöchigen Behandlungsabschnitte zeigen zwei Klienten einen stetig fallenden Verlauf, während Up 1 im ersten Abschnitt einen steigenden Wert aufweist. Dafür verantwortlich ist an erster Stelle das Item Innerlich-aufgewühlt-Sein, das in der ersten Behandlungshälfte den steilsten negativen Effekt aufweist *(Abb. 12)*.

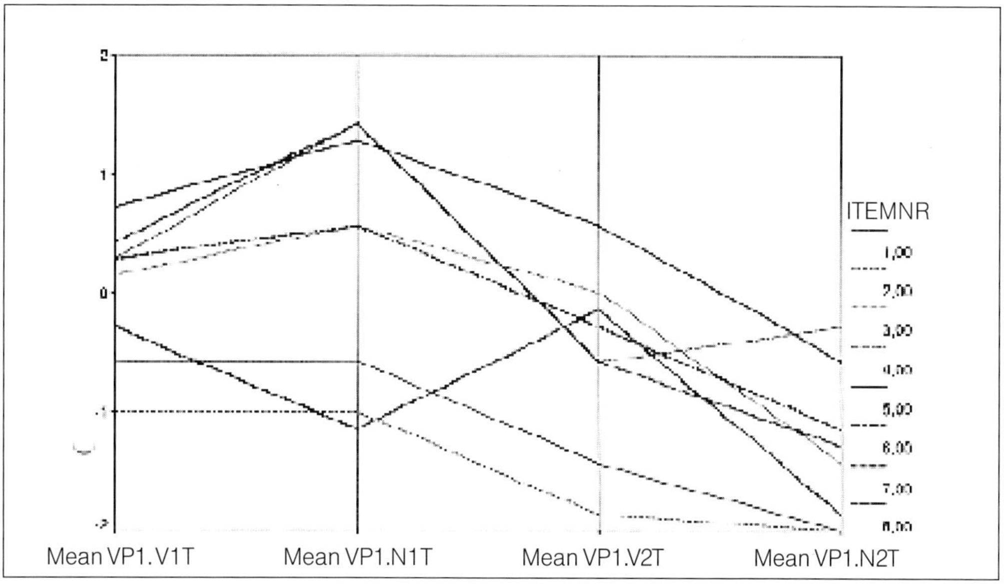

Abb. 12: Verlauf der einzelnen Itemwerte in 4 und 8 Wochen für Up 1.

Das heißt, die Up wird durch die Behandlung emotional so aufgewühlt, daß sich ihr Empfinden negativ bis zu innerer Zerrissenheit steigert. Dieses Item zieht die beiden Items innere Zerrissenheit und genießender Ruhe mit sich in gegenläufige Richtung. Entsprechend negativ entwickelt sich das Empfinden von Entspannung und dies genießen können. Dieser paradoxe Effekt kehrt sich ab der 6. Behandlung um, um von nun an dieselbe Wirkungsrichtung zu zeigen, wie die anderen beiden Upn. In der zweiten Behandlungshälfte zeigt sich zwar noch ein leichter negativer Effekt in diesem Item, dennoch fallen alle anderen Itemwerte durchschnittlich in Richtung auf optimale Werte. Ihr Aufgewühltwerden scheint ihren Kontakt zu ihren Gefühlen zu verbessern, der sich während der unbehandelten Zeitabschnitte deutlich verschlechtert.

Ein interessantes Detail liegt darin, daß Up 1 im ersten Behandlungsabschnitt durchschnittlich keine Besserung körperlich dysphorischer Empfindungen zeigt, während diese beiden Items *(1, 2)* für die beiden anderen Upn bereits im ersten Abschnitt optimale Werte erreichen. Wir können vermuten, daß Erregung erst dann als erwünschte Vertiefung des Selbstgefühls verarbeitet wird, wenn körperlich dysphorische Empfindungen fast vollkommen verschwunden sind. Dieses Detail und weitere Verlaufsbeobachtung an hier nicht einbezogenen Klienten legen einen weiteren Gedanken nahe: Up 1 wurde vor der Entzugsbehandlung substituiert. Es könnte sein, daß Substitution das Verschwinden dysphorischer Empfindungen hinausschiebt und diesen ganzen psychischen Prozeß verzögert und verändert. Diese Hypothese müssen wir allerdings zur Klärung weiteren Untersuchungen überlassen. Wegen dieser zeitweilig gegenteiligen Behandlungseffekte hatten wir für diese eine Up nur ein signifikantes Item in *Tabelle 8* gefunden.

Die anderen beiden Up lassen dagegen von Beginn an eine deutliche Linderung erkennen. Interessanterweise zeigen sie allerdings in einer späteren Phase vorübergehend einen ähnlichen Effekt: negative Steigerung des Aufgewühltseins, geringere Entspannung und geringeres Vermögen, Entspannung zu genießen.

Dafür, daß es sich hier um eine grundsätzlich unterschiedliche persönliche Reaktionsbereit-

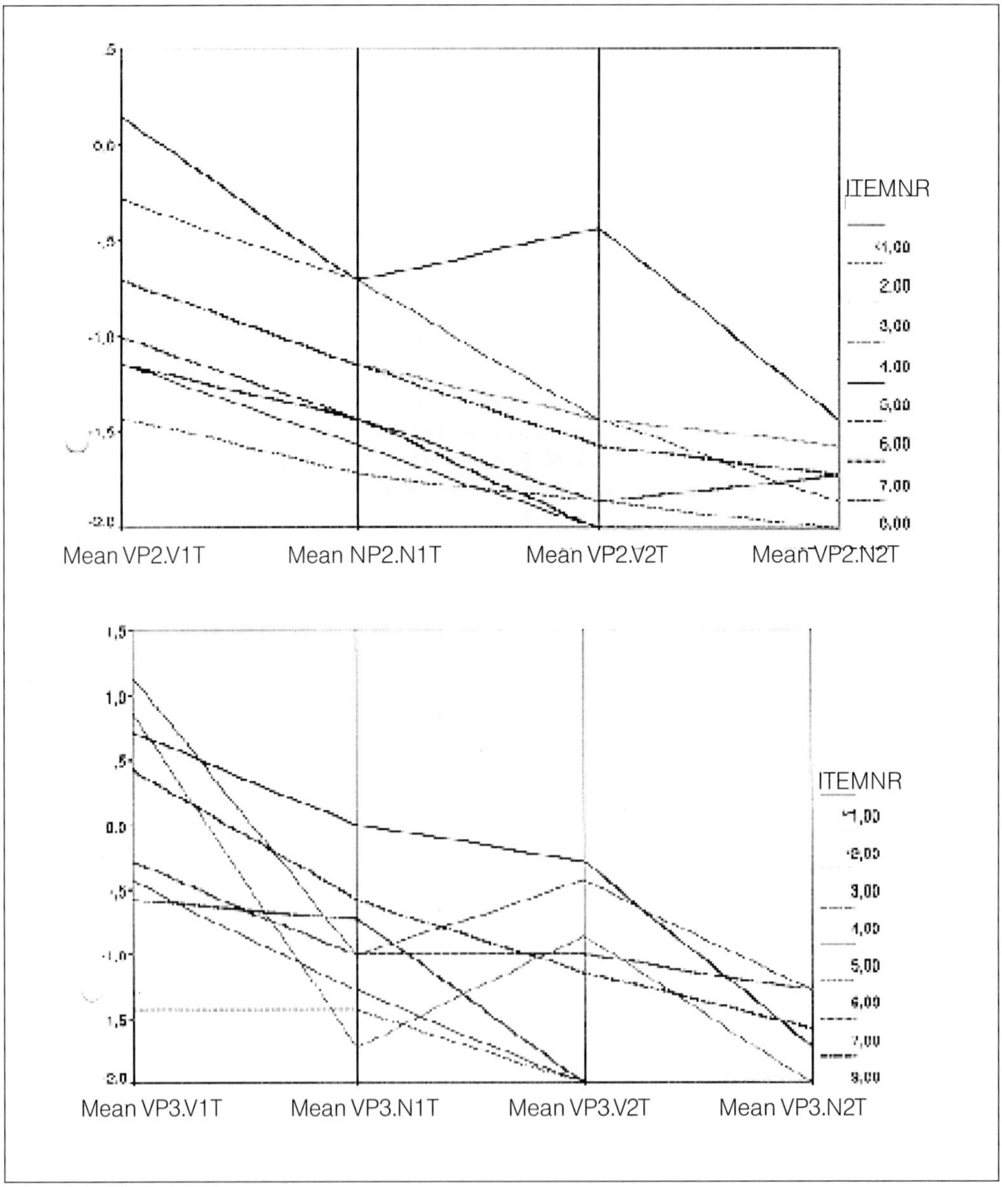

Abb. 13: Verlauf der einzelnen Itemwerte in 4 und 8 Wochen Behandlung für Up 2 und 3

schaft handeln könnte, spricht ein weiteres Detail. Während die beiden Upn ab der 10. bzw. 11. Behandlung nun stetig optimale Skalenwerte in der Messung danach erzielen, der Behandlungserfolg sich also festigt, bleibt für Up 1 ein Auf-und-ab der Werte bis zum Schluß (20 Behandlungseinheiten) erhalten – wenn auch mit geringeren Ausschlägen verglichen mit ihren ersten 10 Behandlungen.

Beide Reaktionstypen waren den Untersuchern bereits während der Behandlungen aufgefallen. Bei Up 1 handelt es sich um eine junge Frau, die durch die Akupunktur häufig emotional so sehr aufgewühlt war, daß die psychotherapeutische Einzelstunde im Anschluß an diese Behandlungen gelegt wurde. Die Klientin machte auf diese Weise einen tiefen Trauerprozeß durch. Sie meinte spontan, daß sie intensiven Kontakt zu ihren Gefühlen in dieser Behandlungsstunde bekäme, es kämen ihr so viele emotional belastende Dinge hoch, die sie verdrängt gehabt hätte. Die anderen beiden Upn sind männlich. Auch sie berichten von sich aus über einen neuen Zugang zu ihren Gefühlen. Sie verarbeiteten jedoch nur gelegentlich ihr emotionales Öffnen als störend oder aufwühlend, sondern eher in Richtung auf zunehmende vertiefte Selbstwahrnehmung und innere Harmonie.

Zusammenfassend können wir feststellen, daß offensichtlich individuelle Reaktionen einen uneinheitlichen und zeitweilig gegenteiligen Verlauf zu verantworten haben. Unsere Untersuchung weist auf zwei unterschiedliche Reaktionstypen hin. Leider ist unsere Datenbasis für eine Aufklärung solcher differentieller Persönlichkeitsunterschiede zu schmal.

Diskussion der Ergebnisse von Gruppe B

Die ausgewählten Ergebnisse der Gruppe B über den Behandlungsverlauf bestärken unsere Hypothese, daß ein differentieller Effekt eintritt und zwar sowohl bezüglich der Ansprechbarkeit einzelner Items und damit Dimensionen von Befindlichkeit wie auch der Sensitivität der Klientenpersönlichkeiten. Nicht so sehr der Nachweis eines im Sinne des Rehabilitionszieles unterstützenden Behandlungseffektes ist das eigentlich Interessante dieser Untersuchung, sondern der Nachweis, daß Akupunktur neben einer physiologischen (s. o.) zugleich eine bedeutsame psychologische Wirkung erzielt. Sie setzt einen genuin psychologischen Prozeß in Gang bzw. unterstützt diesen mit Erfolg. Wesentliche Dimensionen dieses psychischen Prozesses sind:

- ▷ Linderung körperlich dysphorischer Empfindungen,
- ▷ Inneres-in-Bewegung-Kommen und
- ▷ Tendenz zu innerer Harmonisierung vs. Depression.

Akupunkturbehandlung und psychischer Prozeß

Anhand des vorgelegten empirischen Materials läßt sich dieser Prozeß vorläufig und grob orientierend folgendermaßen beschreiben:

Am Beginn steht eine *Gewöhnungsphase*, die nach unseren Daten die ersten 1 bis 4 Behandlungseinheiten umfassen kann. Sie kennzeichnet einen bezüglich wichtiger Parameter der Befindlichkeit gegenläufigen Behandlungseffekt. Auch dieser Effekt ist als akupunkturspezifische Wirkung anzusehen, die wir als In-Bewegung-Kommen der eigenen Gefühle (Selbstgefühl) ansehen können. Diese Wirkung kann anfangs und zeitweilig auch später noch als beunruhigend wahrgenommen werden.

Es folgt ein Zeitabschnitt von knapp 4 bis 5 Wochen, den wir als *stabilisierende und lindernde Wirkphase* ansehen können. Die Parameter streben dem optimalen Wert zu. Das Ausgangsniveau nähert sich dem optimalen

Behandlungswert, d.h. unsere KlientInnen kommen allmählich in die Lage, ihre Befindlichkeit selbst im günstigen Bereich zu regulieren. Zuerst verbessern sich die körperlichen Parameter der Befindlichkeit, während die Fähigkeit zur Entspannung, Kontakt zu sich selbst und schließlich die Fähigkeit zur gedanklichen Ordnung und inneren Harmonisierung nachziehen. Ein spezifisches Moment dieser Phase scheint zu sein, eine Zeit des inneren emotionalen Bewegt-werdens (Wiedererwecken des Selbstgefühls) durchzumachen. Sie kann negativ wie positiv getönt wahrgenommen werden. Es wurde schon an anderer Stelle *(8)* beschrieben, daß Drogenabhängige ein Wiedererwecken und Kräftigen des Selbstgefühls zunächst als dysphorisch erleben.

Bezüglich der erhobenen Parameter läßt sich schließlich von einer *Sättigungsphase* sprechen, die ein Ende der Behandlung anzeigt. Die subjektive Ausgangsbeurteilung nähert sich dem optimal zu erzielenden Behandlungswert an und erreicht fast durchweg das Optimum, auch wenn Alltagsstörungen intervenieren. Möglicherweise verlängert Kodein- und Methadonsubstitution die Gewöhnungsphase und zögert das Erreichen dieser Sättigungsphase hinaus. Vermutlich, indem körperlich dysphorische Empfindungen zunächst anhalten.

Dieser Phasenverlauf wird durch ärztliche Aufzeichnungen während der Untersuchung gestützt:

Zunächst werden Muskel- und Gliederschmerzen, Unruhe, starkes Schwitzen und Diarrhö rasch rückläufig. Schon während der ersten Behandlungen ist es den KlientInnen oft möglich zu schlafen oder eine Linderung der häufig initial noch vorliegenden inneren Unruhe zu erfahren. Nach wenigen Behandlungen stellt sich ein normaler Schlafrhythmus ein. Innere Unruhe nimmt ab. Sie fühlen sich rasch körperlich stabil.

Die fortgesetzte Behandlung führt zunächst zu vertiefter Entspannung, während der sie ihren Körper positiv ohne Schmerzen oder drogenbedingte Betäubung spüren können und Ruhe aus sich selbst heraus empfinden. Sie fühlen sich schließlich wohl und können dies genießen.

Bei einem Teil der Klienten, die eher als depressiv und ohne Kontakt zu ihren Gefühlen zu beschreiben sind, kommt es nach einer gewissen Zeit (3–5 Wochen) zu einer emotionalen Aktivierung. In tiefer Entspannung erleben sie inneres Aufgewühltsein. Emotionen wie Traurigkeit oder Wut wurden zunächst empfunden, was sich teilweise in Weinen während der Behandlungszeit äußerte. Dem folgen angenehme Gefühle wie Freude oder Glück.

In der Endphase nutzen die Klienten die Akupunktur, um sich zu sammeln, sich Tagträumen hinzugeben oder nachzudenken. Sie beginnen ihr eigenes Potential kennenzulernen und zu nutzen.

Dieser genuin psychologische Prozeß unter Suchtakupunktur macht erst verständlich, weshalb Suchtakupunktur für Psychotherapie und sonstige Hilfsangebote öffnet: Die Suchtakupunktur kann die Befindlichkeit positiv in Richtung auf Minderung dysphorischer körperlicher Empfindungen und ein »Wiedererwecken des Selbstgefühls« (8) in verschiedenen Dimensionen ändern: Erfahren von Ganzheit vs. Zerrissenheit, Integrität vs. Aufgewühlt- und Angespanntsein, Identität vs. Depression und Verlust der eigenen Gefühle. Wenn wir der Suchtmittelabhängigkeit eine »Erkrankung des Selbstgefühls« zugrunde legen und sie als »pharmakothyme Steuerung des Selbstgefühls« betrachten *(8)*, so wird verständlich, daß Suchtakupunktur wirkungsvoll die Suchttherapie unterstützen kann, indem sie eine autonome Steuerung des Selbstgefühls unterstützt. Wenn wir schließlich noch der Annahme folgen, daß das Selbstgefühl »ein die Person organisierendes Prinzip« (8, 9) darstellt, so wird die therapeutische Wirkung der Akupunktur in der Suchtbehandlung verständlich: Sie fördert und entwickelt selbstorganisierende Kräfte der Person. Was im Bereich der physiologischen Selbstregulation der Botenstoffe (s. o.) angenommen wird, kann auf die psychische Selbstregulation übertragen werden. Sie setzt selbstheilende und selbstregulierende Kräfte bei Drogenabhängigen in Gang.

Grenzen der Untersuchung und Schlußfolgerungen für weitere Untersuchungen

Aus den Grenzen unserer ersten Untersuchung ergeben sich zwei Schwerpunkte für weitere empirische Forschung: a) abgesicherte Abschätzung des Klinikeffekts vs. behandlungsspezifischen Effekts durch eine Kontrollgruppe Nichtakupunkturbehandelter und b) Untersuchung der differentiellen Effekte auf einer breiteren Datenbasis für individuelle Verlaufsuntersuchungen.

Die Datenbasis dieser Untersuchung erwies sich für differentielle Beschreibungen vor allem der unterschiedlichen Sensitivität von Klientenpersönlichkeiten als zu schmal. Es müssen weitere individuelle Verlaufsuntersuchungen für einzelne Klientenpersönlichkeiten folgen, die dann den differentiellen Behandlungseffekt besser beschreiben und Reaktionstypen identifizieren können, um die Behandlung bzw. das Setting angemessen und zielgerichtet variieren zu können.

Unser Fragebogen erwies sich in zwei Punkten als unzulänglich. Zum einen definierte er keine markanten Anker für die Selbsteinschätzung der Befindlichkeit. Nachteilig wirkte sich für die Untersuchung aus, daß die Skala mit 5 Punkten zu schmal dimensioniert war, so daß ein statistischer Deckelungseffekt Behandlungseffekte minimierte und es auch unmöglich machte, Sättigungs- und statistischer Deckelungseffekt voneinander zu unterscheiden.

Zusammenfassung

▷ Es wurden zwei Gruppen von drogenabhängigen Klienten in den ersten max. 10 Wochen ihrer stationären Rehabilitation untersucht. Die Untersuchung kann kurzfristig einsetzende Wirkungen während der Zeitdauer der Akupunktur nachweisen. Diese Wirkungen gehen in eine positive Richtung, sie sind wiederholbar und erreichen das Behandlungsziel der fast vollständigen Linderung der subjektiven Beschwerden in Richtung auf Entspannung, Konzentration und innere Harmonisierung. Eine Behandlungszeit von 8 bis 10 Wochen scheint angezeigt. Häufig wird schon vorher ein Sättigungseffekt erreicht. Da die Linderung schon während der Behandlungszeit einsetzt und in den meisten Dimensionen im Laufe der Behandlungszeit einen fast optimalen Wert erreichen, können wir von einem akupunkturspezifischem Behandlungseffekt sprechen, wenn auch erst weitere Untersuchungen den eigenständigen Beitrag in Abgrenzung zum allgemeinen Behandlungserfolg präzis einschätzen können. Die Hypothesen 1 bis 4, die behandlungsspezifische wiederholbare Effekte annehmen, werden durch die vorgelegten Ergebnisse gestützt, während unsere beiden Nullhypothesen keine empirische Unterstützung erfahren bzw. die zweite im Rahmen einer Kontrollgruppenuntersuchung noch einmal beurteilt werden muß.

▷ Für Hypothese 5, die differentielle Effekte annimmt, gibt es eine Vielzahl an Hinweise. Die Datenbasis ist aber zu schmal, um gesicherte Ergebnisse aufzuweisen. Differentielle Effekte gibt es in Richtung auf die Dimensionen körperlich-psychischer Befindlichkeit wie in Richtung auf unterschiedliche Sensitivität von Persönlichkeiten. Beide Effekte beeinflussen den Behandlungsverlauf und Erfolg.

▷ Damit kommen wir auch auf die Grenzen von Suchtakupunktur zu sprechen. Es ist weniger ein geheimnisvolles magisches Geschehen sondern offensichtlich ein (begleitender) psychologischer Prozeß, der hier angeregt wird und der natürlich seine Wirkungsgrenzen hat, wenn dieser psychische Prozeß nicht durch entsprechende Behandlung fortgesetzt wird. Dabei wollen wir nicht ausschließen, daß in geeigneten Fällen spontane Selbstregulation den psychischen Prozeß autonom fortführen kann.

▷ Für die Zukunft erscheint es uns erstrebenswert, die bei der Akupunktur erfahrenen Fähigkeiten zu Entspannung und Kontakt zur Innenwelt durch ein anschließendes Angebot wie Autogenes Training zu unterstützen. Erste Erfahrungen zeigen ein großes Interesse und raschere Erfolge. Auf jeden Fall können wir abschließend feststellen, daß Suchtakupunktur und psychotherapeutische bzw. sozialtherapeutische Behandlung einander erstaunlich gut ergänzen können und in dieselbe Richtung weisen.

Literatur

1. *Wen, H. L., Cheung, S. Y. C.:* Treatment of drug addiction by acupuncture and electrical stimulation. Asian J. Med. 9 (1973), 138–141
2. *Smith, M. O., Khan, I.:* An acupuncture program for treatment of drug-addicted persons. Bull Narc 40 (1988), 35–41
3. *Marx, H. G.:* Medikamentenfreie Entgiftung von Suchtkranken. Bericht über den Einsatz von Akupunktur. Suchtgefahren 30 (1984), 202–203
4. *Strauß, K., Weidig, W.:* Akupunktur im Drogenentzug – ein kurzer Abriß. In: Schnittstelle Drogenentzug, Lambertus 1995, 122–140
5. *Stux, G., Stiller, N., Pomeranz, B.:* Akupunktur. Lehrbuch und Atlas. Springer 1993, S. 11 ff.
6. *Wen, H. L., Ho, W. K., Wong, H. K., et al:* Reduction of adrenocorticotrophic hormone (ACTH) and cortisol in drug addicts treated by acupuncture and electrical stimlation (AES). Comp Med East West 6 (1978), 61–66
7. *Stecher, Peggy:* Qualitätssicherung in der stationären Rehabilitation, Diplom-Arbeit 1996
8. *Baudis, Rainer:* Psychotherapie von Sucht und Drogenabhängigkeit – oder Der Goldene Vogel, Rudersberg 1994
9. *Stern, D. N.:* The Interpersonal Word of the Infant, Basic Book 1985

M. Jung, C. Grätsch, U. Friedrichs

Akupunktur in der Entgiftung Jugendlicher

Ein Erfahrungsbericht[1]

In der Medizin hat sich mit der Kinderheilkunde die Erkenntnis durchgesetzt, daß Kinder keine kleinen Erwachsenen sind und einer besonderen Behandlung auch im medizinischen Bereich bedürfen. Demgegenüber werden im Rahmen der Psychiatrie und auch der Abhängigkeitserkrankungen die bestehenden Suchtkonzepte, die bei Erwachsenen gebräuchlich sind, auch auf Jugendliche angewandt. Während man bei älteren und in der Suchtkarriere fortgeschrittene Jugendlichen diesen Kurzschluß noch nachvollziehen kann, entbehrt er bei jungen Patienten zunächst jeder logischen und wissenschaftlichen Grundlage, berücksichtigt man die Erkenntnisse der Entwicklungsphysiologie und der Entwicklungspsychologie. Sowohl Normwerte (z.B. Drogenscreening) als auch Dosierungen und Behandlungsschemata werden übernommen, obwohl bekannt ist, daß sich der heranwachsende Organismus noch entwickelt und die Vorgehensweise somit der Validierung bedürfen. Das trifft auch auf die Entgiftung zu, und zwar sowohl für die medikamentösen Verfahren als auch für die Akupunktur. Studien zu diesem Thema liegen bislang nicht vor.

Wir haben ein **Konzept** zur Behandlung Jugendlicher mit ausgeprägtem Drogenkonsum - entweder schädlichem Gebrauch oder Abhängigkeit - entwickelt, das sich an bewährte Behandlungskonzepte der Jugendpsychiatrie anlehnt. Im Mittelpunkt stehen der Versuch, einen altersgemäß strukturierten Rahmen unter Einbeziehung der Eltern anzubieten sowie der jugendpsychiatrisch-diagnostische Aspekt.

Auswirkungen des Drogenkonsums bei Jugendlichen

Das klinische Vollbild einer Abhängigkeitserkrankung entwickelt sich erst im Verlauf der Zeit, wahrscheinlich mit individuell unterschiedlichem Tempo. In unserer Klientel treffen wir etwa 70–80 % Jugendlicher mit den Kriterien einer jugendpsychiatrischen Diagnose an, die allein aufgrund der spezifischen jugendpsychiatrischen Störung behandlungsbedürftig wären. Das deckt sich mit der Literatur insofern, als es sich um einige der typischen Risikofaktoren wie Teilleistungsstörungen, emotionale oder hyperkinetische Störungen handelt. Ferner sehen wir Jugendliche mit affektiven Erkrankungen oder schizophrenen Psychosen.

Das Konzept der **Komorbidität** bekommt im Bereich der Jugendpsychiatrie eine noch ausgeprägtere und wohl auch qualitativ andere Bedeutung als in der Erwachsenenpsychiatrie. Daraus leitet sich die Forderung nach einer umfassenden jugendpsychiatrischen Diagnostik mit einem nachfolgenden differenzierten Behandlungsplan ab, der nicht nur die Drogenproblematik berücksichtigen darf. Das gilt desto mehr, je jünger die Betroffenen sind. Jugendliche mit einer isolierten Abhängigkeit sehen wir eher selten. Je nach Dauer der Störung ist bereits der soziale Rückzug eingetreten und die Schulkarriere droht zu scheitern. Familiäre Konflikte sind die Regel.

1 Klinik für Kinder- und Jugendpsychiatrie und Psychotherapie Schleswig Hesterberg, Station für abhängigkeitskranke Jugendliche.

Das Behandlungskonzept

Akupunktur wurde bei uns vor etwa zwei Jahren eingeführt. Sie ist mittlerweile in ein umfassendes Behandlungsangebot aus pädagogischer Strukturierung, psychotherapeutischen und soziotherapeutischen Maßnahmen eingebunden und spielt in unserem Rahmen in zweierlei Hinsicht eine Rolle: Zum einen können die Entgiftungen der meist polyvalent konsumierenden Patienten mit dem bewährten Punkteschema von fünf Ohrpunkten und zwei Körperpunkten (Di_4, Le_3) durchgeführt werden. Zum anderen setzten wir sie adjuvant und punktuell ein, insbesondere, um Schlafstörungen zu begegnen. Hier hat sich auch bei uns der Punkt Du_{20} bewährt. Benzodiazepine entziehen wir weiterhin medikamentös. Daneben gelten die üblichen Ausschlußkriterien für Akupunktur. Vor allem achten wir darauf, keine akut psychotischen Jugendlichen zu nadeln. Hinsichtlich bekannter Persönlichkeitsentwicklungsstörungen gilt äußerste Vorsicht, ebenso bei bekannter oder vermuteter Schwangerschaft (was gelegentlich auch bei jüngeren Mädchen vorkommt).

Vegetativum	(Ohrpunkt 51)
Shenmen	(Ohrpunkt 55)
Niere	(Ohrpunkt 95)
Leber	(Ohrpunkt 98)
Lunge	(Ohrpunkt 101)

Die Patienten entscheiden, ob sie mit Akupunktur, medikamentengestützt, mit L-Polamidon oder kalt entziehen. Es ist vor allem in letzter Zeit oft schwierig, die vielfach erwartete Entgiftung mit L-Polamidon zu vermeiden und die Patienten von den Vorteilen der Akupunktur zu überzeugen. Dennoch finden sich immer wieder Jugendliche dazu bereit, sich dem Risiko auszusetzen, ein ihnen unbekanntes Verfahren zu wählen und die Angst um die körperliche Unversehrtheit zu überwinden. Eine positive Gestimmtheit gegenüber der Akupunktur a priori, wie wir sie von Erwachsenen kennen, sehen wir fast nie.
Nach den bislang ausgewerteten Verläufen benötigen die Jugendlichen, die sich zur Akupunktur entscheiden (Heroin bzw. Kokain als Hauptdroge), überwiegend keine ergänzende medikamentöse Behandlung. Der Entzug ist mit ein bis zwei Sitzungen pro Tag zu bewältigen gewesen. Damit bestätigt sich auch bei uns der von anderen geäußerte Eindruck eines kürzeren und leichteren Entzuges mit Akupunktur. Dabei ist allerdings die Selektion der Probanden zu beachten, die offenbar motivierter und kooperativer sind.
Vor allem die atmosphärische Ausgestaltung der Situation zwei mal am Tag und die intensivere persönliche Zuwendung werden als Gründe angegeben, diese Behandlung weiterzuführen. Oftmals kann durch das Erleben bei anderen Jugendlichen oder durch eine positive Anbindung an einen Betreuer die Motivation zur Akupunktur gesteigert werden. Dieser Effekt wird gezielt von den Kollegen aus dem Nachtdienst genutzt, die in der Ruhe der abendlichen Atmosphäre Probesitzungen durchführen können. Oft wird das Verfahren daher erst im Verlauf der Entgiftung eingeführt, mit dem Effekt, daß die medikamentöse Behandlung zugunsten der Akupunktur ausgesetzt werden kann.

Ein Beispiel aus der Praxis

Ein sechzehnjähriges Mädchen mit überwiegend Heroin- und Kokainkonsum griff bei ihren sechs Aufenthalten jedesmal wieder auf die Akupunktur zurück. Als Begründung gab sie ein angenehmes Wohlgefühl nach der Akupunktur, das Ausbleiben der erwarteten Entzugssymptomatik und vor allem ei Gefühl von Entspannung an. Auch konnte sie nach der abendlichen Sitzung problemlos einschlafen.
Wir treffen immer wieder auf organisatorische Schwierigkeiten, die wir in unserer Alltagsstrukturierung zu vertreten haben. Dabei

ist mittlerweile gelungen, auch im Schichtdienst eine lückenlose Durchführung der Akupunktur zu gewährleisten. Schwieriger ist es, ruhige Sequenzen in dem strukturierten und ausgefüllten Tagesablauf unterzubringen. Dieser Freiraum muß vor allem in zeitlicher Hinsicht gegen einige Schwierigkeiten gezielt geschaffen werden. In der Konkurrenz zu sportlichen Aktivitäten und Bewegung an frischer Luft zieht die Akupunktur fast immer den kürzeren, und es wird dann ausschließlich eine konventionelle Entgiftungstechnik gewählt. Die Entzüge mit Akupunktur kommen je nach Zusammensetzung der Klientel auf der Station und Auslastung der Mitarbeiter zustande. Mitunter gelingt es längere Zeit nicht, Patienten für dies Verfahren zu gewinnen, in anderen Zeiten entsteht ein regelrechter Run auf die Plätze. Über die Gesamtzeit haben wir ca. 10% der Jugendlichen mit Akupunktur entgiftet, angewandt wurde sie häufiger.

Offenbar spezifische Schwierigkeiten treten auf, wenn wenig Bereitschaft zur Mitarbeit z.B. bei ausgeprägter Fremdmotivation gegeben ist. Ferner machen wir die Beobachtung, daß Jugendliche im Verlauf der Entgiftung beginnen, auf ihren Körper wieder mehr zu achten, so daß vielfältige konsiliarärztliche Untersuchungen in Anspruch genommen werden. In diesem Zusammenhang ist auch unsere Hypothese entstanden, daß in manchen Fällen aus Sorge um die körperliche Unversehrtheit Nadelungen abgelehnt werden oder nur an den Ohren toleriert werden.

Fazit

Die bisherigen Verläufe, nicht nur die vollständigen quasi lehrbuchmäßigen Entgiftungen sondern auch der vereinzelte Einsatz der Akupunktur im Stationsalltag ermutigt uns, dieses Verfahren zu intensivieren, es in der Anwendung auszubauen und ihm im Alltag einen größeren Stellenwert einzuräumen. Im Rahmen einer wissenschaftlichen Kooperation wird auf der Station derzeit eine Studie zur Wirksamkeit der Akupunktur im Rahmen der Entgiftung durchgeführt. Auf die Ergebnisse darf man gespannt sein.

Literatur

1. *Stux G., Stiller N., Pomeranz B.:* Acupuncture. 4. Aufl. 1993, Springer Verlag Berlin
2. *Mann K., Stetter F., Günther A., Buchkremper G.:* Qualitätssicherung in der Entzugsbehandlung von Alkoholabhängigen. Deutsches Ärzteblatt 92, (Nov. 95), Heft 5, S. B2217-B2221
3. *Gastpar M., Rösinger C.:* Therapie der Opiatabhängigkeit. eutsches Ärzteblatt 93, (Feb. 1996), Heft 5, S. B205-B207
4. *American Academie of Child and Adolescent Psychiatrie official action:* Practice Parameters for the Assessment and Treatment of Children and Adolescents with Substance Use Disorders. J. am. Acad. Child adolesc Psychiatry 38, 10 Supplement, Okt 1997
5. *Oudemans E.:* Akupunktur in der Drogen- und Alkoholentzugsbehandlung. Antilla Medizin Verlag Berlin 1995
6. *Farell M., Taylor E.:* Drug and Alcohol use and misuse. In: Rutter M., Taylor E., Hersov M.: Child and Adolescent psychiatry. Blackwell Scientific Publications, 3. Aufl. 1994, S. 529–545
7. *Thomasius R.:* Drogenkonsum und Abhängigkeit bei Kindern und Jugendlichen. Sucht 37 (1991), Heft 1, S. 4–19

Wolfgang Weidig

Plädoyer für eine akupunkturgestützte ambulante Entzugsbehandlung

Wer die Entwicklungen auf der Drogenszene und die damit einhergehenden Veränderungen im Drogenhilfesystem in den letzten zehn Jahren beobachtet hat, wird viele markante Veränderungen festgestellt haben: Auszugehen ist heute von einer »zunehmenden Anzahl polyvalent konsumierender und multimorbider Drogenabhängiger in den großstädtischen Ballungsgebieten« (Trüg 1995, S. 13) und einem »dramatischen Wandel im Drogenkonsum, weg von den Klassikern Heroin und Marihuana, hin zu Cocain und Ecstasy« (SZ v. 27.2.96, bezugnehmend auf den Jahresbericht des Bundesdrogenbeauftragten).
Auf diesem Hintergrund sowie einer differenzierteren Sichtweise von Drogenabhängigkeit und ihrer Behandlung wurden - aus gutem Grund - auch die Ansprüche und Anforderungen an das Drogenhilfesystem in den letzten Jahren erheblich modifiziert: Die lange propagierte »Leidensdruckthese«, nämlich die Erwartung, ein erhöhter Leidensdruck werde die Junkies schon in die Therapie treiben, sowie der einziggeltende Anspruch, nur eine Langzeittherapie könne eine *wirksame* Behandlung sein, sind obsolet. Zunehmend setzt sich offensichtlich auch die Definition von »Drogenabhängigkeit als chronisch-rezidivierender Erkrankung« *(vgl. Seite 15)* durch, mit der damit verbundenen Vorstellung, daß Rückfälle zum Krankheitsbild dazugehören und daß das Ziel der Behandlung ein möglichst langes drogenfreies bzw. problemabgemildertes Intervall sein kann.
Folgerichtig hat es in den letzten Jahren eine Trendwende von der Hochschwelligkeit zur Niedrigschwelligkeit gegeben. Wichtig war nicht mehr der »Heilungsanspruch« sondern die Forderung nach Linderung (»harm reduction«) der Probleme, die mit der Drogenabhängigkeit einhergehen.
Die Palette sogenannter niedrigschwelliger Hilfsangebote reicht inzwischen von reinen Versorgungs- und Betreuungseinrichtungen, ausgedehnten Substitutionsprogrammen, »Fixerstübchen« bis hin zu Überlegungen, für einen kleinen Kreis Schwerstabhängiger Heroin zu verschreiben.
Gleichzeitig ist auch der Bedarf an Entzugs- bzw. Entgiftungsmöglichkeiten gestiegen. Es gibt nach wie vor genügend Drogenabhängige, die Abstand von den Drogen nehmen und entziehen wollen, statt sich auf ein Leben »aus zweiter Hand« langfristig einzurichten.
Aus ethischer Sicht drängt sich damit auch die Frage auf, welches langfristige Ziel die »Niedrigschwelligkeit« anstrebt. M.E. muß jede Form der Drogenbehandlung neben Linderungsansätzen auch genügend praktische Hilfsangebote vorhalten, die es ermöglichen, ggf. mit dem Drogenkonsum auch aufhören zu können.
Demgegenüber ist in einigen Regionen der Bundesrepublik die Wartezeit auf einen Entgiftungsplatz erschütternd lang. Nicht selten müssen 4–6 Monate in Kauf genommen werden, um in einer Entgiftungseinrichtung aufgenommen werden zu können. Man behilft sich in diesem Mangel häufig mit einem Substitutions-Überbrückungsangebot (in der Regel werden Methadon oder Codein-Präparate verschrieben), das wiederum nicht selten die Aufgabe des Entgiftungswunsches nach sich zieht.
Obwohl in den letzten Jahren weitere Entgiftungsplätze geschaffen wurden, ist nicht abzu-

sehen, wo der nötige Sättigungsgrad erreicht sein wird: Die weiterhin langen Wartelisten und Wartezeiten demonstrieren, daß auch die zusätzlich geschaffenen Entzugsangebote bei weitem nicht ausreichen.
Bevor jedoch auf dieses Problem weiterhin mit einer quantitativen Aufstockung der benötigten Plätze reagiert wird, sollte die fachliche Diskussion geführt werden, welchen Stellenwert der Entzug bei einem Drogenabhängigen überhaupt hat, welche Absichten mit dieser Maßnahme verbunden sind und ob neben den (traditionell) stationären Angeboten auch andere (qualifizierte) Formen der Entzugsbehandlung denkbar sind.

- ▷ Stationäre Entzugseinrichtungen haben den unangefochtenen Vorteil, daß dieses Setting die Möglichkeit bietet, der bedrohlichen Drogenszene für einen kurzen umschriebenen Zeitraum zu entfliehen und sich in einigermaßen sicheres Terrain zu begeben. Dieser sichere Raum bietet u. a. die Möglichkeit der Erholung, des »mal wieder Luftholens«, einer ansatzweisen Reorganisation der häufig desolaten Lebensumstände. Wer diesen Raum zu schätzen weiß, wird ihn womöglich auch gut nutzen können.
- ▷ Daß der somatische und psychische Verelendungsgrad eines Drogenabhängigen nicht selten einen Krankenhausaufenthalt unumgänglich macht, steht außer Zweifel. Andererseits gibt es gute Gründe, auch über ambulante Entzugsmöglichkeiten nachzudenken.

Da es schon seit vielen Jahren zu den Gepflogenheiten deutscher Drogenexperten und Gesundheitspolitiker gehört, über die eigenen Landes- und Staatsgrenzen hinauszuschauen und auf die erstrebenswerten Vorteile ausländischer Drogenprogramme hinzuweisen, wird es sicher nicht schwerfallen, den Blick einmal nicht nach Holland und in die Schweiz, sondern auch einmal in die USA zu richten.

Man wird sich dabei sicherlich erinnern, daß dort in den USA in den 60er Jahren mit den ersten umfangreichen und standardisierten Methadonprogrammen begonnen wurde. Methadonprogramme gehören seither zum vorrangigen Behandlungsangebot in den Vereinigten Staaten.
Weit weniger in unser Bewußtsein gedrungen ist die Tatsache, daß in den USA schon immer Drogenabhängige in erster Linie ambulant entzogen wurden und werden. Die Gründe hierfür sind hauptsächlich wirtschaftlicher Natur: Stationäre Behandlungen sind in den USA überdimensional teuer und damit für den Großteil der Bevölkerung – legt man einmal das amerikanische Gesundheitssystem zugrunde – unerschwinglich.
Wohl ebenso unbekannt geblieben scheint, daß seit Ende der 70er Jahre immer mehr Cocain und Crack auf den US-amerikanischen Markt gedrungen ist, wodurch Methadon erheblich an Bedeutung verloren hat.

- ▷ Viele Einrichtungen haben frühzeitig begonnen, nach Behandlungsansätzen zu suchen, die dem veränderten Mißbrauchsmuster und den damit einhergehenden verheerenden Begleiterscheinungen Rechnung tragen könnten.
- ▷ Gefunden haben sie es in der Akupunktur.

Somit gibt es zwei Behandlungsmethoden, die auch in der Bundesrepublik in Ansätzen bereits praktiziert werden, ohne bisher einen bedeutsamen Stellenwert in der Diskussion erlangt zu haben:

- Die (Entzugs-) *Behandlung mit Akupunktur* sowie
- *ambulante Entzüge.*

Sinn machen sie m.E. vor allem dann, wenn sie miteinander verbunden zum Einsatz kommen.
Die Gründe hierfür möchte ich im Folgenden darlegen.

Der Entzug als Schnittstelle im Drogenhilfesystem

Die Entzugsbehandlung steht im Mittelpunkt des gesamten Drogenhilfesystems: Ein Drogenabhängiger, der eine Behandlung jedweder Art antreten will, muß in der Regel zuvor eine »Entgiftung« vorschalten. Damit wird ihr eine herausragende und machtvolle aber auch verantwortungsvolle Stellung zugewiesen.

Mit einem Intensiv-Behandlungsangebot, das auf dem Gesundheitssektor seinesgleichen sucht, werden nicht selten langjährig konsumierende und abhängig gewordene Menschen innerhalb weniger Tage oder Wochen (die durchschnittliche Aufenthaltsdauer liegt in der Regel bei 1-2 Wochen) vom Stoff entzogen. Alle Beteiligten (Klienten, Behandler, Krankenkassen) hoffen, daß eine möglichst lange Clean-Phase folgt.

Die Realität ist allerdings eine andere:
Aus der Ambivalenz und Unsicherheit, ob ihr Schritt auch tatsächlich vom gewünschten Erfolg gekrönt sein wird, nehmen viele Klienten ihren Aufnahmetermin zum Entzug nicht wahr, verschieben ihn oder revidieren ihre Entscheidung, mit Drogen aufhören zu wollen. Auch die Vorstellung, über einen längeren Zeitraum in einem Krankenhaus eingesperrt zu sein, hat einen demotivierenden Effekt. Schließlich zeigt eine relativ hohe Abbruchquote, die vorzeitige Beendigung der Behandlung, daß es Entzugsstationen nur zum Teil gelingt, ihre Klienten bis zum geplanten Ende der Maßnahme zu halten. Von denen, die »erfolgreich« ihren Entzug beenden, wird ein hoher Prozentsatz mehr oder weniger schnell wieder rückfällig.

Konsequenzen wurden bisher nicht gezogen.
Man hat sich damit abgefunden, daß Entzüge halt nur Entzüge sind, daß Rückfälle zum Krankheitsbild gehören und daß es befriedigende Lösungsmodelle des Drogenproblems eh' nicht gibt. Leider werden »niedrigschwelligen« Angeboten, wie Substitution oder Drogenfreigabe offenbar mehr »Vertrauen« geschenkt, als dem tiefsitzenden Wunsch der meisten Abhängigen, ohne Drogen leben zu wollen, ohne allerdings zu wissen wie. Denn nur so läßt sich erklären, weshalb dem Ziel »Drogenfreiheit« zunehmend weniger Bedeutung beigemessen wird, die Entzugsdauer so gering angesetzt wird und eine generelle Nachsorge nach einer Entgiftung in der Regel nicht vorgesehen ist.

In einem mit Praktikern erarbeiteten Papier konstatiert die »Gesellschaft für Forschung und Beratung im Gesundheits- und Sozialbereich mbh« - FOGS (Köln) - Qualifizierte Entzugsbehandlung. Entwurf eines Sollkonzepts zur stationären Entzugsbehandlung von Drogenabhängigen, Mai 1993 zurecht fest, daß

»die Versorgungssituation im Bereich der Entzugsbehandlung von Drogenabhängigen defizitär ist. Ambulante Entzugsbehandlung konnte sich bisher nicht etablieren, sieht man von einer im Einzelfall stattfindenden medikamentösen Behandlung durch den niedergelassenen Arzt einmal ab. Die stationären Angebote zur Entzugsbehandlung von Drogenabhängigen lassen sich sowohl im Umfang der zur Verfügung stehenden Behandlungsplätze als auch im Hinblick auf das Behandlungsprogramm als unzureichend charakterisieren.«

Doch welche Konsequenzen sind geeignet?
In der fachlichen Auseinandersetzung wird man sich mit der Frage beschäftigen müssen, welche Ziele mit dem Entzug verbunden sind:

Sollen die entzogenen Klienten nach der Behandlung möglichst langfristig clean bleiben, müssen möglicherweise die Behandlungszeiten grundsätzlich verlängert werden, damit genügend Zeit bleibt, um die struktu-

rellen Voraussetzungen für ein drogenfreies Leben schaffen zu können. Des weiteren wird es sinnvoll sein, eine ambulante (Weiter) Betreuung nach dem stationären Entzug anzubieten, um eine weitere Stabilisierung zu ermöglichen.
Ein anderer Standpunkt könnte sein, daß ein kurzer Entzug ohne weitere Behandlungsangebote durchaus reiche, da Rückfälle eh' zum Krankheitsbild gehören und nicht nachhaltig zu verhindern sind.

In meinem Plädoyer für einen ambulanten akupunkturgestützten Entzug lassen sich beide Haltungen durchaus miteinander verknüpfen.

Weshalb ein ambulantes Entzugsangebot sinnvoll ist und wie es praktisch umgesetzt werden könnte, soll im weiteren dargestellt werden.

Die ambulante, akupunkturgestützte Entzugsbehandlung

Fast jeder Drogenabhängige hat schon einmal mit Hilfe eines Arztes oder Angehörigen versucht, über eine mehr oder weniger schnelle Reduzierung des Drogen- bzw. Medikamentenkonsums ambulant von seiner Sucht loszukommen. Bekannt ist, daß diese Versuche in der Regel scheitern, u.a. weil neben dem langsamen »Entgiften« eine ausreichende psycho-soziale Betreuung fehlt. Der letzte Schritt, der des vollständigen Absetzens des Medikaments oder Suchtstoffes, mißlingt meist.
Daß es dennoch möglich sein kann, diesen ambulanten Weg erfolgreich zu beschreiten, zeigt sich - in beeindruckender Weise - in den USA, Vorreiter für viele positiven (und leider auch negativen) Entwicklungen hierzulande.

Das Lincoln-Hospital in New York als Beispiel einer ambulanten Entzugseinrichtung

Ein besonders gutes Beispiel für das Setting einer ambulanten Entzugs- und psycho-sozialen Behandlungsklinik stellt das Lincoln-Hospital in New York dar, wo seit 1972 - zunächst noch mit Methadon - und seit 1974 nur noch mit Unterstützung von Akupunktur ambulante Entzüge durchgeführt werden *(12)*.

Bei der Entzugsabteilung des Lincoln-Hospitals handelt es sich um eine Straßenklinik in der South-Bronx, einem der am stärksten von Cocain- und Crackabhängigen gezeichneten Bezirke New Yorks. Hier erscheinen täglich mehr als 250 entzugswillige Drogenabhängige, um sich einer ganz offensichtlich wirksamen Behandlung zu unterziehen. Die Klienten reduzieren selbst ihre Drogen in einem verabredeten Zeitraum und werden mit Hilfe von Akupunktur dabei unterstützt, so daß Entzugssymptome nicht auftreten. Viele Klienten kommen aber auch, weil sie erfahren haben, daß Akupunktur ihnen helfen kann, den harten Alltag streßfreier durchzustehen *(9)*.
Täglich werden Urinkontrollen in einem eigenen Labor durchgeführt. Die Klienten erhalten regelmäßig wöchentlich einen Computerausdruck über die Entwicklung ihrer Urintests, so daß sie nachweislich den Prozeß ihres Entzugs überprüfen können. Diese Vorgehensweise steigert gleichzeitig die Motivation in ihrem Anliegen nach Drogenfreiheit. Klienten, bei denen in den Urintests keine Veränderungen auftreten, können vorerst am Programm nicht mehr teilnehmen. Sie müssen zunächst mit einem Therapeuten über ihre weiteren Absichten sprechen, bevor sie wieder zugelassen werden.
Neben der reinen Akupunkturbehandlung wird im Lincoln-Hospital u.a. auch Beratung

und ambulante Betreuung angeboten. Die Behandlungspalette hat sich in den letzten Jahren erheblich gewandelt und der Nachfrage angepaßt: AIDS-Patienten werden inzwischen ebenso behandelt wie Crack-abhängige Mütter und ihre Kinder (siehe auch das Kapitel VIII).

Die erfolgreiche Arbeit des Lincoln-Hospitals hat weitreichende Resonanz bewirkt. Täglich besuchen Ärzte, Drogentherapeuten, Politiker, Richter etc. aus aller Welt die Einrichtung, um sich Anregungen für die Bewältigung der Drogenprobleme vor Ort zu holen: Inzwischen gibt es in allen Bundesstaaten der USA und darüber hinaus auch in anderen Ländern ambulante akupunkturgestützte Entzugsprogramme (z. B. England, Holland, Spanien).

Mit der Gründung der NADA (National Acupuncture Detoxification Association) im Jahre 1985 wurde ein organisatorischer Rahmen geschaffen, um die am Lincoln-Hospital entwickelten Standards und Kriterien akupunkturgestützer Suchttherapie auch mit offizieller staatlicher Unterstützung weiterzuverbreiten. Inzwischen gibt es mehr als 1000 Akupunkturprogramme, überwiegend in den USA aber auch in anderen Staaten. Seit 1990 sind in den USA mehr als 200 Drogengerichtsprogramme (Drug-Courts) entstanden, die zum Teil an akupunkturgestützte Behandlungsprogramme gekoppelt sind *(14)*.

Welche Dimension die akupunkturgestützte Behandlung in den USA inzwischen erlangt hat, läßt sich (schlaglichtartig) an der Gesetzgebung in einigen Bundesstaaten demonstrieren: Im Bundesstaat Oregon werden mittlerweile Drogenabhängige nur noch zu einem Methadonprogramm zugelassen, wenn das Akupunkturprogramm gescheitert ist. In New York City dürfen inzwischen auch nicht-medizinische Therapeuten (Sozialarbeiter und Psychologen) die von der NADA favorisierten 5 Ohrpunkte bei der Betreuung ihrer Drogenabhängigen einsetzen. Die NADA ist beauftragt, die regelmäßige Kontrolle und Supervision bei diesem Personenkreis sicherzustellen.

Erfahrungen in Deutschland

Im Rahmen einer Erprobungsphase wurden 1986 bis 1989 in einer Frankfurter Beratungsstelle nach dem New Yorker Modell erfolgreich ambulante Entzüge mit Ohrakupunktur durchgeführt. Der Erfahrungsbericht liest sich sehr eindrucksvoll:

»Nahezu die Hälfte der Drogensüchtigen fällt nach Applikation der Nadeln in tiefen Schlaf. Die Empfindungen während der Akupunktur werden bislang ausnahmslos als angenehm beschrieben und reichen von einem Gefühl der Ruhe und Wärme über die Beschreibung innerer Ausgeglichenheit und Zufriedenheit bis zu der Schilderung, man fühle sich, als habe man sich »gerade einen Druck gemacht«. Die Symptome des körperlichen Entzuges sind deutlich reduziert, in Einzelfällen angeblich vollkommen verschwunden. 90% der von uns Behandelten haben die Behandlung fortgesetzt, von diesen waren 90% während der Zeit der Akupunkturbehandlung drogenfrei, bzw. nahmen eine im Vergleich zu der vom Arzt verordneten deutlich geringere Menge eines Substitutionsmittels, der Beigebrauch legaler Drogen entfiel. Passivität, Konzentrationsschwäche und soziales Desinteresse ließen sich überwiegend positiv beeinflussen, es fiel den Betreffenden wesentlich leichter, sich während der sich an die Akupunktur anschließenden Gespräche zu konzentrieren; in diesen Gesprächen herrschte eine entspannte Atmosphäre, die für die Wirksamkeit psycho- und soziotherapeutischer Behandlungsmaßnahmen Voraussetzung ist.« (Zitiert nach *7)*.

Auch *Marx* (1986) berichtet über den erfolgreichen Einsatz von Akupunktur im Entzug von Alkohol- und Medikamentenabhängigen. Aus einer dreijährigen Untersuchung in der Bernhard-Salzmann-Klinik (Gütersloh), in deren Verlauf 200 Patienten hinsichtlich der Wirkungsweise der Akupunktur untersucht wurden, kommt er zu beeindruckenden Ergebnissen. Nicht nur sieht er die Forderung nach einem medikamentenfreien Entzug durch Akupunkturbehandlung als erfüllt an, er konstatiert auch einen enormen therapeutischen und kostensparenden Effekt. Bereits 1979 sieht er ausgesprochen gute Erfolge in der akupunkturgestützten ambulanten Weiterbehandlung Suchtmittelabhängiger.

Die Erfahrungen einiger Projekte in Kiel und Hamburg (*NADA-News* 1 u. 2, 1995) zeigen, daß es möglich ist, methadonsubstituierte Klienten mit Akupunktur beikonsumfrei zu bekommen.

Bedeutung des Einsatzes von Akupunktur in der Behandlung

Es bietet sich an, den ambulanten (die stationären Erfahrungen sind im Kapitel II ausführlich beschrieben) Entzug mit Unterstützung von Akupunktur vorzunehmen. Dadurch sind folgende Vorteile gegeben:

- Akupunktur läßt sich stoffunabhängig einsetzen. Sie ist wirksam bei allen Formen der Abhängigkeit (von Alkohol, Heroin, Polamidon/Methadon, Benzodiazepinen, Barbituraten, Cocain, Crack ...)
- Akupunktur senkt den »Drogenhunger« und erhöht dadurch erfahrungsgemäß erheblich die Haltequote im Entzugs- und Behandlungsprogramm
- Akupunktur nimmt positiven Einfluß auf die durch die Drogen verstellten Regelkreise im physischen und psychischen Geschehen des Körpers
- Akupunktur fördert den Aufbau des Endorphinstoffwechsels, der durch Opiate und vor allem durch Methadon zum Erliegen kommt *(10)*
- Akupunktur reduziert allgemein Streß und Unruhe; sie ist förderlich für die psychosoziale und emotionale Balance; Schlafbeschwerden werden rascher behoben als durch medikamentöse Behandlung; die Entzugssymptomatik wird reduziert.
- Von Vorteil ist, daß Medikamente nicht eingesetzt werden müssen, da der Klient sich mit eigenen Mitteln selbst »runterdosieren« kann. Eine Fehldosierung über eine multiple Verschreibung kann damit vermieden werden.
- Zerebral wirksame und sedierende Medikamente brauchen nicht eingesetzt werden.
- Akupunktur läßt sich ausgesprochen gut in ein Nachsorgekonzept integrieren, da mit ihrer Hilfe, berücksichtigt man die vielfältige Literatur zu diesem Thema, eine längerfristige Stabilisierung unterstützt werden kann.
- Akupunktur eignet sich hervorragend zur Reduzierung des Beikonsums im Rahmen von Methadonprogrammen. (»The most important impact of acupuncture in maintenance programs is reduction of secondary substance abuse – primarily involving alcohol and cocaine, even in patients with minimal motivation *(Margolin* 1993) [...] »Acupuncture is effective with patients on any dosage level of methadone.«) *(Smith* 1996).
- »Durch eine Steigerung des körperlichen Wohlbefindens eignet sich die Akupunktur zur Prävention und Rückfallprophylaxe und kann hier mühelos auch in den Tagesablauf stationärer Einrichtungen integriert werden« (Zit. nach *7)*.

- Akupunktur ist eine nonverbale Art von Therapie (*Smith* 1993). Akupunktur hilft dort weiter, wo Worte keinen oder noch keinen Einfluß auf die behandlungsbedürftige Person haben.
- Akupunktur hat einen nachweisbaren Effekt auf den Immunstatus, so daß ihr Einsatz positive Auswirkungen auf den Verlauf der HIV-Erkrankung haben könnte.

Vorteile eines ambulanten Entzugssettings

▷ Die Platzkapazität ist bedarfsgerecht variabel (während stationäre »Bettenkontingente« nicht beliebig erweiterbar sind). Wartezeiten auf einen Entzugsplatz wird es im ambulanten Setting somit nicht geben. Klienten können sofort zum Entzug oder bei Rückfallgefährdung frühzeitig in die Behandlung genommen werden.

▷ Die Angst des Klienten vor dem Entzug ist geringer, weil er weiterhin die Kontrolle über das Entzugsgeschehen behält.

▷ Ein ambulantes Entzugssetting könnte die Arbeit ärztlich begleiteter ambulanter Beratungs- und Behandlungseinrichtungen bereichern und die Effektivität steigern.

▷ Die Attraktivität der ambulanten Arbeit ist für Mitarbeiter erheblich größer, weil z.B. keine Nachtdienste durchgeführt werden müssen. Plötzliche Behandlungsabbrüche, wie sie im stationären Setting immer wieder als Belastung erlebt werden, kommen in der Regel nicht vor.

Zielgruppen für einen akupunkturgestützten ambulanten Entzug

Von Drogen, Medikamenten und Alkohol abhängige Menschen, die

- erst seit kurzem abhängig sind, entziehen wollen und – aufgrund ihrer eigenen Einschätzung – keiner stationären Entzugsbehandlung bedürfen (Gruppe der Neueinsteiger)
- aus einer stationären Therapie kommen und es – nach einem Rückfall – ohne Hilfe nicht schaffen, wieder clean zu werden
- die sich in ambulanter Therapie befinden und – nach einem Rückfall – zügig wieder clean werden wollen, um die Behandlung fortzusetzen
- die sich aufgrund ihrer beruflichen Tätigkeit keine stationäre Entzugsbehandlung »leisten« können.
- keine Substitution, sondern clean leben wollen
- mit oder ohne Therapie clean geworden sind und das »drogenfreie Intervall« zu verlängern beabsichtigen
- mit Methadon substituiert sind und ihren Beikonsum beenden wollen

Anforderungen an ein ambulantes Entzugs- und Behandlungskonzept

Bekannt ist, daß die Behandlung Drogenabhängiger eines besonderen institutionellen Rahmens bedarf. Hier liegt ein bedeutender Unterschied zu anderen psychisch kranken Menschen, die einer ambulanten Psychotherapie bedürfen. Viele niedergelassene Ärzte und Psychotherapeuten sehen sich in der Behandlung Drogenabhängiger überfordert und delegieren deshalb die Behandlung an spezielle Drogentherapieeinrichtungen.

Ein ambulantes Entzugs- und Behandlungsangebot muß deshalb auch einen ganzheitlichen Anspruch verfolgen. Neben der medizinischen Behandlung muß ein ausreichendes Angebot an psychosozialer Betreuung und Beratung vorgehalten werden. Günstig wäre sogar, die neu zu konzipierende Entzugsbehandlung in ein Beratungs- und Therapiezentrum zu integrieren, um die Vernetzung verschiedener Ansätze und Angebote zu optimieren. Es sollte andererseits nicht Absicht einer ambulanten Entzugseinrichtung sein, neben ihrer originären Arbeit auch noch den Bereich »Ambulante Therapie« zu versorgen. Hierfür gibt es bereits Einrichtungen, mit denen eine gute Kooperation eingegangen werden kann.

Konzeptionelle Konsequenz

1. Die akupunkturgestützte Entzugsbehandlung

Wie der stationäre Entzug muß auch der **ambulante Entzug** ärztlich verantwortet und geleitet werden. Im Rahmen der Akupunkturbehandlung kommen neben der Ohr- auch die Körperakupunktur zur Anwendung.
Erfahrungsgemäß reichen die folgenden fünf Ohrpunkte aus (vgl. Hinweise zu Lokalisation und Besonderheiten, *Seite 27, 30* und *133f.):*
1. Vegetativum, Ohrpunkt 51
2. Shenmen, Ohrpunkt 55
3. Niere, Ohrpunkt 95
4. Leber, Ohrpunkt 97
5. Lunge, Ohrpunkt 101.

Weitere **Körperpunkte** ergeben sich aus der Symptomatik.

Klienten, die einen ambulanten Entzug durchführen möchten, müssen sich schriftlich verpflichten

- regelmäßig, d. h. mindestens einmal täglich, am Behandlungsprogramm teilzunehmen (es wird jeweils ein individueller Behandlungsplan erstellt)
- selbständig ihren Drogen- und Medikamentenkonsum zu reduzieren. Dies wird durch regelmäßig durchgeführte Urinkontrollen überprüft.

In den ersten 3–4 Wochen ist es sinnvoll, mindestens einmal täglich an der Akupunktursitzung (Dauer: 45 Min.) teilzunehmen. Die Therapeuten verabreden zudem feste Gesprächstermine mit den Klienten.

2. Die akupunkturgestützte ambulante Betreuung

Die Indikation für Akupunktur im Rahmen einer ambulanten Behandlung ist sinnvoll, weil erfahrungsgemäß auf diese Weise Rückfälle vermieden, der ab und an auftretende Drogenhunger zügig reduziert und die Haltequote im Behandlungsprogramm erhöht werden kann.
In diesem Behandlungssetting kommen in der Regel nur die genannten Ohrpunkte zur Anwendung.
Klienten, die entzogen sind, können ein- bis zweimal wöchentlich weiterhin am Akupunkturprogramm teilnehmen, um sich über einen längeren Zeitraum zu stabilisieren. Soweit sie nicht in anderweitiger ambulanter Betreuung oder ambulanter Therapie sind, können sie weiterhin auch Gesprächsangebote wahrnehmen oder am allgemeinen Behandlungsprogramm teilnehmen.
Weitere Behandlungsangebote im Rahmen der ambulanten Entzugsbehandlung könnten sein: medizinische Behandlung, soweit sie von den vorhandenen Ärzten/Ärztinnen und dem medizinischen Hilfspersonal ermöglicht werden kann (z. B. Abszeßbehandlung); Allgemeine Beratung; Gesundheitsberatung; Gruppen- und Einzelbetreuung bzw. therapie; Übungsangebote zur Entspannung: Qi Gong, Autogenes Training, Progressive Relaxation; Shiatsu etc.

Behandlungsrahmen. Ein Anspruch an eine Ganztagsbetreuung sollte nicht verfolgt werden. Klienten, die den o.g. Zielgruppen angehören, können die im Laufe jedes

Wochentages angebotenen Maßnahmen nutzen, soweit sie bereit und zeitlich dazu in der Lage sind. Berufstätigen Klienten soll somit z. B. ermöglicht werden, ohne Unterbrechung der Tätigkeit mindestens einmal täglich zur Akupunktursitzung zu erscheinen, ohne weitere Angebote nutzen zu müssen. Die Einrichtung könnte wochentags von morgens bis abends geöffnet sein; am Wochenende wäre eine zeitlich eng begrenzte Öffnungszeit überlegenswert.

Akupunkturpunkte, medikamentöse Behandlung. Da sich die Klienten selbständig in ihrem Drogen- und Medikamentenkonsum reduzieren, müssen (im Gegensatz zum konventionellen stationären Setting) beim ambulant akupunkturgestützten Entzug keine Medikamente eingesetzt werden. Neben den 5 Ohrpunkten, die routinemäßig bei allen Klienten genadelt werden, wäre eine zusätzliche Körper-Akupunkturbehandlung nur bei zusätzlichen allgemeinen Beschwerden indiziert (Bronchitis, Symptome bei AIDS, Migräne, Kopfschmerzen aller Art, Heuschnupfen etc.).

Urinkontrollen. Wichtig ist, daß regelmäßig Urinkontrollen durchgeführt werden, um Anhaltswerte für den Erfolg der Behandlung zu erhalten. Zur Motivation des Klienten kann es sinnvoll sein, die Ergebnisse der Drogenscreenings in einer wöchentlichen »Erfolgskurve« graphisch darzustellen und dem Klienten als Nachweis mitzugeben. Er selbst kann anhand einer solchen Kurve seine Entwicklung mitverfolgen. Klienten, deren Drogenscreening keine absteigende Tendenz aufweisen, können aus dem Behandlungsprogramm ausgeschlossen werden.

Kosten. Für Entzugsphase muß ein Tagespflegesatz mit den jeweiligen Leistungsträgern vereinbart werden. Für die reduzierte Nach- bzw. Weiterbehandlung sollten lediglich die in Anspruch genommenen Leistungen mit den Leistungsträgern abgerechnet werden.

Aus wirtschaftlichen Gründen ist die Einrichtung eines hauseigenen Labors sinnvoll. Dieses Labor sollte aus Rentabilitätsgründen auch von anderen ambulanten Projekten genutzt werden können.

Zusammenfassung

Mit der weiteren Zunahme des Drogenproblems, der steigenden Rate der Neueinsteiger und Stoffumsteiger sowie der Notwendigkeit, Entzugsmöglichkeiten flexibler und schneller zugänglich zu gestalten, ist es sinnvoll, in der Entzugsbehandlung neue Wege zu beschreiten.
Lange Bewerberlisten und Wartezeiten dokumentieren, daß der Ausstiegswunsch vieler Drogenabhängiger weiterhin hoch ist. Die hohe Rückfallrate nach einem Entzug weist auf strukturelle Mängel der bestehenden Behandlungskonzepte hin. Nach wie vor fehlt es an wirksam stützenden Mitteln, Drogenabhängige nach einem Entzug oder nach einer Therapie oder während des drogenfreien Intervalls längerfristig clean zu halten.
Nachgedacht werden muß über die Ergänzung stationärer durch ambulante Entzugsmöglichkeiten, wie es sie in anderen Ländern bereits gibt.
Als Behandlungsmethode der Wahl läßt sich hierbei Akupunktur besonders vorteilhaft einsetzen, weil sie stoffunspezifisch wirkt und somit nicht nur bei Heroin- sondern auch bei Cocain-, Medikamenten- und Alkoholabhängigkeit gut einsetzbar ist.
Methadonsubstituierte Klienten können mit Hilfe von Akupunktur mit gutem Erfolg vom Beikonsum entzogen werden.
Akupunktur reduziert zudem erfahrungsgemäß das Drogenverlangen (Craving) und wirkt positiv und stützend auf die psychische Befindlichkeit, so daß hiermit ein Mittel zur Verfügung steht, das nicht nur stoffunspezifisch im stationären als auch ambulanten Drogenentzug wirksam eingesetzt werden kann, sondern gleichzeitig eine mittel- bis langfristige Stabilisierung nach einem Entzug zu bewirken vermag.
Ziel ist somit die Etablierung einer akupunkturgestützten ambulanten Entzugs- und Behandlungseinrichtung

→ die einer effektiveren Nutzung der Schnittstelle »Entzug« im Drogenhilfeverbund dienen kann,
→ die für Drogenabhängige effektiv ist, weil sie de facto niedrigschwellig genutzt werden kann und langfristig zu einer erhöhten Stabilität verhilft,
→ die einen kosteneinsparenden Effekt hat.

Ansätze, die dieses Ziel verfolgen, gibt es bereits. So hat beispielsweise eine Hamburger NADA-Arbeitsgruppe ein gut durchdachtes Konzept vorgelegt, das mittlerweile umgesetzt wurde und von R. Raben in diesem Buch beschrieben wird.

Literatur

1. *Behrend, K., Degkwitz, P., Trüg, E. in:* Schnittstelle Drogenentzug, Freiburg 1995, S. 13
2. *Bullock, M. D., Milton, L.* et al.: Controlled Trial of Acupuncture for Severe Recidivist Alcoholism. In: The Lancet, June 24, 1989
3. *Marx, H. G.:* Die Behandlung des Entzugssyndroms mit Akupunktur. Kongreßband des Weltkongresses für wissenschaftliche Akupunktur. Okt. 1983, Haug-Verlag, S. 237 ff.
4. *Marx, H. G.:* Anwendung der Akupunktur in einer Fachklinik für Suchtkranke. Wiener Zeitschrift für Suchtforschung 3/1979
5. *Marx, H. G.:* Medikamentenfreie Entgiftung von Suchtkranken - Bericht über den Einsatz von Akupunktur. In: Suchtgefahren 30, Hamm 1984, S. 203 f.
6. Reha-Klinik Agethorst: Dokumentation der ersten Modellphase (1991–1993). Agethorst, Juni 1994
7. *Ramloch-Sohl, M.:* Entzugsbehandlung mit Akupunktur. In: Suchtgefahren 35, Hamm 1989, S. 202 ff.
8. *Smith, M. O.:* The Lincoln Hospital Acupuncture Drug Abuse Program. Testimony presentedt to the Select Commitee on Narcotic of the House of Representatives. July 25, 1989
9. *Smith, M., McKenna, B.:* The Integration of Acupuncture into existing Chemical Dependency Treatment Programs, Prag 1994)
10. *Stux, G., Stiller, N., Pomeranz, B.:* Akupunktur, Lehrbuch und Atlas, Springer-Verl. 1993, S. 3–25
11. Süddeutsche Zeitung (SZ) v. 27. 2. 96
12. The Lincoln Clinic Program: An Alternative Approach to Detoxification and Treatment, New York 1992
13. *Trial in Acupuncture Detoxification (TRIAD),* Forschungsbericht von 1990 über ambulanten Opiat-Entzug mit Akupunktur (in Original und Übersetzung)
14. *Tauber, Jeffrey:* National Association of Drug Court Professionals, Alexandia, Virginia. Vortrag auf der 4. Int. NADA-Konferenz Meiland 1997.

Wolfgang Weidig

Stationärer Drogenentzug mit Akupunktur

Suchtakupunktur hat in Deutschland im Laufe der vergangenen Jahre ein besonderes Interesse gewonnen. Daß dies so ist, kann sicherlich auch mit der erfolgreichen Arbeit der Rehaklinik Agethorst im nördlichsten Bundesland Schleswig-Holstein in Zusammenhang gebracht werden. In dieser Klinik, die 1991 als Bundesmodellprojekt begann, wurden wichtige Impulse gesetzt: Zum einen war der in Hamburg ansässige Drogenhilfeträger, die Therapiehilfe e.V., mutig genug, sich auf ein Behandlungskonzept einzulassen, über dessen Verlauf und Resultate niemand eine Prognose abgeben konnte, weil Erfahrungen über die Form des von uns geplanten Akupunktureinsatzes im stationären Drogenentzug nicht vorlagen. Zum anderen gab es Forderungen durch das Modellvorhaben, die ja eigentliches Ziel des Interesses waren: Das Modellprogramm »Kompakttherapie« sah im weitesten Sinne ein dreimonatiges niedrigschwelliges Behandlungsangebot mit Entgiftungsmöglichkeit für langjährige Abhängige vor. Die Rehabilitationsklinik hat den vorhandenen Spielraum in positiver Weise dazu genutzt, als eine der ersten Einrichtungen das Konzept einer Kurzzeittherapie umzusetzen. In Ergänzung zu den bis dahin üblichen neunbzw. zwölf- oder achtzehnmonatigen Langzeittherapien sahen wir für eine begrenzte Gruppe von Drogenabhängigen in einer dreimonatigen Therapiephase eine erfolgversprechende Alternative. Neu war weiterhin das Wagnis, Entgiftung und Therapie als integrierte Behandlungsform unter einem gemeinsamen (räumlich nicht getrennten) Dach anzubieten. Üblich war immer die kompromißlose Trennung der Bereiche »clean« und »nicht- clean«.

Die Rehabilitationsklinik Agethorst hat somit neuartige Wege beschritten, die weitreichende Folgen haben sollten. Übrigens führten die nachfolgend beschriebenen guten Behandlungsmethoden dazu, daß 1993 in Agethorst der deutsche Zweig der NADA (National Acupuncture Detoxification Association) gegründet wurde.
Erfahrungen in Suchtakupunktur sind, zumindest was ihre Veröffentlichung betrifft, in der Bundesrepublik leider recht spärlich. Einer der wenigen, die konsequent Akupunktur in der Behandlung von vorwiegend Alkohol- und Medikamentenabhängigen eingesetzt haben, ist der Arzt und langjährige Leiter der Bernhard-Salzmann-Klinik in Gütersloh. Aus seinen Veröffentlichungen entnehmen wir, daß Akupunktur nicht nur zur Entzugssymptomreduzierung führt, sondern den psychotherapeutischen Behandlungsprozeß wirkungsvoll fördert.
Veröffentlichungen zur Suchtakupunktur im ambulanten Behandlungssetting sind dagegen reichhaltig vorhanden. Da dieses Setting in Europa noch die Seltenheit ist, finden wir (i.d.R. englischsprachige) Erfahrungsberichte hauptsächlich aus den USA, wo ambulante Entzüge eher die Regel der Behandlung darstellen.

Bei der Entwicklung des Entzugskonzepts der Rehaklinik haben wir uns deshalb zunächst auf Erfahrungen in den USA und zum Teil auch in England beziehen können. Die tägliche Praxis beraubte uns allerdings rasch der Illusion, wir könnten mit den 5 Standard-Ohrpunkten, die uns der Londoner Physiotherapeut und NADA-Trainer John Tindall in Agethorst beigebracht hatte, stationären

Drogenentzug durchzuführen. Die Grenzen wurden deutlich, als wir erkannten, daß die in Deutschland üblichen (polytoxikomanen) Mißbrauchsmuster mit den amerikanischen nicht vergleichbar und somit auch nicht gleich behandelbar sind.

Das in Agethorst an mittlerweile mehr als 3000 Patienten mit unterschiedlichsten Mißbrauchsmustern und Dosierungen entwickelte und erprobte Behandlungsprozedere läßt sich wie folgt beschreiben:

Behandlungsauftrag

In der Fachklinik Bokholt (der ehemaligen Rehaklinik Agethorst) wird ein qualifizierter Entzug angeboten, der auf folgenden Säulen beruht:

- Allgemeine (schul-)medizinische Diagnostik, westliche und östliche Behandlungsmethoden wie Akupunktur, Akupressur, Moxibustion, Teezubereitungen, Balneotherapie sowie QiGong
- Psychosoziale/psychotherapeutische Begleitung

Die Klinik verfügt über insgesamt dreiunddreißig Plätze, davon achtzehn für die Kurzzeittherapie und fünfzehn für die Entgiftung (zehn Betten im Krankenhausplan von Hamburg, fünf Betten für Schleswig-Holstein). Im Auftrag des Hamburger Senats wird im Frühjahr 1999 eine weitere Abteilung mit zwölf Entzugsbetten für drogenabhängige Kinder und Jugendliche eröffnet.

Belegt wird die Klinik von allen Leistungsträgern einschließlich der BfA.

Das Team der Entzugsabteilung besteht im Kern aus zwei Ärzten, zwei Sozialpädagogen und vierzehn Krankenschwestern/pfleger. Sporttherapie, Verwaltung, Wirtschaftsbereich etc. wird mit der Reha-Abteilung geteilt.

Das Behandlungsprozedere

Der aufgenommene Patient, der im Vorwege ausreichend über unsere Entzugsform informiert wird, verzichtet i.d. Regel auf sämtliche suchtfördernden Substanzen und erhält vom ersten Tag an Akupunktur. Der Arzt bestimmt je nach Zustandsbild, welche Akupunkturpunkte genadelt werden sollen. Für die Umsetzung ist das Pflegepersonal zuständig.

Der aufgenommene Patient verzichtet auf sämtliche suchtfördernde Substanzen und erhält vom ersten Tag an Akupunktur.

Die Patienten werden zweimal täglich – morgens nach der Visite und am späten Nachmittag in der Gruppe akupunktiert. Die Ohrnadeln (fünf Punkte: Shenmen, Vegetativum, Nieren-, Leber- und Lungenpunkt) verbleiben fünfundvierzig Minuten im Ohr, bevor sie i.d.R. von Patienten selber gezogen werden können. Weiterhin werden Körperpunkte genadelt: zur Krampfprophylaxe bei Patienten mit vorangegangenen Benzodiazepinabusus; zur Förderung des Schlafes; zur Reduzierung von Übelkeit und Erbrechen; zur Behandlung sekundärer Beschwerden wie Bronchitis, Heuschnupfen und zur Beschleunigung von Wundheilung.

Da die Körpernadeln lediglich zwanzig Minuten im Körper verbleiben müssen, werden sie erst gesetzt, wenn bei allen Patienten die Ohrnadeln gestochen sind.

Die Behandlung findet in der Regel in Gruppen von bis zu fünfzehn Patienten statt. Ruhige Hintergrundmusik fördert die Entspannung und filtert störende Nebengeräusche.

Aus der Literatur ist zu entnehmen, daß Suchtakupunktur in der Gruppe einen höheren Wirkungsgrad erzielt. Dies trifft im stationären Setting nur zum Teil zu. Zwar erlebt die Mehrzahl der Patienten die Anwesenheit anderer Gruppenmitglieder als unterstützend. Für sehr unruhige Patienten kann es dagegen sinnvoll sein, die Akupunktur allein im Bett oder in einem ruhigen Behandlungsraum durchzuführen.

Erfahrungen mit der Behandlung von Ohr- und Körperakupunktur

Auch wenn die Ohr-Akupunktur offenbar einen sehr wirksamen Effekt in der Behandlung von Entzugssymptomen erzielt, zeigen unsere Erfahrungen, daß Ohr-Akupunktur im *klinischen* Setting allein nicht ausreicht, wenn alle bis zur Aufnahme konsumierten bzw. mißbrauchten Substanzen abrupt abgesetzt werden und wenn neben Heroin und Kokain auch größere Einheiten Methadon, Opiatersatzmittel, Benzodiazepine oder Alkohol mißbraucht wurden.

Aufgrund der in den letzten Jahren verstärkten Methadon-/Polamidonsubstitution sowie des damit parallel entstandenen Schwarzmarktes für diese Substanzen hat auch die Zahl von Patienten zugenommen, die von diesen »Ersatz«-Drogen entziehen möchten. Häufig besteht bei diesen Patienten, wie schon in den letzten Jahren vorhergesagt, ein zunehmender Kokain-Beikonsum. Bei vielen entwickelt sich aufgrund der polyvalenten Drogeneinnahme ein gemischtes Entzugssyndrom.

Der »kalte« Entzug von Methadon/Polamidon gilt in Patienten- sowie in Expertenkreisen als schwierig

1. da die akuten körperlichen Beschwerden länger anhalten als beim Heroinentzug
2. der Entzugsverlauf oft für den Patienten quälend wechselhaft ist
3. Restsymptome (wie Schlafstörungen) bis zu 6 Monaten bestehen bleiben können

Weiterhin wird bei hoher Substanzdosis vor Entzugsbeginn ein entsprechend gravierendes Beschwerdebild erwartet.
Deshalb war und ist es auch üblich, Patienten zu empfehlen, vor Aufnahme die Substitutionsmenge zu reduzieren.

Aufgrund unserer zunehmenden Erfahrungen über den Verlauf des akupunkturgestützten Methadonentzugs lassen sich diese Annahmen allerdings einschränken:

Zu 1.: Durch die differenzierte Anwendung von Ohr- und Körperakupunktur wird die Entzugsdauer verkürzt und die Beschwerdeintensität deutlich verringert. Das Ausmaß der Entzugslinderung ging bei einigen Patienten so weit, daß wir Beikonsum während der Behandlung vermuteten, ohne daß dieser sich bestätigte.

Zu 2.: Der qualvolle Wechsel zwischen freudig erwarteter Besserung und plötzlich wiederkehrenden Entzugssymptomen kann mit Hilfe von Akupunktur deutlich gemildert werden.

Zu 3.: Bei den von uns weiterbetreuten Patienten der Reha-Abteilung sahen wir nur selten die beschriebenen Restsymptome. Nach unserer Einschätzung ist dies ein Effekt der in der Therapiephase fortgeführten niedrigfrequenten Akupunktur.

Wie schon erwähnt, entwickelt sich häufig während der Substitution eine manifeste Kokainabhängigkeit
Zum anderen nimmt die Zahl der »reinen« Kokainabhängigen, die zur stationären Entzugsbehandlung kommen, deutlich zu.
Das Kokainentzugssyndrom ist kaum geprägt durch körperliche Beschwerden. Im Vordergrund stehen neben ausgeprägten Störungen des Biorythmus wie Schlafstörungen (anfangs vor allem erhöhter Schlafbedarf) ängstlich-depressive und gereizte Verstimmungszustände.

»Das Einnisten der Drogen im Kopf«, also das starke Verlangen nach erneutem Konsum, bestimmt die ersten Wochen bis Monate der Abstinenz.

Die von uns verwendeten Akupunkturkombinationen führen zu einer schnelleren Normalisierung des Biorythmus und fördern die psychische Ausgeglichenheit.
Die allgemein bekannten Entzugssymptome, wie Übelkeit, Erbrechen, Durchfall, Depressionen, Schlafstörungen, innere und motorische Unruhe, Rücken- und Gliederschmerzen etc. lassen sich innerhalb weniger Tage erfolgreich reduzieren, wobei die ersten drei bis vier Tage als die schwierigsten anzusehen sind.
Eindrucksvoll ist, daß das Auftreten von Drogenverlangen, das sog. Craving, im Klinikalltag nahezu fehlt. Daß dies der Akupunktur zuzuschreiben ist, wird in der vielfältigen Literatur zur Suchtakupunktur ausgiebig dargestellt.

Ohne das durch die Mitarbeiter in der Einrichtung gepflegte, von Akzeptanz und menschlicher Wertschätzung geprägte Klima hätte die Akupunktur nur marginale Wirkung.

Erfahrungen wurden im Laufe der Jahre auch beim Entzug von Barbituraten, Benzodiazepinen und Alkohol gesammelt. Soweit es vertretbar ist, wird der Entzug von diesen Substanzen ebenfalls ausschließlich mit Akupunktur durchgeführt. Doch selbst wenn ein Medikamenteneinsatz erforderlich ist, kann unter gleichzeitiger Akupunkturbehandlung die Dosierung des ausschleichenden Substituts erheblich reduziert eingesetzt und die Behandlungsdauer nahezu halbiert werden.

Unter anderem als Folge der Akupunktur werden die Patienten zugänglicher für psychotherapeutische Prozesse.
Es ist deshalb notwendig, die körperliche Behandlung, für die Akupunktur ein ideales Instrument darstellt, durch psychosoziale und psychotherapeutische Elemente zu ergänzen. Wie bereits erwähnt, ist die Akupunktur eine gute Vorbereitung auf therapeutische Interventionen. Durch Akupunktur geförderte (Wieder-)Wahrnehmung der Gefühle erlaubt es, den Patienten frühzeitig auch auf psychisch- emotionaler Ebene zu erreichen.
Zu ergänzen ist, daß ohne das durch die Mitarbeiter und Mitarbeiterinnen in der Einrichtung gepflegte, von Akzeptanz und menschlicher Wertschätzung geprägte Klima die Akupunktur sicherlich nur marginale Wirkung hätte. Schließlich bedingt der Einsatz von Akupunktur eine zwar wirkungsvolle aber auch schmerzhafte Berührung und für einen Drogenabhängigen ungewohnte Körpernähe, die gegenseitiges Vertrauen erfordert.

Bereits 1979 ist in der Wiener Zeitschrift für Suchtforschung zu lesen, daß die Patienten, die mit Akupunktur behandelt wurden, entspannter, ausgeglichener, zufriedener wurden, rascher größeres Vertrauen zu den Therapeuten fanden. In der Klinik hätte man zuerst schmerzlindernde Wirkungen beobachtet, die es Patienten möglich macht, erstmals auf das Suchtmittel als Analgetikum zu verzichten. Akupunktur hätte einen günstigen Einfluß auf Schlafstörungen, Unruhe, Spannungszustände, aggressives Verhalten, Angst, Unsicherheit und Verstimmungszustände - meist melancholischer Art – gehabt.

Der Autor dieses Artikels, der damalige ärztliche Leiter der Bernhard-Salzmann-Klinik in Gütersloh, Hans G. Marx, schreibt weiter: »Wir meinen, daß es die Akupunktur möglich macht, über Eingangspforten sowohl im körperlichen und vegetativen als auch im seelischen Bereich Einfluß auf gestörte Persönlichkeitsstrukturen zu gewinnen. Offenbar führt sie eine Stabilisierung der psychophysischen Eigenkräfte herbei und stärkt auf diese Weise die Fähigkeit zur Selbststeuerung. Hinzu kommt, daß die Akupunktur eine entspannte Atmosphäre im psychosomatischen Bereich schafft, die die Beeinflussung der Persönlichkeit oft erst möglich macht.« Er halte die Entziehungskur natürlich auch ohne Akupunktur für möglich und erfolgversprechend, »aber wenn man die Akupunktur in die übrigen Maßnahmen integrier(e), so scheinen sich die Erfolgsaussichten erheblich zu verbessern.«

Diese Erfahrungen entsprechen denen, die wir seit nunmehr acht Jahren bei mehr als 3000 Patienten (Febr. 99) machen konnten. Insgesamt wird das Akupunkturangebot von unseren Patienten gut angenommen. Mehr als 70% geben an, durch die Akupunktur stärker motiviert worden zu sein, clean zu leben, als durch medikamentengestützte Entzüge. Die Haltequote ist hoch. Nur ca. 20% der Patienten brechen die Entzugsmaßnahme vorzeitig ab.
Die durchschnittliche Aufenthalts- bzw. Behandlungsdauer beträgt im Jahresdurchschnitt zwölf bis vierzehn Tage. In Einzelfällen ist ein Aufenthalt bis zu drei Wochen durchaus begründet. Dies ist abhängig von der Art der mißbrauchten Substanzen bzw. vom Mißbrauchsmuster.

Die Wirkung der Suchtakupunktur im stationären Behandlungssetting

- Akupunktur wirkt stoffunspezifisch und läßt sich damit bei allen Abhängigkeiten von Suchtstoffen gut einsetzen. Es spielt also zunächst einmal keine Rolle, ob der Patient alkoholkrank oder von Medikamenten oder illegalen Drogen abhängig ist, ob er zu betäubenden oder aufputschenden Mitteln gegriffen hat. Das liegt daran, daß die Wirkungsweisen der Akupunktur (u.a. auch) auf der Ebene der Regelkreise zu suchen sind. Gerade in der Bundesrepublik mit ihrem meist anzutreffenden polytoxen Gebrauchsmuster, zu dem auch zunehmend mehr Alkohol in der illegalen Szene gehört, ist dies von unschätzbarem Wert. Dies gewinnt mit der gleichzeitig zunehmenden Hinwendung zu Kokain, teilweise auch Crack, an Bedeutung. Akupunktur reduziert also die Entzugssymptomatik bei allen Formen von stofflicher Abhängigkeit.
- Der natürliche Schlafrythmus stellt sich relativ schnell ein. Schlaffördernde Substanzen sind selten und wenn, dann nur in sehr geringer Dosierung nötig.
- Akupunktur führt zu Entspannung und innerer Ruhe und entlastet damit den Patienten im normalerweise angstauslösenden Entzugsgeschehen.
- Akupunktur senkt in erheblichem Maße den Drogenhunger. Diese in allen akupunkturgestützten Behandlungsprogrammen konstatierte Wirkung scheint wohl die spektakulärste zu sein. Unsere relativ geringe Abbruchquote führten wir u.a. auf die Akupunkturwirkung zurück.
- Gemeinsam mit Teezubereitungen, Kräuterbädern, pflegerischer und medizinischer Betreuung, therapeutischen Gruppen- und Einzelgesprächen ist Akupunktur eine sehr wertvolle und im Gesamtkonzept unentbehrliche Ergänzung. Die Compliance durch die Patienten ist ausgesprochen hoch.
- Akupunktur öffnet den Patienten für die Wahrnehmung seiner (positiv aber auch negativ empfundenen) Gefühle. Damit kann er (und der Therapeut) sich relativ schnell mit dem Teil seines Körpers auseinandersetzen, der in der Regel zum Mißbrauch von Drogen führt.

Drogenpolitische Perspektiven

Wir sehen immer wieder Patienten in unserer Einrichtung, die zwar behandelt werden müssen, die jedoch nicht unbedingt einer stationären Aufnahme bedurft hätten. Meist fühlen sie sich stark rückfallgefährdet oder haben gerade einen Rückfall nach einer abgeschlossenen Therapie hinter sich. Sie werden keinen oder nur einen geringen körperlichen Entzug haben, sie benötigen weder Methadon noch Tabletten

Behandelte Patienten brauchen Re-Stabilisierung

Akupunktur kann hier ein wichtiger Mosaikstein in der Behandlungskette sein, weil sie eine *medikamentenfreie* Stabilisierung schafft und eine Rückfallgefahr reduziert. Denn als Nachteil unserer stationären Entzugsbehandlung gilt, was andere ebenfalls zu bedauern haben: Auch mit Akupunktur entzogene Drogenabhängige bleiben nach dem Entzug meist nicht clean. Wichtig wäre deshalb die Fortsetzung der Akupunkturbehandlung im Anschluß an die stationäre Behandlung und die Ergänzung stationärer durch ambulante Entzugsmöglichkeiten. Auf diese Weise können rückfallgefährdete Patienten (z.B. nach einer stationären Therapie, nach einem stationären Entzug, im Rahmen einer ambulanten Therapie bzw. in einer Krise) rasch und wirkungsvoll aufgefangen werden.

Eine im ambulanten Setting eingesetzte Suchtakupunktur hilft

- die langen Wartezeiten zum stationären Entzug abzubauen
- Rückfälle möglichst zügig behandeln zu können
- Stabilität nach einer stationären Therapie bzw. einem stationären Entzug zu ermöglichen
- drogenfrei lebende bzw. drogenfrei leben wollende Menschen clean zu halten
- Methadonsubstituierte vom Beikonsum zu entziehen
- Kosten sparen

Es ist sicher deutlich geworden, daß breitgefächerte akupunkturgestützte Angebote nicht nur bedeutsame Ergänzungen in der Behandlungskette der Suchthilfe sind, sondern vor allem auch zur wirkungsvollen Rückfallprophylaxe beitragen können.

Bereits in der ersten Auflage dieses Buches wurde ein Plädoyer für ambulante akupunkturgestützte Behandlungsalternativen abgegeben. In dieser Neuauflage können wir ein erstes gelungenes Beispiel für die praktische Umsetzung vermitteln.

Literatur

1. *Geiger, W., Weidig W.:* Heroinentzug mit Akupunktur. In: DAO. Magazin fernöstlicher Lebenskunst. Hamburg 1992, Heft 2.
2. *Marx, H.G.:* Medikamentenfreie Entgiftung von Suchtkranken - Bericht über den Einsatz der Akupunktur. In: *Suchtgefahren* 30/1984.
3. *Weidig, W.:* Neue Nadeln für Fixer. In: PARTNER. Magazin des Gesamtverbandes für Suchtkrankenhilfe im Diakonischen Werk der EKD. Nr. 3/1993.
4. *Die Rehaklinik Agethorst.* Dokumentation der ersten Modellphase 1991–1993.
5. *Strauß, K., Weidig. W.:* Akupunktur im Drogenentzug - ein kurzer Abriß. In: Behrend, K. et al. (Hrsg.): Schnittstelle Drogenentzug. Freiburg 1995.
6. *Modellprogramm Kompakttherapie im Verbund der Drogenhilfe,* Qualifizierte Entzugsbehandlung und stationäre Kurzzeittherapie. Berichtszeitraum 1990–1995. Band 81. Schriftenreihe des Bundesministeriums für Gesundheit.

Ralph Raben

Akupunktur beim Drogenentzug von Schwangeren

Auch Drogenabhängige haben Kinder

Drogengebrauch wird zunehmend auch zu einem Gesundheitsproblem junger Frauen. Die Zahl der chronischen Heroin-, Medikamenten- und Kokaingebraucher nahm in den letzten Jahren bei Frauen sogar stärker zu als bei Männern. Drogenabhängige Frauen sind jung: zwischen ihrem sechzehnten und fünfunddreißigsten Lebensjahr ist auch die Zeit ihrer größten Fruchtbarkeit. Werden diese Frauen schwanger und sind »guter Hoffnung«, so sind außer ihnen selbst ihre Kinder davon betroffen: zum einen durch die Substanz, die während der Schwangerschaft sämtlich die Placenta passieren, zum anderen durch einen mitunter chaotischen Lebensstil der drogenabhängigen Eltern.

Hilfsangebote der Drogenhilfe richten sich noch zu selten an werdende Mütter oder werdende Eltern.

Von den etwa einhundertzwanzigtausend Heroinabhängigen, die es etwa in der BRD gibt, haben etwa dreißigtausend Kinder. Die Zahl alkoholtrinkender Schwangerer ist vermutlich groß, wir wissen wenig darüber, denn sie fallen kaum auf.
Und je häufiger wir Urin auf Drogen testen, desto mehr erkennen wir, daß zahlreiche Schwangere - zumindest gelegentlich - Kokain gebrauchen, obwohl wir ihnen das gar nicht zugetraut hätten. Auch Kokaingebraucher/innen fallen uns kaum auf. Sie wirken oft kommunikativ, lebhaft, angepaßt. Die Zahl der chronisch (auch i.v.) Kokaingebraucher und der »Crack«-abhängigen nimmt zu.

Die besonderen medizinischen und psychosozialen Probleme, aber auch die Chancen abhängiger, insbesondere illegal drogenabhängiger Eltern und ihrer Kinder interessieren die Suchtmedizin und die Drogenhilfe erst in jüngster Zeit.
Drogenabhängigkeit und Schwangerschaft? Das paßt irgendwie nicht »das darf doch nicht wahr sein!« Auch Drogenabhängige bekommen Kinder. Die meisten benötigen professionelle Hilfe. Die richtige Unterstützung kann in dieser Zeit der »guten Hoffnung« viel Schaden verhüten und Nutzen stiften.

Mit der Schwangerschaft spitzt sich die Problematik einer drogenabhängigen Frau zu:

Das größte Problem ist der gesundheitswidrige Lebensstil bei illegaler Drogenabhängigkeit. Der Streß bei der Beschaffung illegaler Drogen, der zusätzliche Gebrauch von Beruhigungsmitteln, eine schlechte Ernährung, ein Leben in gewalttätiger Partnerbeziehung, Prostitution, Sorgen, Schlaflosigkeit, mangelnde ärztliche Versorgung und Schwangerschaftsvorsorge gefährdet Gesundheit von Mutter und Kind.

Das zweite Problem für den Fetus ist der täglich sich wiederholende Opiatentzug bei der Mutter. Der Fetus ist so opiatabhängig wie seine Mutter. Da es der heroinabhängigen Mutter kaum gelingt, einen konstanten Heroinspiegel im Blut herzustellen, macht der

Fetus ein tägliches »Auf und Ab« der Opiate durch: Überschwemmung mit anschließendem Entzug. Das bedeutet für den Fetus massiven, riskanten Streß, meßbar z.B. als Erhöhung der Katecholamine (Adrenalin) im Fruchtwasser. Häufiger und rascher Opiatentzug kann zu Fehlgeburt, Frühgeburt, Mangelgeburt und Sauerstoffmangel beim Fetus führen.

Das dritte Problem liegt in der möglichen toxischen oder teratogenen Wirkung von Alkohol- und Drogen. Heroin, Kokain, Benzodiazepine, Barbiturate, Amphetamine und Alkohol sind sämtlich plazentagängig.
Opiate (Heroin, Codein) und Methadon scheinen nicht fetotoxisch oder teratogen zu sein. Sie führen nicht zu körperlichen Fehlbildungen oder geistigen Behinderungen. Konsumiert die Mutter auch während der letzten drei Wochen vor Geburt des Kindes Heroin oder Methadon, so wird aber das Kind mit großer Wahrscheinlichkeit (80%) kurz nach der Geburt unter einem mehrwöchigen Abstinenzsyndrom leiden, das der neonatologischen, qualifizierten Behandlung bedarf.
Ob Opiat- oder Methadongebrauch in der Schwangerschaft zu Entwicklungs- und Verhaltensstörungen jenseits des ersten Lebensjahres führen kann, ist nicht sicher.
Eine Untersuchung aus den Niederlanden weist auf eine verzögerte Sprachentwicklung bei den Kleinkindern hin (v. Baar, 1995).

Schäden durch Kokaingebrauch

Ebenfalls Gegenstand der Forschung ist, ob und wie sehr mütterlicher Kokaingebrauch in der Schwangerschaft zu späteren Schäden führt. Komplikationen, die dem Kokain zugeschrieben werden, sind Fehl- und Frühgeburten, Mangelernährung des Fetus, vorzeitige, plötzliche Plazentaablösung, Sauerstoffmangel und dadurch gehäuft notfallmäßige Kaiserschnittentbindungen.
Auch kindliche Fehlbildungen werden mit Kokain- und noch mehr mit Crackgebrauch in Zusammenhang gebracht: zu kleine Entwicklung des Kopfes (Eyler et al., 1998), Fehlbildungen der Harnwege, Herzfehler.
Das Risiko für einen Krippentod (Kindstod = SIDS) soll bei »Kokainkindern« ebenfalls erhöht sein.
Und schließlich wurde eine stärkere Irritabilität und größere Unruhe bei diesen Kindern festgestellt (Chasnoff et al., 1989).
Allerdings zeigt eine Literaturrecherche, daß die Auswirkungen des Kokainmißbrauchs in wissenschaftlichen Veröffentlichungen übertrieben dargestellt werden, weil dann eine Publikation der Arbeit wahrscheinlicher wird (Lindesmith-Center, 1997).
Gebrauchen Schwangere nur gelegentlich Kokain, so sind negative Wirkungen auf das Kind durchaus schwer auszumachen. Die Risiken hängen vermutlich in hohem Maße von der konsumierten Menge, der Häufigkeit des Gebrauchs und dem Zeitpunkt in der Schwangerschaft ab.
Nicht zu vergessen: Fast alle Drogengebraucherinnen und Alkoholtrinkerinnen sind auch starke Raucherinnen, so daß meistens eine Kombination verschiedener Noxen vorliegt.

Risiken bei Drogenabhängigkeit für die Mutter

- Infektionserkrankungen (Hepatitis, HIV, Gonorrhöe, Lues, Tbc)
- Fehlgeburt
- vorzeitige Wehen und Blasensprung
- vorzeitige Placentaablösung
- notfallmäßiger Kaiserschnitt
- Verlust des Kindes

Die Risiken für Fetus und Kind

- Frühgeburten mit entsprechend erhöhter perinataler Mortalität und Morbidität
- Wachstumsretardierung mit geistiger und körperlicher Entwicklungsstörung
- Körperliche Fehlbildungen und geistige Schäden durch toxische Wirkungen
- Übertragene Virusinfektionen mit nachfolgender Krankheit oder Behinderung
- Verlust der Eltern, wenn sie zur Versorgung des Kindes nicht in der Lage sind
- Wechselnde Pflegeeltern und Heimaufenthalte
- Plötzlicher Kindstod

Die Auswirkungen von Alkohol auf den Fetus sind bisher am besten untersucht. Der Schweregrad des fetalen Alkoholsyndroms (FAS) ist dosisabhängig und nimmt mit der Dauer der Alkoholkrankheit der Mutter bei jedem weiteren Kind zu. Das FAS ist gekennzeichnet durch

- niedriges Geburtsgewicht
- Entzugssyndrom des Neugeborenen
- geistige Entwicklungsstörung und
- typische Fehlbildungen z.B. Schädelfehlbildungen wie »Alkoholgesicht« mit kleinem Kopf oder Herzfehler.

Schwangerschaft als Chance

Heroinabhängige Frauen sind daran gewöhnt, oft monatelang keine Regelblutung zu haben (Oligo-Amenorrhoe). Sie haben dadurch keine Zykluskontrolle. Eine Schwangerschaft wird daher eher spät bemerkt. Das ist einer der Gründe, warum heroinabhängige Schwangere später als andere einen Frauenarzt aufsuchen.

Wir sehen unsere Patientinnen meistens zwischen der 12. und 20. Schwangerschaftswoche das erste Mal. Obwohl sie leichter als andere einen Arzt finden würden, der ihre ungeplante Schwangerschaft auch noch spät abbricht, erblicken sie - nach dem ersten Schock - nicht selten im Kind eine Chance für eine Lebenswende. Die ungeplanten Schwangerschaften werden überraschend häufig willkommen geheißen. Wie eine Frau sagte:

Das Kind ist meine Chance,
ein anderer Mensch zu werden

Viele schwangere Frauen sind jedenfalls motiviert, sich in ärztliche und oft erstmalig in psycho- und sozialtherapeutische Behandlung zu begeben. Sie möchten ihren Lebensstil ändern und zur Mutter »heranwachsen«. Sie haben ein äußerst schlechtes Gewissen ihrem »Kind« gegenüber und Horrorvorstellungen davon, was sie ihm bereits mit ihrem Drogenkonsum angetan haben.

Viele dieser Frauen leben in abhängigen, gewalttätigen Beziehungen, oft ohne eigene Wohnung. Die Beendigung des Drogenkonsums würde für manche bedeuten, Mann und Wohnung verlassen zu müssen. Außerdem fürchten viele die Leiden des Entzugs, die Schmerzen, die Depressionen. Jedenfalls wollen viele nicht auf dem schnellsten, auf direktem Wege »clean« werden. Dieser Ambivalenz muß jedes therapeutische Angebot Rechnung tragen, damit drogenabhängige Schwangere überhaupt ein zweites Mal zur Konsultation in die Praxis oder die Beratungsstelle kommen.

Diese Gegebenheiten müssen auch diejenigen erkennen, die in einem Projekt des akupunkturgestützten Alkohol- und Drogenentzug arbeiten.

Mit geschickter, professioneller medizinischer Behandlung und suchtmedizinischer sowie psychosozialer Betreuung kann hier viel für die werdenden Eltern erreicht und erheblicher Schaden vom Kind abgewendet werden.

Die Ziele bei der Behandlung drogenabhängiger Schwangerer

- Regelmäßige Schwangerschaftsvorsorgeuntersuchungen und medizinische Versorgung. Rechtzeitiges Erkennen und Behandeln von Risiken. Geburtsvorbereitung
- Suchtmedizinische und psychosoziale Betreuung - möglichst beider Elternteile
- Entzug der toxischen Substanzen Kokain, Alkohol, Benzodiazepine, Barbiturate
- Eventuell langsamer Entzug von Heroin oder - nach Einstellung auf Methadon - langsame Reduktion der Methadondosis bis zur Geburt
- Rückfallprophylaxe
- Das Zusammenleben von Mutter/Eltern und Kind zu ermöglichen
- Weiterbehandlung und sofortige Wiederaufnahme nach einem Rückfall

Grenzen der Methadonbehandlung

Als Vorteil der medikamentösen Behandlung heroinabhängiger Schwangerer gilt die gute Compliance methadonsubstituierter Patienten, die Verhinderung von Rückfälligkeit und die gute »Haltequote« im Behandlungsprogramm (Finnegan, 1991).
Das ist der Grund, warum wir seit über 10 Jahren diese Behandlung opiatabhängigen Schwangeren anbieten *(Raben, 1996)*.
Die Nachteile dieser Behandlung müssen aber deutlich gesehen werden. Wir sehen sie im Vergleich um so deutlicher, seitdem wir die Akupunktur als neue Methode in unser Behandlungsprogramm alkohol- und drogenabhängiger Schwangerer mit einbezogen haben.

Der Fetus wird methadonabhängig

und leidet deshalb nach der Geburt. Das Neugeborenen-Entzugssyndrom (NAS) tritt bei 80% aller Kinder auf, deren Mütter bis zur Geburt mit Methadon behandelt wurden oder dauerhaft Heroin genommen haben. Es kann schwach ausgeprägt sein und wenige Tage dauern oder heftig verlaufen und wochenlang anhalten. Meistens treten die Symptome innerhalb von zweiundsiebzig Stunden nach der Geburt auf. Die Symptome sind:

- zentralnervöse Störungen mit Übererregbarkeit, Muskelzittern, hellem Schreien oder Krampfanfällen,
- Magen-Darm-Störungen mit Durchfall, Erbrechen, gestörtem Eßverhalten und Gewichtsabnahme,
- unklares Fieber, zu schnelle Atmung, exzessives Niesen, Gähnen und Beißen.

Ob das Neugeborene unter dem Entzugssyndrom leiden wird, läßt sich nicht sicher vorhersagen. Oberhalb einer mütterlichen Tages-Methadondosis von 30 mg verläuft es nicht dosisabhängig schwerer oder leichter *(Finnegan u. Kendall, 1992)*. Die Neugeborenen werden mit Barbituraten oder/und Opiaten behandelt. Aber auch wenn die Entzugskrankheit kinderärztlich kompetent behandelt wird, so bleiben doch die Leiden dieser Kinder. Mitunter werden Barbiturate sogar über mehrere Monate verabreicht. Kein guter Lebensstart, wenn wir bedenken, daß sich die Gehirnfunktionen gerade in den ersten Monaten rasch entwickeln sollen.
Neugeborene »nach Methadon« sind oft während der ersten Lebensmonate irritabler, weniger »kontaktfreudig« und haben einen höheren Muskeltonus als vergleichbare Kinder ohne Drogenanamnese, und das auch dann, wenn die Entzugsstörungen so

schwach waren, daß sie gar nicht medikamentös behandelt werden mußten *(Kaltenbach u. Finnegan, 1988)*.

Bei Kokaingebrauch bringt die Methadonbehandlung nichts

Viele Schwangere, die wegen Opiatabhängigkeit mit Methadon behandelt werden, geben den Gebrauch anderer Substanzen wie Kokain, Benzodiazepinen, Barbituraten oder Alkohol nicht auf. Rund ein Drittel hat – zumindest gelegentlich – »Nebenkonsum«. Fast alle rauchen Zigaretten.
Es gibt auch Schwangere, die ausschließlich und täglich Kokain konsumieren, nasal oder intravenös. Für sie gibt es bisher keine adäquate psychopharmakologische Behandlung. Einige Male haben wir beobachtet, daß Patientinnen erst nach einer Methadonbehandlung erstmalig Kokain konsumierten.

Langzeiteffekte von Methadon bei den Kindern

Es sieht so aus, daß Methadon nicht zu geistigen oder körperlichen Schäden beim Kind führt. »Methadon-Mütter« bekommen genauso selten unterernährte Kinder, wenn sie regelmäßig zu den Vorsorge-Untersuchungen kommen, wie andere Frauen, die rauchen *(Finnegan, 1991)*. »Methadon-Kinder« zeigten in einer Untersuchung eine verzögerte Sprachentwicklung *(v. Baar, 1991)*, in einer anderen die gleiche Intelligenz wie eine drogenfreie Kontrollgruppe *(Kaltenbach u. Finnegan, 1989)*.
Die neurologischen Untersuchungsmethoden und psychologischen Tests sind möglicherweise zu grob, um negative Auswirkungen auf Geist oder Seele, auf Verhalten oder Gefühle wirklich erfassen oder ausschließen zu können *(v. Baar, 1991)*. Es ist fraglich, ob wir es je wissen werden, weil die Zahl der Faktoren, die psychosoziales Verhalten beeinflussen können, groß ist und mit zunehmendem Alter des Kindes noch wächst.

Entgiftung oder nicht?

Schwangere sind nicht selten motiviert, ihren Drogenkonsum und sogar ihre Methadonmedikation im Interesse des Kindes zu reduzieren und aufzugeben. Manche überschätzen sich dabei und unterschätzen den Schweregrad ihrer Abhängigkeit. Es ist nichts gewonnen, eine Schwangere, mit welcher Methode auch immer, zu entgiften, wenn sie nach wenigen Tagen oder Wochen des »Clean-Seins« während der Schwangerschaft heroinrückfällig wird. Die gesundheitliche Gefährdung ist bei Rückfälligkeit nach Entzug sogar besonders groß. Wenn im Rückfall womöglich der Kontakt zu dieser Frau abbricht, müssen wir uns fragen lassen, ob unser »Entzugseifer« die Frau überfordert hat. Wir sind vorsichtig mit der Heroin- oder Methadonentzugsbehandlung Schwangerer und wägen ab.
Auf der anderen Seite muß aber betont werden, daß eine Entgiftungsbehandlung in der Schwangerschaft nicht kontraindiziert ist. Der Kokain- und der Nikotinkonsum dürfen sogar abrupt beendet werden.

Die einzigen Besonderheiten in der Schwangerschaft betreffen die Opiatabhängigkeit:

- Während sonst ein »kalter« Heroinentzug ungefährlich ist, darf vom Heroin im Interesse des Fetus nicht abrupt und unter Schmerzen entzogen werden.

- Heroinersatzstoffe wie Methadon und Codein sollen langsam -unter Vermeidung von Entzugssymptomen - ausgeschlichen werden, da sonst der Fetus gestreßt wird und es zu Frühgeburtsbestrebungen kommen kann.

Vor einem Opiat- oder Methadonentzug sollte festgestellt werden, daß die Schwangerschaft intakt ist. Das geschieht am einfachsten durch eine Sonographie.

Die Anwendung der Akupunktur bei drogenabhängigen Schwangeren

Obwohl Akupunkturbehandlungen seit vielen Jahren ein Schwerpunkt unserer Praxis sind und wir die segensreichen Wirkungen der Methode bei einer Reihe von gynäkologischen Störungen und geburtshilflichen Problemen schätzen, haben wir es bis 1994 nicht gewagt, drogenabhängigen Patientinnen Akupunktur zur Entzugsbehandlung anzubieten. Zu schwer und komplex erschien uns diese Störung, als nun gerade den »Fixerinnen« Nadeln zur Therapie anzubieten. Einen entscheidenden Effekt beim Drogen- oder Methadonentzug haben wir nicht für realistisch gehalten.

Ein Besuch in der Drogenambulanz der psychiatrischen Abteilung des staatlichen Lincoln-Hospitals in Bronx/N.Y.C. bei Michael Smith hat mich eines besseren belehrt und überzeugt, daß Akupunktur effektiv sein kann, wenn sie im richtigen therapeutischen Kontext angewandt wird *(Raben, 1996 DZA)*. In dieser Ambulanz wurde in den siebziger Jahren die Fünf-Punkte-Akupunktur am Ohr, die später »Akupunktur nach dem NADA-Protokoll« genannt wurde, entwickelt. Sie wurde bei Tausenden Patienten erfolgreich angewandt und ist bisher das wissenschaftlich am besten evaluierte Akupunktur-Protokoll bei Alkohol- und Drogenabhängigkeit *(Brewington et al., 1994)*.
Die Lincoln-Detox-Ambulanz behandelt und betreut akupunkturgestützt auch alkohol- und drogenabhängige werdende Mütter und ist damit ebenfalls erfolgreich *(Ackermann, 1994)*. Das ist der Grund, warum wir die Methode 1995 in unser Behandlungsprogramm aufgenommen haben.
Bei dem gegenwärtig zunehmenden Kokaingebrauch - insbesondere auch von methadonbehandelten Patienten - bleibt der Medizin ohnehin nichts anderes übrig als neue Wege zu beschreiten anstatt wegsehend zu resignieren. Der Effekt einer psychopharmakologischen Behandlung der Kokainabhängigkeit ist dürftig. Und ein Substitutionsmittel (ein »Kokain-Methadon«) gibt es nicht.

Die Methode und unsere Patientinnen

Nach einem Aufnahmegespräch, einer Schwangerschaftsvorsorgeuntersuchung, einem Ultraschall und einem Drogenscreening klären wir die Patientin über die Behandlungsalternativen auf. Die Behandlung kann, falls gewünscht, am gleichen Tag beginnen.
Wir »drängen« die Patientin nicht zur Akupunktur. Wir bieten ihnen an, regelmäßig - am besten täglich - zur Behandlung zu kommen oder sich zunächst nur einmal nur dazuzusetzen.
Anders als bei anderen Akupunkturbehandlungen findet Akupunktur zum Alkohol- und Drogenentzug in einer offenen Gruppe von Mitpatientinnen statt, zu einer festen Tageszeit (bei uns zwischen 10.30 und 12.00 Uhr).

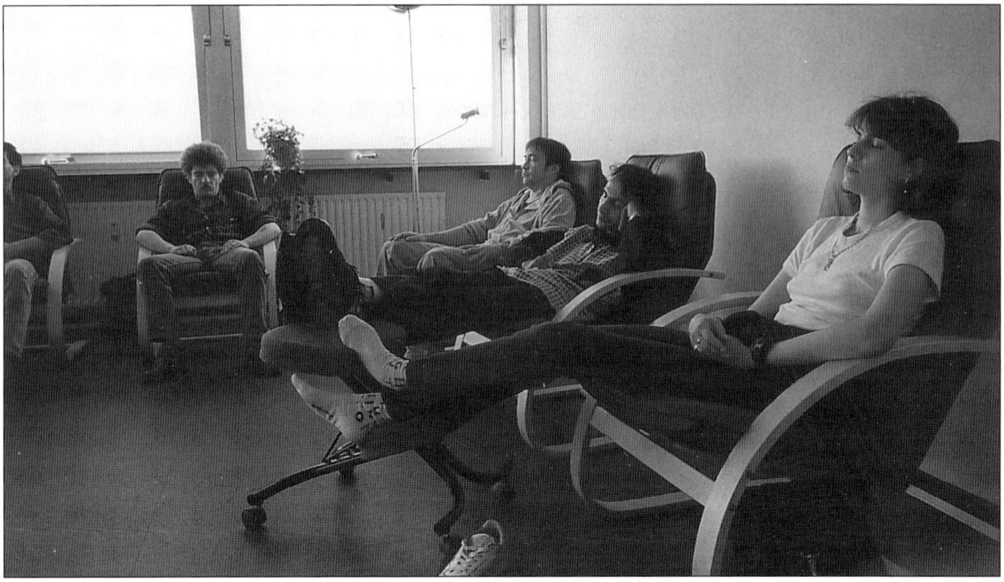

Lagerung: Die Patientin setzt sich in einen der bequemen Sessel mit Armlehne. Sie desinfiziert sich die Ohrmuschel mit bereitliegenden Alkoholtupfern und waret auf die Behandlung, während andere bereits mit den Ohrnadeln im bequemen Sessel sitzen.

Vorgehen: Wir nadeln (ebenfalls anders als sonst bei der Akupunktur nach TCM) bei allen alkohol- und drogenabhängigen Patienten die gleichen Ohrpunkte. Immer nadeln wir nach dem sog. NADA-Protokoll:
Rechts und links werden jeweils drei bis fünf Punkte gegeben, und zwar in dieser Reihenfolge: Vegetativum (51), Shen Men (55), Niere (95), Leber (97), Lunge (101).
Die Ohrnadeln werden mit leichtem Druck und einer 180-Grad-Drehung etwa zwei bis drei mm tief eingestochen, so daß sie leicht im Knorpel haften und nicht gleich herunterhängen.

Nadeln: Wir verwenden Stahl-Einwegnadeln für Ohrakupunktur (*Detox-Microclean* 0.22 x 7 mm von CARBO; das Päckchen mit zehn Nadeln kostet 0.85 DM).

Die Nadeln bleiben etwa fünfundvierzig Minuten in situ. Dann ziehen sich die Patientinnen - nach Anleitung - die Nadeln selbst vor einem Spiegel und entsorgen sie in eine Nadelbox (beides ebenfalls anders als sonst). Ein kontrolliertes Drogenscreening des Urins erfolgt einmal pro Woche.

Behandlungsdauer: Die Patientin sollte insbesondere während der ersten zwei Wochen drei bis fünf mal pro Woche kommen. Sie bleibt bis nach der Geburt in der Behandlung und kann auch später - bei Rückfällen - ohne Wartezeit erneut mit Akupunktur behandelt werden.

Wir empfehlen der Patientin, zur Akupunktursitzung so nüchtern wie möglich zu kommen. Wir empfehlen, das Methadon, wenn möglich, erst anschließend einzunehmen.
Die Reduktion der Methadondosis erfolgt nach Absprache mit der Patientin.
Obwohl der beruhigende, entspannende und klärende Effekt schon bei der ersten Sitzung zu spüren ist, stellt sich der Anticraving-Effekt oft erst bei wiederholter Akupunktur

ein. Vorrangiges Ziel für den Behandler ist, daß die Patientin im Behandlungsprogramm bleibt, d.h. wiederkommt.

Nur bei *Entzugssymptomen* geben wir je nach Symptom und Konstitution zwei oder drei der folgenden Körperpunkte dazu: LG (Du Mai) 20, Yin Tang, KG (Ren Mai 15, 12, H 7, KS (P) 6, M 36, MP 6 oder Le 3. Das ist aber die Ausnahme, da wir durch langsames Abdosieren des Medikamentes Entzugssymptome vermeiden und bei Kokainentzug die seelischen Entzugsschmerzen durch Ohrakupunktur gut aufgefangen werden können. Wir sind nicht einmal sicher, daß zusätzliche Körperakupunktur den Effekt bei ambulanter Behandlung verbessert.

Schwangerschaft ist keine Kontraindikation für Akupunktur

Dafür gibt es hinreichend Erfahrungen *(1.2.16)*. Im Gegenteil: Schwangere mit ihren typischen funktionellen Störungen reagieren sehr günstig auf diese schonende Behandlungsart. Allerdings sollte unseres Erachtens in der Schwangerschaft keine elektrostimulierte Akupunktur angewandt werden und der Nadelstich bei der Körperakupunktur sollte eher seicht sein (tonisierend). Ob es über diese Empfehlung hinaus tatsächlich einige sogenannte »verbotene Punkte« bei der Körperakupunktur (z.B. Di 4) gibt, ist noch Gegenstand der Diskussion.
Zur Sicherheit empfehlen wir, vor der Akupunkturbehandlung Schwangerer feststellen zu lassen, daß die Schwangerschaft intakt ist (z.B. Sonographie).
Bei der Entzugsbehandlung mit Ohrakupunktur gibt es keine »verbotenen Punkte«. Das entspricht der täglichen Erfahrung, und das hat 1998 ein Expertentreffen des NADA/USA in Austin/Texas festgestellt *(Guidepoints, 1998)*. Schwangere können also die gleiche Ohrakupunktur (NADA-Protokoll) erhalten wie alle anderen.

TCM-Diagnosen: Viele unserer Patientinnen sind zu Beginn, wenn wir sie das erste Mal sehen, schwierig und von schwacher Kondition. Das meint, sie sind mißtrauisch, ängstlich, agitiert, unruhig, dünn und zittrig. Auf sie paßt die TCM-Diagnose »leeres Feuer« besonders gut. Man merkt ihnen an, daß jahrelanger Drogenkonsum und der damit verbundene Lebensstil (»immer auf der Jagd, aber ohne Nahrung des Herzens« ihnen »an die Nieren« gegangen ist. Sie haben einen Mangel an Nieren-Chi, Nieren-Yin und -Yang.
Außerdem haben sie ein schlechtes Gewissen und oftmals schlechte Erfahrungen im Umgang mit Ärzten und Autoritäten.

Gespräch: Daher ist für uns der eher non-verbale Zugang über die Akupunktur besonders wertvoll. Wir schaffen am Beginn der Arzt-Patienten-Beziehung keine verbalen Mißverständnisse und Ängste durch zu viele Worte. Auch Patienten, die nicht Deutsch sprechen können, können behandelt werden.
Sie werden einfach in die Behandlung aufgenommen und spüren sehr schnell den entspannenden, wohltuenden Effekt.

Die Ziele der Behandlung sind unterschiedlich:

- langsame Reduktion einer Methadonmedikation (z.B. über 3–4 Monate), eventuell bis zum vollständigen Entzug
- Kokainentzug, Alkoholentzug und Anti-Craving-Behandlung zur Rückfallprophylaxe
- langsamer Entzug von Benzodiazepinen oder Barbituraten bei gleichzeitiger Opiatabhängigkeit
- Besserung des seelisch-körperlichen Befindens
- Herstellen einer therapeutischen Beziehung und Anbindung an Schwangerschaftsvorsorge, Elternschule und Geburtsvorbereitung

Die Wirksamkeit der Behandlung

Unsere Ergebnisse

Von zweiundsechzig drogenabhängigen Schwangeren, denen wir Ohrakupunktur nach dem NADA-Protokoll angeboten haben, ließen sich dreißig auf die Akupunkturbehandlung ein *(Raben, 1998)*. Dreiundzwanzig waren mit Methadon substituiert, elf hatten einen chronischen Mehrfachkonsum, vor allem mit Methadon, Heroin, Kokain, Alkohol oder Benzodiazepinen, vier waren ausschließlich kokainabhängig.

Achtundzwanzig von den dreißig Patientinnen rauchten stark (zehn bis vierzig Zigaretten pro Tag). Achtzehn benutzten regelmäßig auch Cannabis.

Von den dreißig Patientinnen blieben achtzehn während ihres weiteren Schwangerschaftsverlauf in Akupunkturbehandlung. Sie kamen im Durchschnitt zweimal (1 bis fünf mal) pro Woche zur Behandlung.

Von diesen achtzehn waren zwölf Patientinnen bei der Geburt des Kindes suchtmittel- bzw. methadonfrei.

Das bedeutete für alle diese Neugeborenen, daß keine medikamentöse Entzugsbehandlung nötig wurde.

Weitere sechs Patientinnen gaben - weiterhin methadonsubstituiert - unter der Akupunkturbehandlung ihren Kokain-, Benzodiazepin- oder Alkoholkonsum auf.

Studien-Detail *(Raben, 1998)*

1. Von den dreißig Frauen haben wir bis zur Geburt nur eine »spurlos aus den Augen verloren«. Wir konnten alle anderen bis zur Geburt betreuen.
   Wer Drogenabhängige behandelt, weiß, wie wichtig eine gute »Haltequote« ist. Bei Schwangeren ist sie wichtigste Voraussetzung für Vorsorgeuntersuchungen und mögliche Risikoerkennung wie drohende Frühgeburt, Infektion, Plazentastörungen.
2. Alle neunundzwanzig Betreuten bekamen lebende, gesunde Kinder. Kein Kind verstarb perinatal oder während der ersten drei Monate. Die Kinder wogen im Schnitt 3050 g+/- 250 g (2100 g - 4400 g). Das entspricht in etwa dem Geburtsgewicht von Kindern, deren Mütter in der Schwangerschaft stark rauchen und einer sozial schlechter gestellten Klientel angehören.
   Zwei Patientinnen hatten eine Frühgeburt (2100 g und 2300 g).
3. Während bis 1994 bei ausschließlicher Methadonbehandlung 80% aller Neugeborenen eine Entzugskrankheit entwickelten, war die Situation der Kinder akupunktierter Frauen besser:
   - 60% (= achtzehn Neugeborene) litten keinen Entzug.
     Ihnen konnte damit die mehrwöchige medikamentöse Behandlung in der Kinderklinik erspart werden.
   - 40% (= zwölf Kinder) zeigten die Symptomatik des NAS. Diese war oft schwächer ausgeprägt als die Kinderärzte es bisher gewohnt waren.
     Einige dieser Babys wurden in der Kinderklinik mittels aufgebrachter Samenkörnchen (an zwei bis drei Ohrpunkten) gegen ihre Entzugssymptomatik akupressiert oder mit dem Infrarotlaser behandelt. Nach Meinung des Neonatologen reduziert diese Akupressur die erforderliche Medikamentendosis.
4. Zwanzig Kinder wurden während der ersten sechs Wochen von ihren Müttern gestillt.

Weitere Wirkungen der Akupunktur

- Eine deutliche Reduzierung der Ängstlichkeit
- Eine Reduzierung des Drogenhungers
- Die Linderung von Entzugssymptomen: Schmerzen, Schwitzen, Herzklopfen und Schlafstörungen

Manche Frauen waren erstaunt darüber, daß »die paar Nadeln so viel bewirken«. Häufig wurden wir gefragt: »Was ist an der Nadel für ein Stoff?«

Die Erfahrung, daß man sich wohl fühlen kann, entspannt, gelassen und trotzdem wach, ohne sich eine Droge oder ein Medikament zuzuführen, hatten sie fast vergessen.

Viele Patientinnen berichteten, daß sie nach der Akupunktur »klarer im Kopf« sind. Therapeutinnen aus den Drogenhilfeeinrichtungen berichteten uns, daß ihre Klientinnen offener und kooperativer geworden waren, seitdem sie regelmäßig zur Akupunktur gingen. Akupunktur scheint Patienten für eine Therapie zu motivieren.
Spontan wurde über besseren, erholsamen Schlaf berichtet.
Manche Patientinnen reduzierten ihren Zigarettenkonsum ganz erheblich und einige hörten sogar auf zu rauchen.
Oft ließen typische Schwangerschaftsbeschwerden wie Übelkeit, Sodbrennen, Rückenschmerzen nach.

Diskussion

Die Frage, ob sich Akupunktur überhaupt für den Alkohol- und Drogenentzug eignet und ob die Methode stärker als ein Placebo wirkt, ist in mehreren US-amerikanischen Studien beantwortet worden, z.B. in der »Blindstudie« von *Bullock, Culliton und Olander (1989)*. Die guten Ergebnisse bei drogenabhängigen Schwangeren amerikanischer Akupunkturprojekte wurden von *Ackermann (1993)* dargestellt.

Wir wollen unsere eigenen Erfahrungen und Ergebnisse kritisch betrachten.
Als »erfolgreich« sehen wir die Akupunkturbehandlung dann an, wenn die Patientin bis zur Geburt clean wird (Drogenscreening einmal pro Woche) oder wenn sie ihre tägliche Methadondosis so weit reduziert, daß ihr Kind nicht wegen der Entzugskrankheit oder wegen einer Frühgeburt behandelt werden muß. Und wir vergleichen unser Ergebnis mit dem der sieben Jahre, bevor wir Akupunktur bei drogenabhängigen Schwangeren einsetzten. Werten wir diese Ergebnisse aus, so zeigt sich, daß fünfzehn von dreißig Patientinnen einen Behandlungserfolg erlebten: Zwölf hatten bis zur Geburt entzogen und weitere drei Frauen haben unter regelmäßiger Akupunktur ihre Methadonmedikation soweit gesenkt (unter 20 mg D-L-Methadon), daß ihre Kinder nicht behandelt werden mußten.
Wir betonen, daß 35 % unserer schwangeren Patientinnen anfangs von mehreren Stoffen (Opiate/Methadon/Kokain/Medikamente) abhängig waren.
Die vier rein kokainabhängigen Frauen gaben alle ihren Drogenkonsum auf.

Unser Behandlungsergebnis kann man nicht nur der Akupunktur zuschreiben:

- Entscheidenden Anteil daran hat immer die psychosoziale und psychotherapeutische Betreuung. Tatsächlich wird diese Betreuung von Patienten, die regelmäßig zur Akupunktur kommen, öfter wahrgenommen. Die Therapeuten berichten uns auch von größerer Motivation, nach Beginn der Akupunktur.
- Ein Aussetzen mit der Akupunkturbehandlung führte nicht zum Abbruch der medizinischen oder psychosozialen Betreuung. Es blieb immer eine erneute Methadonbehandlung möglich.

- Es handelt sich insofern um ein »ausgewähltes Klientel«, als sich die Patientinnen selbst für die Akupunkturbehandlung entschieden und nicht mit einer gerichtlichen Therapieauflage kamen oder von uns gedrängt wurden.

Wenn wir bei fünfzehn Frauen von einem Erfolg berichten, so können wir bei den fünfzehn anderen dennoch nicht nur von Mißerfolg reden:

- Zwei Mütter brachen die Behandlung ab, kamen weiter zur Vorsorge, blieben heroinabhängig, aber ihre Babys mußten nicht medikamentös behandelt werden.
- Einigen Patientinnen, die abbrachen oder sporadisch kamen, war der zeitliche oder organisatorische Aufwand zu groß. Sie hatten weitere Kinder zu versorgen bzw. einen gewalttätigen abhängigen Mann im Hause. Schwangere sind beschäftigte Leute!
  Auch sie berichteten uns, daß sie sich während und nach der Akupunktursitzung wohl gefühlt haben.

  »Ich habe mich ruhig und entspannt gefühlt« oder »Ich fühlte mich stark und gelassen« oder »Ich war bei mir selbst, ich war zuversichtlich« oder »Ich hatte einige Tage kein Verlangen«.
  Insgesamt drei berichteten, daß ihnen die Akupunktur »wenig oder nichts gebracht« habe, eine hatte für zwei Tagen Kopfschmerzen davongetragen.

- Mehrere »Abbrecherinnen« wollten zu einem späteren Zeitpunkt erneut die Behandlung beginnen.
  Ein Abbruch der Akupunktur ist in einem solchen Behandlungskonzept keine Katastrophe.

Drogenabhängige Schwangere sind beschäftigte Leute. Sie haben in kurzer Zeit ihr Leben so auf die Reihe zu bringen, daß darin ein Kind Platz hat: eine sichere Wohnung zu schaffen, für Kleidung, Hygiene, Ernährung zu sorgen, die Schulden zu regulieren, eventuell die Beziehungen zur Familie wieder aufzunehmen, Scheinehen aufzulösen, sich auf die Geburt vorzubereiten. Das ist ein Unterschied zu vielen drogenabhängigen Männern. Werdende Mütter haben sozusagen einen Job, der sie zwar motiviert, aber zeitaufwendig ist: manchen ist eine Akupunkturbehandlung zu zeitaufwendig (1 Stunde pro Tag), und sie wählen deshalb, wenn möglich, die kontinuierliche Methadonbehandlung.

Über Erfolg bei einer derartig komplizierten Störung wie Drogensucht anhand von einigen Zahlen zu berichten, ist problematisch.

Wenn ein Drogenentzug unter Akupunktur gelingt, stellt sich die Frage: Wie geht es nach der Geburt weiter, wenn die Schwangerschaft als Motiv für ein drogenfreies Leben wegfällt, wenn das Leben mit einem kleinen Kind immer anstrengender wird?
Akupunktur ohne psychosoziale Betreuung, ohne Suchttherapie oder eine therapeutische Selbsthilfegruppe, die die Drogenfreiheit unterstützt, scheint wenig Sinn zu machen. Die Anfangserfolge sind dann bald verflogen.

Wir sehen zum anderen deutlich das Problem, wenn der gleiche Arzt – bildlich gesprochen – in der einen Hand die Akupunkturnadel hält und in der anderen die Methadonflasche im Angebot hat. Dadurch kann die Motivation zu einer Entzugsbehandlung – auch bei Schwangeren – erheblich gemindert werden.

Komplikationen und Kontraindikationen

Manche Lehrbücher der Akupunktur warnen, bestimmte Akupunkturpunkte in der

Schwangerschaft zu nadeln. Es wird auf die Gefahr eines ungewollten Abortes oder einer vorzeitigen Wehentätigkeit mit der Folge einer Frühgeburt verwiesen. Die Autoren haben oft selbst wenig Erfahrung mit Schwangeren. Die kritiklos weitergegebene Information über »verbotene Punkte« läßt sich nach *Becke (1988)* bis auf das Buch NEI-JING (200 v. Chr.) zurückverfolgen, hält aber dem Experiment und der täglichen Erfahrung geburtshilflicher Akupunktur nicht stand *(Becke, H., 1988; Schuler, W., 1993; Ackermann R.W., 1993)*. Nach *Sun Xue Quan (1985)* ist es auch nicht möglich, einen Abort bei einer intakten Schwangerschaft aufzulösen.
In Übereinstimmung mit den Autoren haben auch wir in über zehn Jahren bei Hunderten von Schwangeren keinen schädlichen Effekt von Akupunktur auf die Schwangerschaft erkennen können und wir haben keine Punkte gefunden, deren Nadelung schädliche Wirkung hatte. Wir halten es allerdings sehr wohl für möglich, eine bereits nicht mehr intakte Gravidität (missed abortion) zum Abgang zu bringen oder die Wehenschmerzen etwa bei beginnender Frühgeburt als wichtiges Symptom »wegzunadeln«. Für wichtig halten wir den Hinweis, während der Schwangerschaft (außer unter der Geburt) Punkte nicht elektrisch zu stimulieren und eher seicht und tonsierend zu nadeln.

Im Rahmen der Suchtbehandlung nach dem NADA-Protokoll kam es zu keinen bedrohlichen Zwischenfällen oder Schwangerschaftskomplikationen. Zweimal trat eine Ohnmacht (hypotone Kreislaufdysregulation) auf. Sie war nach der Entfernung der Nadeln und der festen Pressur des Punktes LG 26 sofort beendet.

Kontraindikationen im engeren Sinne sehen wir bei Blutungen in der Schwangerschaft, bei bereits deutlichem Abortgeschehen oder bei Frühgeburtsbestrebungen.

Ein guter Fall

Angela kommt in unsere Praxis, weil sie schwanger ist.
Sie ist im dritten Monat. Angela ist 32 Jahre alt, seit 12 Jahren heroinabhängig, und sie wird seit drei Jahren von einem Arzt mit Methadon substituiert. Sie konsumiert regelmäßig Kokain nasal und Cannabis. Wegen des Kokains macht sie sich besondere Sorgen. Heroingebrauch spielt unter der Substitution keine Rolle mehr.
Angela hat einen Freund und Lebenspartner, der auch mit Methadon substituiert wird. Beide leben von der Sozialhilfe, sie haben das Kind geplant.
Angela hatte zweimal eine Fehlgeburt im dritten Monat. Jetzt soll alles besser werden. Am liebsten würde sie von allem entziehen, obwohl sie weiß, daß das Methadon den Schwangerschaftsverlauf nicht gefährdet. Sie will frei werden nach so vielen Jahren der Abhängigkeit, sagt sie.

Angela und ihr Freund sind nach der Ultraschall-Untersuchung erleichtert, daß der Embryo lebt und bis jetzt jedenfalls normal entwickelt ist.
Ich biete ihr an, die Schwangerschaft zu betreuen, die Methadonbehandlung weiterzuführen und die Dosis von derzeit 100 mg D-L-Methadon pro Tag, wenn es geht, langsam zu reduzieren. Sie soll zunächst zweimal pro Woche kommen, damit wir sehen können, ob alles gut läuft. Angela geht donnerstags zur Therapie in eine Drogenberatungsstelle. Das Methadon trinkt sie jeden Vormittag in einer Apotheke.
Bei der vierten Konsultation sprechen wir über die Dosisreduktion, und ich erzähle ich von Akupunktur. Sie berichtet, eine Freundin von ihr habe in München mit Akupunktur entzogen, sie aber wieder »drauf«. Angela will dennoch eine Akupunkturbehandlung. Ich stelle einen Antrag an die Kasse zur Kostenübernahme.

Die Methadondosis soll um 5 mg reduziert werden. Auf Kokain will sie sofort verzichten. Angela kommt regelmäßig zu den Vorsorgeuntersuchungen und einmal pro Woche zur Konsultation und für das Rezept. Bei einer Tagesdosis von 70 mg Methadon beginnen Entzugssymptome: Übelkeit, Gliederschmerzen. Wir beginnen mit der Akupunktur.

Der Urin ist regelmäßig frei von Kokain. Sie berichtet, daß sie leicht auf Kokain verzichten kann, daß sie aber trotz der Akupunktur schwitzt. Sie möchte das Methadon weiter reduzieren. Woche für Woche wird die Tagesdosis um 5 mg herabgesetzt. Angela kommt zwei- bis dreimal pro Woche zur Behandlung. Nach den Sitzungen fühlt sie sich entspannt und zuversichtlich. Der Schwangerschaftsverlauf ist unkompliziert.
Nach zwei Monaten Behandlung, bei einer Tagesdosis von 20 mg Methadon sehe ich sie 10 Tage lang nicht und halte das für ein schlechtes Zeichen. Angela kommt schließlich wieder und berichtet, daß sie das Methadon einfach abgesetzt habe, daß es anfangs gut gegangen sei, daß sie dann aber ängstlich wurde, Suchtdruck verspürte und Kokain genommen habe. Während der folgenden zwei Wochen kommt sie fast täglich zur Behandlung. Der Urin ist jetzt frei von Kokain und Methadon. Wir sehen sie in der Praxis während der nächsten Monate einmal pro Woche zur Akupunktur. Sie besucht einen Geburtsvorbereitungskurs und meldet sich in der Frauenklinik zur Geburt an.

Drei Wochen vor Termin, in der 37. Woche bringt sie ein gesundes, 2900 g schweres Mädchen zur Welt. Das Kind ist gesund und hat keine Entzugssymptome.
Vier Monate später kommt die junge Mutter zu einer gynäkologischen Konsultation mit der bangen Frage, ob sie wieder schwanger ist. Angela wird aber – nach einem Rückfall -erneut von einem Kollegen mit Methadon substituiert. Das Baby und das Leben sind anstrengend. Später will sie es noch einmal mit Akupunktur versuchen.

Nachtrag, Juli 1998: Seit vier Monaten reduziert Angela ihre Methadondosis, um wieder frei zu werden. Jetzt bei einer Tagesdosis von 10 mg beginnt sie bei uns erneut einen akupunkturgestützten Methadonentzug. Sie hat ihr Examen in Sozialpädagogik bestanden, ihre Tochter macht einen sehr lebendigen und gesunden Eindruck.

Zusammenfassung

Akupunktur erweist sich als ein zusätzliches, effektives Mittel für die Behandlung drogenabhängiger Schwangerer. Die Behandlung wurde von vielen Schwangeren, auch von schwierigen, agitierten angenommen. Die »Haltequote« war gut. Ohrakupunktur nach dem NADA-Protokoll hat einen raschen Wirkungseintritt. Das ist bei Drogenabhängigen wichtig. Sie wirkte meist schon in der ersten Sitzung entspannend, linderte Entzugssymptome, verminderte schließlich den Drogenhunger und verbesserte das körperliche und seelische Wohlbefinden.
Bei vielen Schwangeren führte Akupunktur zu einer besseren Motivation für psychosoziale Betreuung und Rehabilitation. Das ist - langfristig gesehen - die wertvollste Wirkung.

Akupunktur führte bei fünfzehn von dreißig Schwangeren dazu, daß die Neugeborenen keine Entzugssymptome litten, keines stationären Aufenthaltes in der Klinik und keiner medikamentösen Behandlung bedurften.

Suchtakupunktur wirkt stoffunabhängig. Sie ist deshalb eine besonders geeignete Methode zur Behandlung der Kokainabhängigkeit, für die es derzeit kein dem Methadon vergleichbares Medikament gibt. Suchtakupunktur sollte Schwangeren ambulant in Praxen, in speziellen Behandlungseinrichtungen und ebenso selbstverständlich stationär in psychiatrischen Kliniken und Frauenkliniken angeboten werden.

Akupunktur (Akupressur) hat nach den ersten Erfahrungen einiger Neonatologen auch einen günstigen Effekt bei der Behandlung der Entziehungskrankheit Neugeborener.

Akupunkturgestützer Entzug ist dann von längerdauernder Wirkung, wenn er Teil eines suchttherapeutischen Konzeptes ist. Wer mit drogenabhängigen Schwangeren arbeitet, benutzt Methadon oder Akupunktur auch, um überhaupt eine Beziehung zur suchtgestörten Schwangeren aufzubauen. Es geht darum, in dieser außergewöhnlichen, krisenhaften Lebensphase die Gesundheit der Schwangeren zu sichern und in diesen entscheidenden Monaten Schaden vom werdenden Kind abzuwenden.

Literatur

1. *Ackerman, R.W.:* Auricular Acupuncture Treatment For Chemical Dependency During Pregnancy. A Review published by NADA Literature Clearinghouse, 1993
2. *Becke, H.:* Die gefährlichen Akupunktur-Punkte in der Schwangerschaft. Deutsche Zeitschrift für Akupunktur, 1998, 5, 100
3. *Baar, A.v.:* Die Entwicklung von Kindern drogenabhängiger Mütter. Vortrag auf der Fachtagung des Wilhelm-Polligkeit-Instituts, Frankfurt, 23–25. Oktober 1995
4. *Brewington, V., Smith, M.O., Lipton, D.:* Acupuncture as a Detoxification Treatment: An Analysis of Controlled Research. Journal of Substance Abuse Treatment 1994, 11 (4): 289
5. *Chasnoff et al.:* Temporal patterns of cocaine use in pregnancy. JAMA 1989; 261: 1741
6. *Eyler, E. et al.:* Birth outcome from a prospective, matched study of prenatal crack/cocaine use: Interacitve and dose effects on health and growth. Pediatric 1998 (101): 229
7. *Finnegan, L. and Kendall, S.:* Maternal and Neonatal Effects of Alcohol and Drugs; in: Substance Abuse, A Comprehensive Textbook, Lowinson et al. (Eds.), Williams and Wilkins, 1992, pages 628–656
8. *Finnegan, L.:* Treatment Issues for Opiod-Dependent Women During the Perinatal Period. Journal of Psychoactive Drugs 1991; 23: 191
9. *Kaltenbach et al.:* Methadone exposure in utero: Effects upon developmental status at 1 and 2 years of age. Pediatric Research 1979; 13: 332
10. *Raben, R.:* Drogenabhängigkeit und Schwangerschaft. Informationen für Ärzte. Deutscher Caritasverband und Deutsche Hauptstelle gegen die Suchtgefahren. 2. Aufl., 1996
11. *Raben, R.:* Akupunktur in der Behandlung drogenabhängiger Schwangerer. Deutsche Zeitschrift für Akupunktur, 1998, 2: 38
12. *Smith, M.O.:* Acupuncture Treatment for Crack: Clinical Survey of 1.500 Patients Treated. American Journal of Acupunkture, 1988 (16): 241
13. *Sun Xue Quan:* Applied Chinese Acupunkture For Clinical Practioners. First Ed. Shandong Science and Technology Press, Beijing, 1985
14. *Guidepoints*: Acupuncture in Recovery: NADA shifts position on Pregnancy Protocol. May, 1998

Martin Ramloch-Sohl

Akupunktur in der ambulanten Behandlung der Drogenabhängigkeit

»The similarity of acupuncture points that are effective for these apparentely different substances indicates that the critical energy – disturbance is similar in most, if not all, cases.«
(Michael *Smith,* Chinese Theory of Acupuncture Detoxification)

Akupunktur wird heute weltweit in mehr als 600 Einrichtungen der Drogenhilfe zur Behandlung Drogenabhängiger eingesetzt. Eine Vielzahl von Untersuchungen haben ihre Effektivität in der Behandlung von Opiat-, Alkohol- und Cocainkonsumenten belegt. Insbesondere die Beeinflussung der Abhängigkeitsphänomene bei Cocainabhängigen stellt eine bemerkenswerte Neuerung dar, haben sich doch bislang pharmakologische Behandlungsansätze für diese Form der Abhängigkeit als ineffektiv erwiesen.

Akupunktur als nonverbales Verfahren mit einem Soforteffekt auf die Befindlichkeitsstörungen bei Drogen- und Alkoholkonsumenten in der Entzugsphase schaffen die Atmosphäre, die für die Wirksamkeit psycho- und soziotherapeutischer Interventionen notwendige Voraussetzung ist. Sie verbessert hierdurch die Behandlungserfolge im Sinne einer Einschränkung oder auch Abstinenz hinsichtlich fortgesetzten Drogenkonsums.

Die Akupunkturbehandlung ist neben der Therapie mit Kräuterzubereitungen einer der Grundpfeiler der Traditionellen Chinesischen Medizin. Eine ihrer Spezialformen, die Ohrakupunktur, wird durch die Nadelung von bis zu fünf immer gleichen Punkten der Ohrmuschel seit 1974 am Lincoln Hospital in der South Bronx in New York in der Entzugsbehandlung Drogen- und Alkoholabhängiger angewandt. Entscheidenden Verdienst an der Entwicklung und am Erfolg dieser Behandlungsmethode hat der Psychiater Michael *Smith,* leitender Arzt der Substance Abuse Unit des Lincoln Hospitals.

Die schnelle Verbreitung der Akudetox führte 1985 zur Gründung der NADA (National Acupuncture Detoxification Association) mit der Zielsetzung der Qualitätssicherung im Sinne einer Standardisierung dieser Behandlungsmethode.

Der körperliche Entzug

Entscheidend für unser Verständnis der stoffgebundenen Abhängigkeiten ist die klare Trennung der Entzugsphänomene von den Abhängigkeitserscheinungen im Sinne einer Umdeutung der bisherigen Auffassung, der körperliche Entzug sei lediglich ein Symptom der Abhängigkeit. Diese Interpretation verhindert eine sachgerechte Einschätzung des Stellenwertes therapeutischer Möglichkeiten in der Entzugsphase und hatte bislang eine nahezu perfekte Ausgrenzung der Entzugsbehandlung zur Folge.

»Drei bis acht Stunden nach dem letzten Schuß setzen Symptome ein, die Schwächeerscheinungen des Körpers signalisieren. Der Schießer beginnt zu gähnen, zu schwitzen, bekommt Nasenfluß, Tränen laufen, sein Schlaf wird unruhig. Nach achtzehn bis vierundzwanzig Stunden verstärken sich die Unruhezustände. Die Pupillen erweitern sich,

Muskeln beginnen zu zucken, Rückenschmerzen stellen sich ein, kalte und heiße Schauer jagen über seinen Rücken, er bekommt Gänsehaut. Er liegt jetzt mit angezogenen Knien im Bett und versucht, sich mit Decken Wärme zu verschaffen, wenngleich es im Raum sehr warm sein mag. Der Höhepunkt der Abstinenz liegt zwischen der 40. und der 48. Stunde nach dem letzten Schuß mit starken Unruhezuständen, Brechreiz, Durchfall, mit erhöhter Atmungsfrequenz, erhöhtem Blutdruck, erhöhter Körpertemperatur.« (Zitiert nach *14)*

Bei den Symptomen des körperlichen Opiatentzuges unterscheiden wir jene, die Ausdruck einer generalisierten Vergiftung sind, von denen einer übersteigerten Toxinausscheidung. Chronischer Opiatkonsum unterdrückt die Fähigkeiten des Organismus, im Metabolismus anfallende Stoffwechselprodukte zu eliminieren, und führt über die Anhäufung von Toxinen zu generalisierten Vergiftungserscheinungen: erhöhter Irritabilität, Ruhelosigkeit, Kopfschmerzen, Übelkeit, sexueller Impotenz, depressiven Verstimmungs- und allgemeinen Schmerzzuständen, Schlaflosigkeit, Obstipation. Kommt es zu einer anhaltenden Unterbrechung der Opiatzufuhr, hat dies eine übersteigerte Revitalisierung physiologischer Ausscheidungsvorgänge zur Folge: Nasen- und Tränenfluß, erhöhte Schleimabsonderung aus dem Respirationstrakt mit verstärktem Hustenreiz, Schweißausbrüche, unangenehmen Körpergeruch, Schüttelfrost, Temperaturerhöhung, Appetitlosigkeit, verstärkte Diurese, Diarrhö und Erbrechen.

Sämtliche Eliminationsvorgänge sind Ausdruck der wiedererstarkten Fähigkeit des Organismus, sich angehäufter toxischer Stoffwechselprodukte zu entledigen. Aufgrund des zuvor chronischen Opiatkonsums sind sie während der körperlichen Entzugsphase übersteigert und sind dennoch umsomehr Zeichen der Gesundung und Stärke. Michael *Smith* hat hierfür den Begriff der »healing-crisis« geprägt, des Übergangs eines vollständigen körperlichen Ungleichgewichtes zu einem Zustand wiedererlangter Gesundheit.

Die körperlichen Symptome des Opiatentzuges stehen in enger Beziehung zu nicht weniger ausgeprägten psychischen Veränderungen. Der körperliche Drogenenentzug führt den Süchtigen in eine tiefe regressive Krise, die ihn für therapeutische Interventionen besonders empfänglich macht.

Die Theorie der Entzugsbehandlung mit Ohrakupunktur

Ohrakupunktur ist eine Behandlungsform von Erkrankungen durch das Einstechen dünner Nadeln in bestimmte Punkte der Ohrmuschel. Die Bedeutung des menschlichen Ohres für die Heilkunde und das Verfahren der Nadelung von Ohrpunkten waren in China schon lange vor unserer Zeitrechnung bekannt und sind in einem über zweitausendeinhundert Jahre alten Buch der traditionellen chinesischen Medizin, dem »Huang Di Nei Jing«, zusammenhängend beschrieben worden. Sämtliche zwölf Meridiane, das sind jene Bahnen, in denen unsere »Lebensenergie« in einem vorgezeichneten Rhythmus ununterbrochen zirkuliert, und ihre 365 Kollateralen stehen allesamt in einer direkten oder indirekten Beziehung zum Ohr und gewährleisten so eine normale Hörfunktion. Bereits das Buch »Nei Jing« beschreibt die enge Beziehung des Ohres zum Organ Niere, welche das Jing speichert, die Grundmaterie, aus der unser Organismus besteht.

Die chinesische Heilkunde unterscheidet ein angeborenes und ein erworbenes Jing. Das angeborene Jing wird uns von den Eltern vererbt, es ist der Ursprung des gesamten

Lebens, die ursprüngliche Materie für die embryonale Entwicklung, aus ihm wird der menschliche Organismus vor der Geburt aufgebaut. Das erworbene Jing stammt aus der Verarbeitung unserer Nahrungsmittel und garantiert nach der Geburt das Wachstum unseres Körpers und erhält die Lebensaktivität des Menschen. Angeborenes und erworbenes Jing stehen zueinander in enger Beziehung, ergänzen und fördern sich gegenseitig. Vor der Geburt erzeugt das angeborene Jing die Organe, die nach der Geburt aus der Nahrung das erworbene Jing herstellen. Somit ernährt das erworbene Jing ununterbrochen das angeborene Jing und trägt dadurch zu dessen Erhaltung bei.

Ein weiterer Baustein zur Entstehung des menschlichen Körpers und zur Gewährleistung seiner Funktionen ist das »Qi«. Dieses Qi, welches sich mit unserem Begriff der Aktivität, der Energie nur unzureichend beschreiben läßt, entwickelt sich hauptsächlich aus dem angeborenen Jing. Für den chinesischen Arzt wird sein Vorhandensein durch die Aktivität der inneren Organe bewiesen. Je mehr Qi im Körper vorhanden ist, umso stärker sind die inneren Organe und umso weniger krankheitsanfällig ist der Organismus. Die Niere ist das Organ, in welchem das angeborene Jing gespeichert und ständig vom erworbenen Jing ernährt und ergänzt wird. Das Jing; (Essenz) kann zu Qi (Aktivität, Energie) umgewandelt werden.

Dem Verständnis der chinesischen Medizin zufolge führt chronischer Drogenkonsum zu einem verstärkten Abbau des Jing. Dies führt zu Funktionseinschränkungen des Organs Niere, in welchem die Jing-Essenz gespeichert wird. Ausdruck dieser Funktionseinschränkungen sind die Symptome des körperlichen Entzuges bei Unterbrechung der Opiatzufuhr. Da das Ohr dasjenige Sinnesorgan ist, welches in enger Beziehung zur Niere steht (»Das Ohr ist der Öffner der Niere.«), läßt sich über die wiederholte Akupunktur nierenspezifischer Ohrpunkte das Qi der Niere stärken und sich der verstärkte Abbau der Jing-Essenz zu einem erneuten Gleichgewicht führen.

Die praktische Durchführung der Entzugsbehandlung mit Ohrakupunktur im ambulanten Bereich

Im ambulanten Setting drogentherapeutischer Einrichtungen empfehlen wir, die Durchführung der Entzugsbehandlung mit Ohrakupunktur an mindestens sechs Tagen der Woche anzubieten. Auslaßversuche über das Wochenende aufgrund personeller Engpässe oder tradierter Öffnungszeiten führen hochsignifikant zum vermehrten Auftreten von Entzugssymptomen und damit einhergehend zu erneutem Drogenkonsum. Somit ist die tägliche Behandlung unbedingte Voraussetzung einer erfolgreichen ambulanten Entgiftung. Die Behandlung selbst sollte in einer nicht der Lärmbelästigung ausgesetzten Räumlichkeit stattfinden; gute Erfolge haben wir mit begleitender meditativer Musik gemacht. Die Patienten werden aufrecht sitzend in bequemen Lehnstühlen oder liegend auf weichen Matten behandelt. Die Behandlungsdauer sollte 45 Minuten nicht unterschreiten, da der eigentliche Akupunktureffekt im Sinne einer tiefen Entspannung frühestens nach 20–25 Minuten einsetzt. Die Nahrungsaufnahme während der Behandlung incl. des Kaugummikauens und Gespräche unter den Patienten sind für die Dauer der Akudetox untersagt. Gemäß dem Protokoll der NADA verwenden wir fünf Ohrpunkte in der ambulanten Entgiftungsbehandlung. Es sind dies:

▷ **Ohrpunkt 55**, »Shen Men«, »Tor des Geistes«, »Feuerpunkt«.
Diesem Punkt wird eine ausgeprägt sedierende und analgetische Wirkung zugeschrieben. Er wird bei einer Vielzahl neuropsychiatrischer Erkrankungen gegeben und hat einen regulierenden Einfluß auf Excitation und Inhibition im Bereich des zerebralen Kortex. Er findet sich etwas oberhalb in der Gabelung der Fossa triangularis zugewandten Innenseite des Crus anthelicis sup.

▷ **Ohrpunkt 51**, »Vegetativum 1«, »Erdpunkt«.
Dieser Punkt repräsentiert das sympathische Nervensystem, die Nadelung dieses Punktes wirkt beruhigend, ernährend, zentrierend. Er wird gegeben bei einer Vielzahl von Erkrankungen, die in Beziehung zum sympathischen und parasympathischen Nervensystem stehen. Er hat eine stark analgetische Wirkung und einen relaxierenden Effekt auf innere Organe. Man findet ihn auf dem Crus anthelicis inf. etwas unterhalb des Schnittpunktes mit der Projektion des Helixrandes.

▷ **Ohrpunkt 95**, »Niere«, »Wasserpunkt«.
Akupunktur am Punkt »Niere« reduziert die aus Sicht der TCM »nierenspezifischen« Entzugssymptome (Rückenschmerzen, Knochenschmerzen, Impotenz, Paranoia, Ängstlichkeit). Er befindet sich im kranialen Bereich in der Mitte der Hemiconcha sup.

▷ **Ohrpunkt 97**, »Leber«, »Holzpunkt«.
Die Leber ist das größte Entgiftungsorgan des menschlichen Körpers und hat eine zentrale Bedeutung in der Behandlung körperlicher Entzugssymptome. Der Leber werden im Verständnis der TCM die Emotionen Blockierung und Depression zugeschrieben. Der Leberpunkt liegt am Übergang der Hemiconcha sup. in die Hemiconcha inf., etwas kranial in Verlängerung des Helixfußes auf die Anthelix.

▷ **Ohrpunkt 101**, »Lunge«, »Metallpunkt«.
Über diesen Punkt werden insbesondere die Symptome des Heroinentzuges, aber auch inhalativer Drogen (Crack, Cocain, Heroin, Marihuana und Zigaretten) beeinflußt. Den Punkt Lunge stechen wir kaudal des Herzpunktes in der Concha inferior.

Eine sehr anschauliche und topographisch übersichtliche Darstellung der in der Entzugsbehandlung verwendeten Ohrpunkte findet sich insbesondere bei HECKER (1998).
Ausgesprochen gute Erfahrungen haben wir gemacht, kombiniert man zu den genannten fünf Ohrpunkten den Punkt **LG 20**, am Schnittpunkt einer Verbindungslinie zwischen beiden Ohrspitzen und der Medianlinie des Kopfes. Dieser wird, einmal gegeben, von den Patienten geradezu eingefordert.

Sicherlich sind die hier beschriebenen Akupunkturpunkte für das stationäre Setting unzureichend und bedürfen dort der Kombination auch mit Körperakupunkturpunkten, um der Vielfalt der Entzugssymptomatik entsprechen zu können. Hierauf wird an anderer Stelle in diesem Buch eingegangen. Für das ambulante Setting hat sich die genannte Punktekombination insbesondere für große Fallzahlen als ausreichend erwiesen. Am Lincoln Hospital in New York werden seit 1974 täglich bis zu 250 Patienten mit den genannten fünf Ohrpunkten in der Entzugsphase behandelt.
Die ambulante Entzugsbehandlung sollte über einen Zeitraum von mindestens zehn Tagen durchgeführt werden. Die Patienten werden angehalten, täglich zu einer möglichst regelmäßigen Zeit so drogenfrei als möglich zu erscheinen. Nach Desinfektion der Ohrmuschel werden an jedem Ohr bis zu fünf der genannten, in der Hauptsache nierenspezifischen Ohrpunkte mit sterilen Einmalnadeln

gestochen. (Wir verwenden hierfür die Ohrnadeln der Firma SEIRIN.)
Der Akupunkturvorgang ist in den seltensten Fällen (und dann auch nur leicht) schmerzhaft, hier empfiehlt sich das Einstechen der Nadel zumal unter einer Drehbewegung um 180° in der Exspirationsphase nach tiefer Inspiration. Lediglich am »Lungenpunkt« wird häufig über unangenehme Sensationen berichtet.
Um eine Infektionsgefährdung auszuschließen, bitten wir die Patienten, herausfallende Nadeln, dies geschieht bei ca. 10% aller gesetzten Nadeln, selbst in den hierfür vorgesehenen Abwurfbehälter zu entsorgen. Nach Ablauf der Behandlungsdauer entfernen wir die Nadeln am Patientenohr selbst, um die Vollständigkeit der gezogenen Nadeln kontrollieren zu können. Dies ist insbesondere bei neuen Patienten ratsam, erfahrene Patienten sind durchaus in der Lage, sich die Akupunkturnadeln vor einem Spiegel selbst zu ziehen. In einigen Fällen beobachtet man beim Herausnehmen das Austreten eines Blutstropfens, der mit einem trockenen Wattetupfer aufgesogen wird.

Bei den von uns behandelten Patienten kommt es nach einem Zeitraum von 10 bis 30 Minuten zu einer deutlichen Reduktion bis hin zum Verschwinden der Entzugssymptome. Dieser Effekt hält 8–24 Stunden an, bei Methadonpatienten beobachten wir zusätzlich eine deutliche Abnahme von Konstipation und Hyperhidrosis sowie eine deutliche Reduktion des Beikonsums von insbesondere Cocain und Alkohol. Im Regelfall benötigt man 2 bis 3 Akupunkturbehandlungen an aufeinanderfolgenden Tagen, bis die Patienten schildern, daß der Akupunktureffekt nahezu über 24 Stunden lang anhält.

Die Empfindungen während der Akupunkturbehandlung werden ausnahmslos als angenehm beschrieben und reichen von einem Gefühl der Ruhe und Wärme über die Beschreibung innerer Ausgeglichenheit und Zufriedenheit bis zu der Schilderung, man fühle sich, als habe man sich »gerade einen Druck gemacht«. Diese Bemerkung erscheint insofern von Interesse, als ein Zusammenhang zwischen der Akupunkturbehandlung und der verstärkten Freisetzung körpereigener Endorphine nachgewiesen werden konnte. Nahezu die Hälfte der von uns behandelten Patienten fällt nach Applikation der Nadeln in tiefen Schlaf. Speziell in der Anfangsphase haben wir bei ausgeprägten Schlafstörungen, einem der Hauptprobleme der Entgiftungsbehandlung, mit der Verabreichung des »sleeping-mix«, einer Schlafteezubereitung auf Kräuterbasis, ausgesprochen gute Erfahrungen gemacht.

Bei der Erstbehandlung haben viele Patienten Angst vor dem Einstechen der Nadeln und sind äußerst kritisch im Glauben daran, daß kleine Nadeln in der Ohrmuschel die Schwere ihres Leidens zu beeinflussen vermögen. In diesen Fällen verzichten wir auf die Ohrakupunktur, lassen die Patienten im Behandlungsraum ohne Nadeln die Wirkung dieser Behandlungsmethode am Mitpatienten erfahren.

Patienten, die zu **Kopfschmerzen, synkopalen Anfällen und Schwindel** neigen, dies ist äußerst selten in der Behandlung Süchtiger, werden gebeten, vor Behandlungsbeginn Nahrung zu sich genommen zu haben. Im Falle einer Ohnmacht werden sämtliche Nadeln entfernt, meist genügt die manuelle Stimulation des Punktes LG 26, im Winkel zwischen Oberlippe und Nase, um das Wohlbefinden des Patienten wieder herzustellen.
Bei **Schwangeren** können sämtliche 5 Ohrpunkte gestochen werden, es empfiehlt sich aber, den Punkt »Vegetativum« nur einseitig zu stechen.

Gruppensetting verstärkt den Akupunktureffekt. In Analogie zu den Beobachtungen am Lincoln Hospital verstärkt ein Gruppensetting von mehr als 5 Patienten die Wirkungen der Akupunktur signifikant.

Akupunktur ist integriert in das System psychosozialer Rehabilitation. Als nonverbale Interaktion »öffnet« sie den Patienten für psycho- und soziotherapeutische Interventionsstrategien, und sie schafft somit die Voraussetzungen für eine entspannte Atmosphäre als notwendige Bedingung begleitender Gespräche.
Ohrakupunktur eignet sich hervorragend für die Behandlung von Rückfällen und deren Prophylaxe. Der Patient entscheidet im ambulanten Setting von sich aus, ob er erneut an der Akudetox teilnimmt. Ohne sich und sein Konsumverhalten im Vorfeld der Behandlung legitimieren zu müssen, ist eine Rückfallbearbeitung nach Harmonisierung energetischer Imbalancen mit einer wesentlich günstigeren Prognose möglich.
Sehr gute Erfahrungen haben wir mit der Ohrakupunktur in der Begleitung von Patienten gemacht, die einen Ausstieg aus der Methadonsubstitution beabsichtigen. Gerade im Bereich niedriger Dosierungen wirkt hier die Ohrakupunktur unterstützend und schützt den Patienten vor möglichen Rückfällen. Über den Erfolg der Ohrakupunktur bei Methadonpatienten wird in diesem Buch noch in aller Ausführlichkeit berichtet werden, insbesondere ihre Wirksamkeit bezüglich des Beikonsums. Hier sei auch auf die Untersuchung von Margolin et al. *(11)* hingewiesen, der einen Erfolg der Ohrakupunkturbehandlung bei kokainbeikonsumierenden Methadon-maintenance-Patienten bei 44% seiner Studienteilnehmer nachweisen konnte. Zur Dokumentation des Behandlungserfolges empfehlen wir die Durchführung von bis zu 3 Urinkontrollen pro Woche.

Die Möglichkeiten der Akupunktur im Rahmen des Strafvollzuges

Der große Erfolg der Ohrakupunktur in der Behandlung Süchtiger hat dazu geführt, daß diese Behandlungsmethode auch Eingang in den Strafvollzug gefunden hat und heute in den Vereinigten Staaten an mehr als 30 »Drug Courts« praktiziert wird. Der bekannteste Drogengerichtshof der Vereinigten Staaten ist der Miami Drug Court unter Richter Herbert Klein, an dem seit 1989 drogenabhängige Straftäter mit Ohrakupunktur behandelt werden. Das dortige Behandlungsprogramm verläuft in drei Phasen. Phase 1 entspricht der Entzugsbehandlung über einen durchschnittlichen Zeitraum von 30, mindestens jedoch 12 Tagen. Tägliches Erscheinen und tägliche Urinanalysen sind in dieser Phase solange erforderlich, bis an 7 aufeinanderfolgenden Tagen saubere Urine abgegeben wurden. In Phase 2 hat der Verurteilte zwei- bis dreimal pro Woche zu erscheinen, über einen Zeitraum von 3 bis 6 Monaten finden Einzel- und Gruppengespräche statt. Phase 3 gibt Drogenabhängigen die Möglichkeit, in Absprache mit dem örtlichen Schulsystem Ausbildungsgrundlagen vermittelt zu bekommen. Die durchschnittlichen Behandlungskosten für dieses Programm belaufen sich auf weniger als 1000 US-Dollar pro Jahr und Patient, dies entspricht den durchschnittlichen Kosten, die ein Gefängnisaufenthalt über 9 Tage kosten würde. Die Wiederverhaftungsquote von 11% liegt deutlich unter der allgemeinen Wiederverhaftungsquote drogenabhängiger Erststraftäter von über 51%.

Zusammenfassung

Die beschriebene Entzugsbehandlung mit Ohrakupunktur ist eine effektive, nicht abhängigkeitserzeugende oder unterhaltende und zudem preiswerte Möglichkeit, Drogenabhängige zu behandeln. Da im ambulanten Bereich hierfür keinerlei Eingangskriterien Voraussetzung sind, steht diese Möglichkeit allen Drogensüchtigen offen. Das Verfahren ist schmerzfrei, vermindert die Entzugssymptomatik um ein Erhebliches und bereitet günstige Voraussetzungen für eine psychosoziale Begleitung. Sie ist wirksam bei allen Formen der Abhängigkeit, der Morphinabhängigkeit, der Alkoholabhängigkeit, der Abhängigkeit vom Cocaintyp und den Typen der Medikamentenabhängigkeit, da ihr Wirkprinzip auf einer Harmonisierung energetischer Gleichgewichtsstörungen beruht, die allen Abhängigkeitsformen gemeinsam ist.

Der Autor dieses Artikels arbeitet als Arzt in einer der beiden Methadonsubstitutionsambulanzen des Gesundheitsamtes der Stadt Frankfurt. Er ist Gründungs- und Vorstandsmitglied der NADA Deutschland.

Literatur

1. *Bensky, D., O'Connor, G.:* Acupuncture: A Comprehensive Text, Eastland Press, Seattle 1985
2. *Bischko, J.:* Einführung in die Akupunktur, Band 1, Heidelberg 1970
3. *Brumbaugh, A.:* Transformation and Recovery A Guide for the Design and Development of Acupuncture-Based Chemical Dependency Treatment Programs, Still Point Press, Santa Barbara, CA. 1993
4. *Bryant, M.:* Innovative Substance Abuse Treatment, Options for criminal justice populations, San Diego 1990
5. *Bullock, M. L., Cullition, P. D., and Olander, R. T.:* Controlled trial of acupuncture for servere recidivist alcoholism., The Lancet, June 24, 1989, 1435–1439
6. *Goldkamp, J., Weiland, D.:* Assessing the impact of Dade County's felony drug court, Philadelphia 1993
7. *Hecker, U.:* Ohr-, Schädel-, Mund-, Handakupunktur; 2. Aufl., Hippokrates, Stuttgart 1998
8. *Klein, H.:* Strategies for action, Combating drug and alcohol abuse in Dade County, Miami 1990
9. *Khunat, Ra, Smith, M.:* Acupuncture Treatment of chemical dependency and violence, New York, ohne Jahresangabe
10. *König, G., Wancura, I.:* Praxis und Theorie der Neuen Chinesischen Akupunktur, Bd. 3, Wien 1987
11. *Lipton, D. S., Brewington, V., and Smith, M. O.:* Acupuncture for crack-cocaine detoxification: Experimental Evaluation of Efficacy. Journal of Substance Abuse Treatment, 11 (3), 205–215
12. *Margolin, A., Avants, K. S., Chang, P., Kosten, T. R.:* Acupuncture for the treatment of cocaine dependence in methadone-maintained patients. The American Journal on Addictions, 2 (3), 1993, 194–201
13. *Nogier, P. M. F.:* Lehrbuch der Aurikulotherapie, Maisonneuve 1978
14. *Ree, van, J. M.:* Endorfinen on acupunctuur – een tussenbalans, Pharmaceutisch Weekblad 1983
15. *Schulz:* Drogenscene, Frankfurt am Main 1974
16. Shanghai College of Traditional Medicine: Acupuncture, A comprehensive text, New York 1987
17. *Smith, M. O., and Khan, I.:* Acupuncture program for treatment of drug addicted persons, Bulletin on Narcotics, XL (1) 1989
18. *Smith, M.,* u.a.:Acupuncture and Natural Healing in Drug Detoxification, Am. J. Acup 1979
19. *Smith, M.,* u. a.: Chinese Theory of Acupuncture Detoxification, New York, o. Jahresangabe
20. *Washburn, A. M., Fullilove, R. E., Fullilove, M. T., Keenan, P. A., McGee, B., Morris, K. A., Sorenson, JH. L., and Clark, W. W.:* Acupuncture heroin detoxification: A single-blind clinical trial. Journal of Substance Abuse Treatment, 10, 1993, 345–351
21. *Wei-Kang, F.:* The story of chinese acupuncture and moxibustion, Peking 1975
22. *Wen, H. L, Cheung, S. Y. L.:* How acupuncture can help addicts, Drugs and Society, Vol. 2 No. 8, May 1973

Ralph Raben

Ambulante Akupunkturbehandlung bei Drogenabhängigen

Ein neues Projekt aus Hamburg

Einleitung

Wen und Cheung publizierten 1973 ihre Untersuchungen zur Effektivität von Ohrakupunktur bei der Entzugsbehandlung opiatabhängiger Patienten. Wiederholte Elektrostimulation des Lungenpunktes hatte sich dabei als wirksame Methode erwiesen.
Daraufhin experimentierte der New Yorker Psychiater *Michael Smith* und seine Mitarbeiter mit dieser Methode mehrere Jahre in der Drogenambulanz der Psychiatrischen Abteilung des staatlichen Lincoln-Hospitals (Bronx, New York). Sie fanden heraus, daß Akupunktur ohne elektrische Stimulation für diesen Zweck genauso effektiv ist. Und sie entdeckten, daß sich Ohrakupunktur nicht nur zum Entzug von Opiaten eignet, sondern auch von Alkohol, Kokain, »Crack-Kokain« und Amphetaminen, wenn außer dem Lungenpunkt (101) vier weitere Ohrpunkte eingesetzt werden: Vegetativum (Punkt 51), Shen Men (Punkt 55), Niere (Punkt 95), Leber (Punkt 97). *(Smith, M. & Khan, I., 1988).*

Entscheidend für den Erfolg bei der Entzugsbehandlung substanzabhängiger Patienten, so die Erfahrung der Ärzte, Suchttherapeuten und Akupunkteure der Lincoln-Ambulance, ist das »setting« des Therapieangebots:

- Nichtkonfrontativer Umgang mit den Patienten
- Einfachheit der Behandlung
- Tägliche Nadelung von drei bis fünf Ohrpunkten dieses Programms
- Behandlung in der Gruppe
- Für einen stabilen Erfolg: Kombination mit Entwöhnungstherapie (in New York: Selbsthilfegruppe nach dem Modell der Anonymen Alkoholiker: Zwölf-Schritte-Programm)

Aufgrund seines Erfolges verbreitete sich dieses ambulante Lincoln-Behandlungsmodell in vielen amerikanischen Großstädten. Es wird derzeit von der US-Regierung unterstützt und in etwa achthundert Behandlungseinrichtungen für Suchtkranke in den USA eingesetzt.
Die Wirksamkeit dieser Art von Ohrakupunktur in Verbindung mit dem »Behandlungssetting« wurde in mehreren Studien evaluiert *(Bullock, 1989; Lipton, 1994, Margolin, 1993; Smith, 1988)* und in einem Review dargestellt *(Brewington, Smith und Lipton, 1994).*

Nach Gründung der NADA 1985 in New York wurde die Methode »Behandlung nach dem NADA-Protokoll« genannt.

Seit 1978 ist diese Art der medikamentenfreien Behandlung zur Standardbehandlung der Lincoln-Ambulanz auch für schwerst alkohol- und drogenabhängige Patienten geworden. Täglich kommen einhundertfünfzig bis zweihundertfünfzig Patienten hierher zur Akupunktur. Etwa die Hälfte von ihnen kommen mit einer Therapieauflage. (»Entzug statt Strafe«) von den Gerichten. Über 50% beenden die Behandlung erfolgreich: sie weisen dem zuständigen Richter über neunzig Tage einen drogenfreien Urin nach und müssen an einer Therapiegruppe teilnehmen.

Nachdem wir diese Arbeit in New York miterlebt haben *(Raben, 1996)*, lag die Idee nicht fern, auch den Hamburger Drogenabhängigen die Behandlung mit Akupunktur anzubieten. Da es in Deutschland und Österreich bereits Erfahrungen mit Akupunktur beim stationären Alkohol- und Drogenentzug gibt *(Kostyrba, 1994; Marx, 1984; Weidig, 1998; Rüdiger, 1998)*, konnten Hamburger Drogenberatungsstellen vom Sinn eines derartigen Unterfangens überzeugt werden.

In Zusammenarbeit mit der NADA hat im September 1997 die Drogenberatungsstelle »PALETTE e.V.« im Schanzenviertel ein neues Projekt eröffnet.

Das »PALETTE Akupunkturprojekt« bietet Drogenabhängigen die Möglichkeit eines ambulanten akupunkturgestützten Drogenentzugs.

Warum ein neues Projekt?

Die PALETTE bot bisher methadonsubstituierten Patienten die herkömmliche, begleitende psychosoziale Betreuung an. Bei vielen ihrer Klienten wurde diese Arbeit allerdings durch zunehmenden Gebrauch anderer Suchtmittel wie Kokain, Schlafmittel und Alkohol erheblich erschwert. Man suchte nach neuen Wegen, da insbesondere das Verlangen (craving) nach Kokain medikamentös kaum zu beeinflussen ist.
Die Behandlung der Kokainabhängigkeit ist ohnehin bisher unzureichend und wenig erfolgreich.

Die Behandlung

Der neue Patient hat mit einem Arzt ein Aufnahmegespräch, füllt einen Fragebogen aus und wird über die Wirkungen und Nebenwirkungen von Akupunktur aufgeklärt und unterschreibt eine Einverständniserklärung.

Dann begibt er sich in den großen Behandlungsraum, wo bereits andere Patienten in Behandlungssesseln sitzen. Sie haben bereits die NADA-typischen Ohrnadeln bekommen, manche sind eingeschlafen, viele dösen vor sich hin, Nadeln in beiden Ohren: eine ruhige, entspannte Atmosphäre.
Der neue Patient setzt sich dazu in einen der zwanzig bequemen Sessel, desinfiziert sich die Ohrmuscheln mit bereitliegenden Alkoholtupfern und wartet auf die Behandlung.

Der Akupunkteur fragt den Patienten, ob er bereit ist.
Dann sticht er nacheinander die Einmalnadeln aus Stahl etwa 2 -4 mm tief mit einer 180-Grad-Drehung in die Ohrmuschel, so daß die Nadel knapp im Knorpel haftet: drei bis fünf Punkte auf beiden Seiten:

> Vegetativum, Shenmen, Niere, Leber, Lunge.

Nicht die besondere Kunst eines genialen Akupunkteurs ist hier das Entscheidende, sondern das wohl ausgedachte »setting«, die Art und Weise, wie diese Behandlung »rüber kommt«, die leicht annehmbare Situation und die unkomplizierte quasi non-verbale Art der Behandlung.
Der Akupunkteur tritt hinter das »setting« zurück, er vertraut auf die erprobte Wirkung der Nadeln, zügelt seine verbale Neugier, bleibt gelassen und behandelt so, daß der Patient wiederkommt. Der Akupunkteur muß erfahren sein im Umgang mit Suchtkranken. Er weiß, daß die Motivation jedes drogenabhängigen Patienten zu einer Entzugsbehandlung ambivalent ist, der Patient ängstlich ist und sich die Ängstlichkeit sehr unterschiedlich äußern kann.
Wenn das »setting« nicht stimmt, der Patient sich zur Verbalisierung von Gefühlen ge-

drängt sieht, fühlt, daß hohe Erwartungen an ihn gestellt werden, sich beurteilt, belehrt oder ausgefragt vorkommt, wird er leicht das Behandlungsprogramm verlassen, wie die Erfahrung alle Suchttherapeuten gelehrt hat. Er wird die Behandlungseinrichtung, sei sie eine freundliche Arztpraxis oder eine gut ausgestattete Alkohol- oder Drogenhilfeeinrichtung nicht wieder besuchen, selbst wenn die Nadeln an sich eine wohltuende Wirkung hatten.

Wer Angst vor den Nadeln äußert, wird auf keinen Fall überredet (»– tut kaum weh –«) oder mit Worten von den segensreichen Wirkungen der Akupunktur überzeugt, sondern darf sich ohne Nadeln in einen Sessel dazusetzen und beobachten, was hier im Raum passiert. Meistens dauert es nicht lange und dieser Patient wünscht sich auch eine Behandlung.

Nach etwa fünfundvierzig Minuten zieht sich der Patient vor einem Spiegel stehend die Nadeln selbst, entsorgt sie in einen Nadelcontainer und geht.

Ihm wurde geraten, so oft wie möglich (fünf Tage pro Woche) zur Behandlung wiederzukommen.

Ist der Patient clean, so sollte er sich für weitere zwölf Wochen als Rückfallprophylaxe und zur Unterstützung der Genesung ein- bis zweimal wöchentlich akupunktieren lassen.

Er kann sich weiterhin akupunktieren lassen, weil die Behandlung erneuten Suchtdruck (craving) im Zaume halten kann.

Er kann sofort (ohne Wartezeit) und erneut zur Akupunktur kommen, wenn er einen Rückfall hatte.

Die fünf Ohrpunkte

1. Vegetativum, Punkt 51, »Erdpunkt«.

Repräsentation des autonomen Nervensystems. Wirkt beruhigend, entspannend, zentrierend, außerdem analgetisch.

Bei vielen unserer Patienten sind die vegetativen Funktionen gestört. Insbesondere Kokainpatienten haben einen hohen Sympathicotonus, sind appetitlos und oft unterernährt.

2. Shen Men, Punkt 55, »Tor des Geistes«, »Feuerpunkt«.

Analgetisch, beruhigend, klärend. Reguliert Exzitation und Inhibition im Bereich des zerebralen Kortex; »klärt den Kopf«.

3. Niere, Punkt 95, »Wasserpunkt«.

Lindert Rücken- und Knochenschmerzen, ist auch indiziert bei urogenitalen Störungen, reduziert die Ängstlichkeit und stärkt die Energie bei chronischer Müdigkeit.

Nach TCM: unterstützt die innere Struktur einer Person, bewahrt das Nieren-Chi.

Pharmakologische Wirkungen der täglich konsumierten Substanzen, der Lebensstil und die Lebensgeschichte haben bei vielen unserer Patienten zu bedrohlichem Struktur- und Ordnungsverlust geführt. Die meisten haben lange Geschichten von Gewalt, die ihnen bereits »an die Nieren«, an die Substanz gegangen ist (TCM: Schwächung von Nieren-Yin und -Yang und Jing).

4. Leber, Punkt 97, »Holzpunkt«.

Regulierung der Entgiftung, Regulierung der Muselkspannung und der Emotionen. Insbesondere Regulierung des Übermaß von Wut, Zorn und Aggressivität.

Bei vielen Patienten sind Emotionen erheblich blockiert und treten als Folge in zerstörerischem Übermaß hervor, sich und andere gefährdend.

TCM: Chronisch Drogenabhängige zeigen oft in drastischer Weise Zeichen einer Diagnose: »leeres Feuer«. Suchttherapeuten kennen das: tausend Worte ohne Konsequenz. Dieses Verhalten bei »leerem Feuer« erschöpft nicht nur den Patienten, sondern auch den Drogenhelfer.

5. Lunge, Areal 101, »Metallpunkt«.

Analgetisch. Minderung der Entzugssymptome bei Heroin-, Kokain, Crack- und Zigarettenabhängigkeit. Förderung der Ausscheidung giftiger Substanzen.
Das Areal der Lunge ist groß. Wir nadeln beim NADA-Protokoll relativ weit dorsal, also fern vom empfindlichen Gehörgang.

Mit den fünf Ohrpunkten sind theoretisch die fünf sogenannten Funktionskreise erreicht.

Allerdings wird sich ein Behandlungserfolg verflüchtigen, wenn die Akupunkturwirkung nicht durch Suchttherapie ergänzt und stabilisiert wird. Akupunktur allein heilt nicht die Suchterkrankung.

Die Mitarbeiter

Als Akupunkteure arbeiten hier z.Z. sechs Ärzte, die Erfahrung mit der Behandlung von Abhängigen haben. Vier haben ein Akupunkturdiplom (DÄGfA, ÖGAA), zwei eine NADA-Ausbildung.
Zusätzlich akupunktieren drei langjährig erfahrene Heilpraktiker.
Es ist immer ein ärztlicher Akupunkteur anwesend.
Die nichtärztlichen Akupunkteure arbeiten nach Weisung und unter der Verantwortung der Ärzte.
Alle Akupunkteure arbeiten auf Honorarbasis zwischen zwei und sechs Stunden pro Woche.
Außerdem sind ein Suchttherapeut, eine Bürokraft und ein Zivildienstleistender im Projekt.

Die Patienten

Derzeit kommen täglich zwanzig bis fünfundzwanzig Patienten zur Akupunktur. Etwa die Hälfte wird von niedergelassenen Ärzten oder Drogenambulanzen mit Methadon behandelt, konsumiert aber Drogen wie Kokain, Schlafmittel oder Alkohol. Die andere Hälfte sind Kokainabhängige (oft intravenös), nicht methadonbehandelte Heroinabhängige, Alkohol- oder Medikamentenabhängige (Benzodiazepine).
Manche Patienten kommen zur Rückfallprophylaxe nach einer Entzugs- oder Entwöhnungsbehandlung, um sich weiter zu stabilisieren und das craving (den Suchtdruck) im Griff zu haben.
Es muß noch einmal betont werden, daß es für Kokainabhängige derzeit kaum eine effektive medikamentöse Behandlung gibt.
Das Angebot einer Akupunkturbehandlung hat sich in der Szene, aber auch bei Ärzten, die Heroinabhängige mit Methadon behandeln, schnell herumgesprochen.

Akupunktur als non-verbale Psychotherapie

Außer einem Aufnahmegespräch vor Beginn der Behandlung werden vor oder während der weiteren Akupunktursitzungen nur wenige Worte gewechselt.
Die Behandlung ist weitgehend frei von ermüdenden Therapiegesprächen. Solange die Klienten noch »drauf« sind, ist gerade der non-verbale Zugang für beide Seiten besser annehmbar und für den Patienten weniger ängstigend.
Wir arbeiten als Akupunkteure trotz zum Teil sehr schwieriger Patienten entspannt.
Insbesondere neue Patienten oder solche, denen es noch sehr schlecht geht, haben für gewöhnlich Angst, ihre Gefühle zu verbalisieren. Das ist wohl mit ein Grund, warum sie verbal ausgerichtete Therapieangebote oft

nach wenigen Tagen verlassen, sie sind überfordert.
Akupunktur ermöglicht einen einfachen, direkten und wirkungsvollen Zugang zu unruhigen, ängstlichen Patienten. Darin - allerdings nur darin - ähnelt sie in gewisser Weise einem niedrigschwelligen Methadonabgabeprojekt.
Verbal ausgerichtete Suchttherapie soll erst stattfinden, wenn die Patienten klar und clean sind oder sich das ausdrücklich wünschen. Das wird nach etwa ein bis vier Wochen der Behandlung zu erwarten sein. Zwei Drittel der Patienten spüren die entspannende, beruhigende Wirkung bereits während ihrer ersten Sitzung. Manche schlafen ein. Viele berichten den Akupunkteuren spontan von ihrem Wohlgefühl.
Für die Akupunkteure immer wieder erstaunlich: Patienten, die mit erheblicher innerer Unruhe, äußerst gestreßt von der Drogenszene kommen, die das erste Mal hier sind und denen es sichtbar schlecht geht, werden nach kurzer Zeit in der Atmosphäre des Behandlungsraumes - nur mit den Ohrnadeln behaftet - ruhig und entspannt. Manche bedanken sich nach der Sitzung und manche fragen, ob an den Nadeln »etwas dran gewesen« wäre. Für sie ist es kaum mehr vorstellbar, daß man sich gut fühlen kann, ohne einen »Stoff« zu bekommen. Ebenfalls erstaunlich, daß im Behandlungsraum eine ruhige Atmosphäre herrscht: Es wird nicht gegessen, geraucht oder getrunken, es finden keine lauten und keine Therapiegespräche statt. Mitunter läuft eine Kassette mit entspannender Musik.

Ergebnisse

Bisher haben wir rund 400 Patienten behandelt.
Wir hören von vielen Patienten, wie gut sie sich nach der Sitzung fühlen oder um wieviel besser es ihnen körperlich und seelisch nach zwei bis drei Wochen der Behandlung geht. Methadonpatienten berichten spontan ohne Nachfrage, daß sie unter Akupunktur ihren Kokainkonsum lassen können oder daß sie ihre Methadondosis erheblich reduziert haben. Wir hören von einer ganzen Reihe von Alkohol-, Kokain- und Heroinpatienten, daß sie trocken oder clean geworden sind und ihr Ziel, frei zu werden, weiter verfolgen, obwohl wir gar nicht nachfragen.
Wir hören, daß sich viele von ihnen anschließend mit ein bis zwei Sitzungen pro Woche stabilisieren.

Obwohl die Effektivität der Akupunktur nach dem NADA-Protokoll bei Alkohol- und Drogenabhängigkeit in mehreren Studien (auch verblindeten Studien) dokumentiert ist, wollen wir die Akzeptanz und Effektivität eines derartigen Projektes noch einmal messen. Seit Oktober 1998 haben wir zusammen mit dem Institut für interdisziplinäre Sucht- und Drogenforschung (Universität Hamburg) begonnen, die Wirksamkeit der Methode in unserem Projekt wissenschaftlich zu evaluieren. Ergebnisse werden 1999 zu erwarten sein. Die Studie wird von der DÄGfA finanziell unterstützt.

Organisation des Projektes

Das »PALETTE Akupunkturprojekt« ist von Montag bis Freitag jeweils von 17 Uhr bis 19 Uhr geöffnet. Die Öffnung am Samstagvormittag ist geplant.
Sollten wir zuverlässige Geldgeber finden, die diese Einrichtung für ambulanten, akupunkturgestützten Alkohol- und Drogenentzug finanzieren, so würden wir sofort auch morgens öffnen. Patienten, die im Methadonbehandlungsprogramm sind, bezahlen für die Akupunkturbehandlung nichts. Diese Behandlungen werden von der Stadt Hamburg im Rahmen »psychosoziale Betreuung bei Methadonsubstitution« bezahlt. Alle anderen

- z.B. rein Kokainabhängige, Alkoholabhängige, Benzodiazepinabhängige oder nicht methadonsubstituierte Heroinabhängige zahlen selbst DM 10,- pro Sitzung. Die tatsächlichen Inklusivkosten einer Akupunktursitzung belaufen sich in unserem Projekt auf DM 50,-. Die Finanzierung des Projektes ist nicht gesichert.

Wir hoffen - trotz desolater Haushaltslage der öffentlichen Hand - auf Unterstützung durch den Hamburger Senat, auf Einzelfallvergütung durch die Krankenkassen und/oder auf Unterstützung als Modellvorhaben. NADA hat die PALETTE in ihrem Vorhaben unterstützt und bei der Planung des Projektes, bei der Gestaltung des Behandlungssetting, beim Training der Akupunkteure und bei der wissenschaftlichen Evaluierung des Projektes mitgewirkt.

Drei Trainer der NADA arbeiten in dem Projekt auch praktisch mit.

Literatur

1. *Brewington, V., Smith, M.O., Lipton, D.:* Acupuncture as a Detoxification Treatment: An Analysis of Controlled Research. Journal of Substance Abuse Treatment, 11 (4), p. 289, 1994
2. *Bullock, M.L., et al.:* Controlled Trial of Acupunkture for Severe Recidivist Alcoholism. The Lancet, June 24, p. 1435, 1989
3. *Kostrba, A.:* Anwendung der Akupunktur im Rahmen der Behandlung Substanzabhängiger in: A. Springer und andere (Hrsg.): Das Kalksburger Modell und die Entwicklung der Behandlung Abhängiger. Springer-Verlag/ Wien, 1994
4. *Lipton, D.S. et al.:* Acupuncture for Crack-Cocaine detoxification. Experimental Evaluation of Efficacy. Journal of Substance Abuse Treatment 11, p. 204, 1994
5. *Margolin, A. et al.:* Acupunkture for the Treatment of Cocaine Dependence in Methadon-Maintained Patients. The American Journal On Addictions, Vol. 2,3, p. 194, 1993
6. *Marx, H.G.:* Medikamentenfreie Entgiftung von Suchtkranken. Bericht über den Einsatz von Akupunktur. Suchtgefahren 30, 1984
7. *Raben, R.:* Besuch der Lincoln-Detox-Ambulanz und des NADA-Kongreß 1995 in N.Y. Deutsche Zeitschrift für Akupunktur 40, p. 17, 1997
8. *Rüdiger, H.:* Akupunktur in der Suchtbehandlung. Z. Allg. Med. 74: 60, 1998
9. *Smith, M.O. and I. Khan:* An Acupuncture Programm for the Treatment of Drug-Addicted Persons. Bulletin on Narcotics, vol. XI, No. 1, 1988
10 *Smith, M.O.:* Acupunkture Treatment for Crack: Clinical Survey of 1.500 Patients Treated. American Journal of Acupunkture, 16 p. 241, 1988
11. *Weidig, W.:* Die Reha-Klinik Agethorst: Ein Modell für stationären Drogenentzug mit Akupunktur. Deutsche Zeitschrift für Akupunktur, 41: 43, 1998
12. *Wen, H.L. and Cheung, S.Y.C.:* Treatment of Drug Addiction by Acupuncture and Electrical Stimulation. Asian Journal of Medicine, 9, p. 139, 1973

Helmut Rüdinger

Alkohol, Tranquilizer, Bulimie. Drei Beispiele

Alkohol

Mit Eröffnung meiner Allgemeinpraxis 1983 war Akupunktur von Anfang an ein therapeutisches Mittel. Zu dieser Zeit wußte ich nichts über den Effekt dieser Methode bei Entzugs-Syndromen von Alkohol, Benzodiazepinen und illegalen Drogen wie Heroin. Nur der sedative Effekt einer Akupunkturbehandlung war mir geläufig.
Die Reaktion meines ersten Patienten, der im Prädelir zu mir kam, war sehr überraschend. Nur wenige Minuten nach der Nadelung des Punktes LG 20 (Baihui) wurde dieser Mann ruhig, sein Zittern nahm ab, er wurde schläfrig. Symptome wie Schwitzen, Herzklopfen und Angst waren ganz erheblich gebessert.
Dieser Patient benötigte nur diese eine Behandlung.
Von der Klinik her wußte ich, daß prädelirante Patienten unter Distraneurin mehrere Tage zur Entgiftung benötigten. Die zukünftigen Behandlungen sollten zeigen, daß die Entgiftung mit Hilfe der Akupunktur tatsächlich in aller Regel kürzer als die mit Hilfe des Distraneurins war.
Aus jahrelanger Erfahrung in Psychiatrie und Innerer Medizin wußte ich um die Grenzen ambulanter Behandlung. Ein Delirium tremens gehört selbstverständlich in klinische Behandlung.
In den folgenden Jahren sah ich in meiner Praxis in Hamburg-Altona häufig prädelirante Patienten. Die Akupunktur wurde Mittel der Wahl. Distraneurin verordnete ich nur noch an Tagen meiner Abwesenheit, streng abgezählt und nur durch Ehe- oder Lebenspartner verwaltet.
Nach jedem neuen Patienten war ich überrascht, daß die Zeit der Entgiftung bis zum Verschwinden von Entzugssymptomen wie Tachykardie, Schwitzen, Tremor, Angst etc. unter Akupunktur stets kürzer schien, als ich es von den klinischen Entgiftungen mit Distraneurin gewohnt war.

In der Regel waren 1–2 (selten mehr) Akupunkturbehandlungen notwendig.
Die genadelten Punkte waren:
LG 20 (Baihui),
4 Extrapunkte Sishencong,
He 7 (Shenmen),
Ma 36 (Zusanli).

Die ersten Jahre wagte ich nicht, diese Resultate anderen Ärzten zu erzählen. Noch Anfang der 80er Jahre war ein Arzt, der Akupunktur einsetzte, hochgradig der Scharlatanerie verdächtig. Dann erschienen klinische Studien von *Marx* aus der Suchtabteilung der Gütersloher Klinik über Akupunktur bei Alkoholsucht und -entzug.
Diese Arbeiten sind heute noch sehr aktuell, sie werden erfreulicherweise in diesem Buch abgehandelt. Erst nach ca. 5 Jahren begann ich, auch **Ohrakupunkturpunkte** einzusetzen, wie:

- **Shenmen (55)**
- **Herz (100)**
- **Vegetativpunkt (51).**

Der Erfolg mit der Ohrakupunktur schien ähnlich wie bei der Körperakupunktur. Nur bei schwereren Fällen kombinierte ich dann beide Systeme.

Mein heutiges therapeutisches Konzept im Falle eines Prädelirs ist abgestuft. Anfangs setze ich Körper- und Ohrnadeln kombiniert, die Wirkung scheint besser. In der Regel reicht eine Behandlung für 12–24 Stunden, mehr als 3 Behandlungen im Abstand von jeweils einem Tag habe ich selten erlebt. Nach der Entgiftung bleiben Patienten dann oft noch längere Zeit in Behandlung, hier reichen dann 1 (bis 2) Behandlungen pro Woche.

Die häufigsten Akupunkturpunkte der Körperakupunktur:

LG 20 (Baihui)
4 Extrapunkte (Sishencong)
Herz 7 (Shenmen)
Pericard 6 (Neiguan) bei starker Tachykardie
Magen 36 (Zusanli)
Leber 3 (Taichong).

Die häufigsten Punkte der Ohrakupunktur:

55 (Shenmen)
51 (Vegetativum 1)
95 (Niere)
97 (Leber)
100 (Herz)
101 (Lunge).

Die Punkte sollten beidseits genadelt werden, man wird in aller Regel mit insgesamt maximal 20 Nadeln auskommen. Häufig reichen schon 4 bis 6 Nadeln pro Sitzung. Wenn man verschiedene Literaturstellen zum Thema Sedierung und Behandlung von Entzugssymptomen nachliest, wird man viel mehr und auch andere als die oben beschriebenen Punkte finden.
Zu diesem Problem möchte ich den Pionier der englischen Akupunktur, Felix *Mann,* zitieren. Wenn er eine Wirkung durch die Nadelung eines bestimmten Akupunkturpunktes erzielt, sagt er seinen Schülern sogleich: »Ein anderer Punkt hätte vielleicht dieselbe Wirkung gehabt.«
Zukünftige Studien, die nicht nur bestimmte Akupunkturpunkte auswählen, sondern auch noch die Technik und Qualität der Akupunktur berücksichtigen, werden vielleicht mehr Klarheit bringen.

Perspektiven

Unter fachkundiger Betreuung scheint eine ambulante, niedrigschwellige Alkoholentgiftung möglich und wünschenswert.
Die Akupunktur, die gleichzeitig geordnetes Denken begünstigt, löst bei Alkoholabhängigen innere Spannungsgefühle und reduziert damit auch das Verlangen nach Alkohol. Die Patienten sind in diesem Zustand für Gespräche und Einleitung einer qualifizierten Entzugsbehandlung eher zugänglich.
Ich erinnere einen Besuch 1993 in einer ambulanten Alkohol- und Drogenberatungsstelle in Minneapolis, USA. Dort wurden auch Sozialhilfebeiträge ausbezahlt. Der Leiter dieses Amtes verpflichtete Alkoholiker, die ihr Geld abholen wollten, zuerst zu einer Akupunkturbehandlung (eine in Deutschland juristisch unmögliche Angelegenheit). Erst dann wurde Geld ausbezahlt. Der Leiter war überzeugt, daß durch diese Behandlung der Alkoholkonsum eingeschränkt werde.

Die in den Allgemeinen Krankenhäusern in Deutschland stattfindende stationäre Entgiftung mit Medikamenten scheint nicht besser, die Suchtberatung findet dort häufig gar nicht statt. Der Preis des ambulanten Entzugs ist ganz erheblich billiger. Der Übergang in eine stationäre Entziehungskur läßt sich möglicherweise ambulant leichter schaffen, wie wenn der Patient nach 3 Tagen aus der Aufnahmestation mit 2 Kapseln Distraneurin entlassen wird.

Benzodiazepine

Ein Fallbericht

Eine 60jährige Patientin wird von ihrem Hausarzt wegen Angstzuständen und Schlafstörungen behandelt.

Sie hat stets eine Schachtel Valium-Tabletten zu 5 mg bei sich, um am Tage Angstzustände zu bekämpfen, abends nimmt sie Halcion, einmal die Woche bekommt sie eine Imap-Spritze. Zusätzlich trinkt sie regelmäßig Alkohol.
Unter dieser Behandlung litt sie unter Beklemmungen, nächtlichen Alpträumen, sie war als Person erheblich eingeengt, ihre Sprache war etwas verwaschen. Angstzustände bestanden weiterhin, sie ging nicht in die U-Bahn, nicht ins Kino, konnte nicht im Flugzeug fliegen.
Ihre Probleme führte sie auf Hormonstörungen zurück. Sie wurde mit Presomen behandelt, hatte aber dennoch weiterhin immer wieder lange und quälende gynäkologische Blutungen.
Mitte November begann die Akupunkturbehandlung, begleitet von einfachen therapeutischen Gesprächen.
Zuerst setzte die Patientin das Halcion und das Imap ab. Ich nadelte LG 20 (Baihui), Herz 7 (Shenmen) beidseits, die Ohrpunkte Shenmen, Vegetativum 1, Leber und Herz.
Die erste Behandlung verschaffte ihr 2 Tage Ruhe. Nach 2 Tagen rief sie an, sie habe schon am Morgen eine Tbl. Valium 5 genommen, die Angst beim Aufwachen sei zu groß gewesen.
Sie kam dann mit einem alkoholischen Fötor und Prädeliranz zur Akupunktur.
Vor diesem Ereignis pflegte ich solche Patienten unbehandelt wegzuschicken, mehr aus Empörung als aus sachlicher Begründung. Intoxikierte und distanzlose Patienten sind eben ein Ärgernis.
Das Glück wollte, daß ich diese Frau dennoch mit Nadeln behandelte, diesmal waren es die Punkte LG 20 (Baihui) und die 4 Extrapunkte Sishencong. Die Patientin wurde in wenigen Minuten sehr ruhig. Wir behandelten jetzt alle 2 Tage.
Sie hörte auf, Valium zu nehmen.
Nach 10 Tagen war ihr Wesen völlig verändert. Die Sprache und das Denken wurden klar, es zeigte sich eine herzliche Persönlichkeit hinter der anfangs sehr eingeengten Patientin. Sie berichtete, daß ihre Familie und Freunde diese deutliche Verbesserung ihrer Psyche bemerkten.
Bis Ende Dezember behandelte ich 2x die Woche. Sie nahm in dieser Zeit nur noch einmal eine Tablette Valium.
Es traten immer wieder Ängste, Unsicherheiten, Herzklopfen und Schlafstörungen auf. Ganz entscheidend wichtig war meine »Verfügbarkeit« als Arzt, die Patientin erhielt z.T. auch am Wochenende, z.B. Sonntagabends eine Akupunkturbehandlung.
Im Januar war sie schon in der Lage, mit dem Flugzeug von Hamburg nach Stuttgart zu fliegen. Sie schlief in der Regel über 4 Stunden am Stück, was für sie eine erhebliche Verbesserung bedeutete.
Die Schachtel Valium-Tabletten blieben aber weiterhin in ihrer Handtasche. Die Behandlungsintervalle konnten vergrößert werden. Dazwischen hielt sie wiederholt telefonischen Kontakt mit mir.
Nach einem halben Jahr, im Mai, waren wir am Ende der Behandlung.
Sie flog jetzt mit einer Freundin nach Italien zu einem 4wöchigen Urlaub.
Im Herbst desselben Jahres erschien sie nochmals zu einer Auffrischung der Akupunkturbehandlung mit 4 Sitzungen im wöchentlichen Abstand.
Sie litt weiterhin unter einem Postmenopausen-Syndrom, der Schlaf war öfters gestört, auch Ängste waren noch vorhanden.
Die einzigen Medikamente waren aber ein Hormonpräparat und Johanniskraut.
Die Patientin fühlte sich sicher, daß sie keine Sedativa mehr nehmen würde, der Preis mit Einengung der Persönlichkeit sei zu groß gewesen.

Zusammenfassung dieses Falles. (Er zeigt exemplarisch das häufigste Problem bezüglich Benzodiazepin-Gebrauchs in der Allgemeinpraxis.)

60jährige Patientin, seit Jahrzehnten psychovegetativ stigmatisiert, außer einer seit der Menarche stets chaotischen und beschwerdevollen Regel keine großen Erkrankungen gehabt. 3 erwachsene Kinder, verheiratet. Sie kommt in der Menopause in eine immer größere Abhängigkeit von Sedativa und Alkohol. Ihre Alpträume hören nach Absetzen des Halcion auf, die Eingeengtheit ihrer Person löst sich nach Absetzen des Imap.

In einem halben Jahr Therapie mit insgesamt 30 Akupunkturbehandlungen nimmt sie noch 4- bis 5mal eine Tablette Valium 5 mg. Sie blüht unter der Behandlung auf und beginnt zu reisen.

In manchen Sitzungen reichte es nicht, nur Körper- oder Ohrakupunktur zu machen. Die Patientin konnte klar sagen, wenn durch die Nadelung nach ca. 20 Minuten keine innere Ruhe eintrat. Nadelte ich dann noch das Ohr- bzw. Körperpunkte, trat diese Beruhigung fast immer ein.

> Die Akupunktur hat hier zweifaches geleistet:
> 1. Sie hat den Tranquilizerentzug ermöglicht.
> 2. Sie konnte die wieder auftauchenden psychoneurotischen Störungen lindern.

Die ersten Erfolge in der Therapie des alkoholischen Prädelirs hatten mich veranlaßt, dies auch einmal mit Patienten zu versuchen, die von Tranquilizern abhängig waren. Ich wußte aus klinischer Erfahrung, daß ein Tranquilizer-Entzug für die Patienten mühsam war, er häufig 6–8 Wochen dauerte. Die Patienten, die ich dann behandelte, machte ich darauf aufmerksam, daß es eben so lange dauern würde, bis sie sicheren Boden unter die Füße bekämen.

Die ersten Patienten waren Frauen, die hochmotiviert waren, mit langjährigem Benzodiazepin-Gebrauch Schluß zu machen. Die häufigsten Mittel waren Adumbran®, Tavor®, Valium®. Die tägliche Dosis dieser Mittel war nicht sehr hoch, oft nur ¼ Tbl. Tavor® täglich, aber auch bis zu 30 mg Valium® täglich.

Im Vordergrund der Beschwerden standen Angst, Unruhe und Schlafstörung. Wenn die Akupunktur begann, hatten diese Patienten die Medikamente häufig bereits abgesetzt oder reduziert. Dadurch hatten sie vermehrt vegetative Symptome wie größere Unruhe, Herzklopfen, Schweißausbrüche.

> Die Akupunktur war in aller Regel sehr erfolgreich. In 10–15 Minuten kamen die Patienten zur Ruhe, einige schliefen ein. Ich benutzte einfache und bekannte Akupunkturpunkte: LG 20 (Baihui), Herz (Shenmen), Magen 36 (Zusanli). Erst Jahre später lernte ich, daß ich hätte genausogut Ohrpunkte nadeln können. Dies tat ich auch später, die Erfolge waren ähnlich, diesmal mit Ohrakupunktur, z. B. die Punkte Shenmen (55), Herz (100), Vegetativum (51).
> Es gab Fälle, in denen eine einzige Nadel genügte: manchmal der Punkt Baihui (LG 20), manchmal der Ohrpunkt 55 (Shenmen).

Nach den ersten Behandlungen war ich überrascht, daß die Patienten oftmals erst nach mehreren Tagen eine neue Behandlung benötigten. Die Dauer der sedierenden Wirkung der Akupunktur war so unterschiedlich, daß ich kein festes zeitliches Schema aufstellte, sondern den Patienten meine private Telefon-

nummer gab, damit sie mich auch am Wochenende anrufen konnten, falls die Unruhe und Angst zu stark wurden. Diese Vorgehensweise habe ich bis heute beibehalten, der Erfolg entschädigt für die wenigen gestörten Wochenenden.
Später wurde mir klar, daß diese Verfügbarkeit des Arztes unabdingbare Voraussetzung für einen erfolgreichen Tablettenentzug ist.
Beim Drogenentzug reicht diese Verfügbarkeit nicht, beim Alkoholentzug (ausgenommen bei der Behandlung des Prädelirs) auch nicht.

Nach 2–3 Monaten war die Akupunkturtherapie meist abgeschlossen. Oft waren nur eine bis zwei Behandlungen in der Woche erforderlich. Einige der Patientinnen habe ich Jahre später noch gesehen, sie waren frei von Tabletten.
Es gab auch Patienten, die nur ein Rezept von mir wollten. Bot ich ihnen Akupunktur an, so waren sie zwar für eine Behandlung bereit, doch holten sie sich ihre Rezepte von einem anderen Arzt und kamen auch nicht wieder zur Akupunktur, obwohl sie mich zum Teil weiterhin als Hausarzt behielten.

Zusammenfassung:
Ein hoher Anteil der Patienten sind Frauen in der Postmenopause. Viele dieser Frauen haben eine längere Geschichte von ärztlichen Versuchen hinter sich, Symptome der Menopause zu behandeln. Sie hatten oder haben körperliche, vegetative, psychische Symptome. Einige dieser Symptome wurden von den Ärzten klar der Menopause zugeordnet, z. B. Hitzewallungen und depressive Verstimmungen. Bei anderen Symptomen stritten die Ärzte, ob es Zusammenhänge mit der hormonellen Umstellung gab: z. B. Gelenkbeschwerden und Hautveränderungen.
Immer aber waren diese Patientinnen durch ihre Beschwerden psychisch beeinträchtigt. Dies schien dann auch der Grund gewesen zu sein, warum sie Benzodiazepine und andere Stoffe wie Neuroleptika verordnet bekamen.
Was weder bei der Heroin- noch bei der Alkoholabhängigkeit geht, scheint bei den Sedativa und diesem Typ Patienten zu gehen: daß sie ihr Suchtmittel noch monatelang in der Handtasche mit sich herumtragen, es sogar manchmal noch benutzen, aber nicht mehr rückfällig in den Dauergebrauch werden. (Mir ist bewußt, daß dies z. B. bei jungen Polytoxikomanen sicher so nicht geht.)

Weitere mögliche Punkte:
- Yintang,
- Leber 2 (Xingjian),
- Leber 3 (Taichong),
- Pericard 6 (Neiguan),
- Pericard 7 (Daling),
- Niere 3 (Taixi),
- dorsale Shu-Punkte von Herz, Pericard, Niere
- **Ohr:** Niere, Leber, Lunge.

Anregungen für ein Konzept des Tranquilizer-Entzugs mit Akupunktur:
Schon eine einzige Nadel kann den gewünschten sedierenden Effekt hervorrufen. Meist genügt dies jedoch nicht. Zu empfehlen ist deshalb eine Kombination von Körper- und Ohrakupunkturpunkten.
Dauer der einzelnen Behandlung:
Nadeln ca. 30–45 Minuten belassen, anschließend noch ca. 10–15 Minuten ruhen.
Behandlungsintervalle: anfangs jeden Tag, nach 2–3 Tagen 2–3 mal die Woche, nach ca. 10 Tagen 1–2 Behandlungen pro Woche. Ideal ist die »Behandlung bei Bedarf«.

Bulimie

Durch die unmittelbare Nachbarschaft meiner Praxis zu einem betreuten Wohnheim für jugendliche Frauen mit schwierigem sozialen und familiären Hintergrund, wurde ich seit 1983 auch mit dem Problem der Bulimie konfrontiert. Ich überblicke heute mehrere Dutzend Patientinnen. Bis heute (1996) kam nur ein einziger junger Mann mit dem Problem der Bulimie in meine Praxis.
Wie bei allen Süchten ist auch hier vorwegzustellen, daß die Akupunktur kein Heilmittel der Sucht ist. Sie ist nur in der Lage, vegetative und psychische Spannung der Patienten zu lindern.
Den Therapieverlauf der ersten Patientin mit Bulimie, die ich mit Akupunktur behandelte, möchte ich schildern: Sie ist eine 24 Jahre alte Frau, die mit starkem Leidensdruck in die Praxis kommt. Sie leide seit sieben Jahren unter Bulimie, habe schon mehrere Psychotherapien sowie eine 4monatige stationäre psychosomatische Behandlung ohne Erfolg hinter sich. Sie ist suizidal, erklärt offen, daß ihre Gedanken zunehmend um Selbstmord kreisen. Die körperliche Untersuchung ist unauffällig, es fällt eine gewisse psychomotorische Unruhe und ein auf das Leiden bezogenes eingeengtes Denken auf. Sie berichtet offen über die Details ihrer Freßsucht, in der Regel habe sie ca. 5 »Freßattacken« pro Woche. Die Details werden mit großem Leidensdruck vorgetragen.
Ich biete der Patientin spontan an, einige Akupunkturnadeln zu setzen, um den verspürten inneren Druck zu reduzieren. Sie akzeptiert zweifelnd 2 Ohrnadeln (Körperakupunktur akzeptiert sie nicht), den Punkt der Beklommenheit (83) und Shenmen (55). Schon nach 15 Minuten erklärt sie, daß sie eine eigentümliche Ruhe verspüre, die große Spannung weiche. Vor ihrem Weggehen spreche ich sie konkret auf ihre Selbstmordgedanken an. Sie antwortet überrascht, daß sie im Moment gar nicht mehr daran denke.
Eine Woche später kommt sie zur verabredeten nächsten Akupunktur. Sie wirkt »aufgeräumt« und berichtet, daß sie in dieser Woche nur eine einzige »Freßattacke« gehabt habe. Eine solch lange Pause habe es seit Jahren nicht mehr gegeben.
Jetzt akzeptiert sie auch Körperakupunktur mit den Punkten LG 20 und Herz 7. Eine weitere Woche später wirkt sie noch zufriedener, die Freßattacke habe wiederum nur am Sonntag stattgefunden.
Ängstlich, dankbar, und gleichzeitig mißtrauisch fragt sie mich, wie es um die Abhängigkeit von der Akupunktur stehe, sie befürchte eine solche und sie wolle dies unbedingt vermeiden. Auch stehe sie in einer bioenergetischen Körpertherapie, ob sie diese aufgeben müsse. Da ich ihr empfehle, die Körpertherapie fortzusetzen, scheint auch das Problem der befürchteten Abhängigkeit von der Akupunktur vom Tisch zu sein.
Die Patientin kommt nun fast wöchentlich zur Akupunktur in die Praxis. Jede Behandlung führt zu einer körperlichen und psychischen Beruhigung, die tagelang anhält. Von Suizidalität ist nie mehr die Rede. Nach einem Jahr zieht sie aus dem Wohnheim weg. Ich darf betonen, daß ich niemals Suizidalität an sich mit Akupunktur behandeln würde, und doch schien hier eine innere Spannung und großer Leidensdruck durch die Nadeln ganz erheblich gebessert.
Die zukünftigen Patientinnen, die ich mit Akupunktur behandelte, sollten mich lehren, daß häufig nicht solch gute Resultate zu erzielen sind. Auch, wenn diese Eßstörung psychoanalytisch auf eine zeitlich bestimmte Entwicklungsphase zurückgeführt wird, ist doch jede einzelne Patientin von ihrer Konstitution her einmalig. Die Akupunktur scheint dann eher erfolgreich, wenn psychische und körperliche Spannung gleichzeitig erlebt wird. Die häufigsten Akupunkturpunkte bei der Bulimie werden dieselben Punkte sein wie

bei den Entgiftungen von Alkohol und Tabletten. Da aber Magen-Darm-Störungen hier häufiger vorkommen, wird man auch auf Magen und Darm wirksame Punkte hinzunehmen.

Karen Spiegel

Akupunktur bei Adipositas und Nikotinabhängigkeit

Akupunktur bei Adipositas

Genese der Adipositas nach traditionell chinesischen Gesichtspunkten

Adipositas ist als eine multifaktorielle Körperfehlregulation zu verstehen, wobei sowohl hereditäre genetische Faktoren als auch endokrinologische psychologische und soziale Ursachen eine Rolle spielen können. Übergewicht, welches auf einer gesteigerten Eßsucht beruht, spricht deutlich besser auf die Suchtbehandlung über die Akupunktur an als das hormonell bedingte Übergewicht.
Nach traditionellen chinesischen Gesichtspunkten führen Schwächestörungen einzelner Organsysteme, insbesondere des Milz-Pankreas-Meridians zu übermäßigem Hunger. Durch Zunahme von Körpergewebe wird das Yin gestärkt; eine Yin-Adipositas stellt einen Schutz vor Gewichtsverlust und Ego-Reduktion dar.

Körperakupunktur

Eine Therapie der Adipositas besteht deshalb zunächst in der Stärkung des Yin, insbesondere des Milz-Pankreas-Meridians. Eine Moxibustion des Punktes **MP 6** ist oft zu Beginn der Behandlung zu empfehlen.
Die Körperakupunktur erfolgt danach tonisierend über folgende Punkte

Du 20, MP 6, Ma 36.

Ergänzend zur psychischen Stabilisierung können Punkte des Herzmeridians **(He 7)** oder des Perikard-Meridians **(Pe 6)** genadelt werden.

Ohrakupunktur

Alternativ oder in Kombination mit der Körperakupunktur kann durch Ohrakupunktur therapiert werden.

Mukaino (2) zeigte, daß spezielle appetitmindernde Punkte am Ohr existieren. Eine Stimulation dieser Punkte bewirkte eine Senkung des Insulinspiegels bei leerem Magen und eine Gastrinsekretionserhöhung. Durch die Ohrakupunktur können sowohl eine Minderung des Hungergefühls als auch das Ausbleiben der Hungerkontraktionen des Magens erfolgen *(3)*.
Lokalisation der Ohrakupunkturpunkte ist das Cavum conchae, das als einziger oberflächlicher Hautbereich vom Vagusnerven innerviert wird. Die bekannten Ohrpunkte (Mund, Oesophagus, Magen) sind alle vom selben Vagusast innerviert.

Ein in der Praxis bewährtes Behandlungsschema ist die Nadelung von folgenden Ohrpunkten (Chinesische Nomenklatur):

87 Magenzone
Lok.: Zone um den aufsteigenden Helixast.

18 Hungerpunkt
Lok.: In der Mitte zwischen den Punkten 13 und 14 auf dem Tragus.

17 Durstpunkt
Lok.: In der Mitte zwischen den Punkten 12 und 14 auf dem Tragus.

51 Vegetativum
Lok.: Am Schnittpunkt des Crus inferius mit der Helix.

55 Shenmen
Lok.: Im Winkel des Crus superius und Crus inferius, zum Crus superius hin.

29 Polster
Lok.: In der postantitragalen Furche, ca. in der Mitte der Strecke 29 a und 29 b.

29 b Point de Jerome
Lok.: In der postantitragalen Furche, Schnittpunkt mit der vegetativen Rinne.

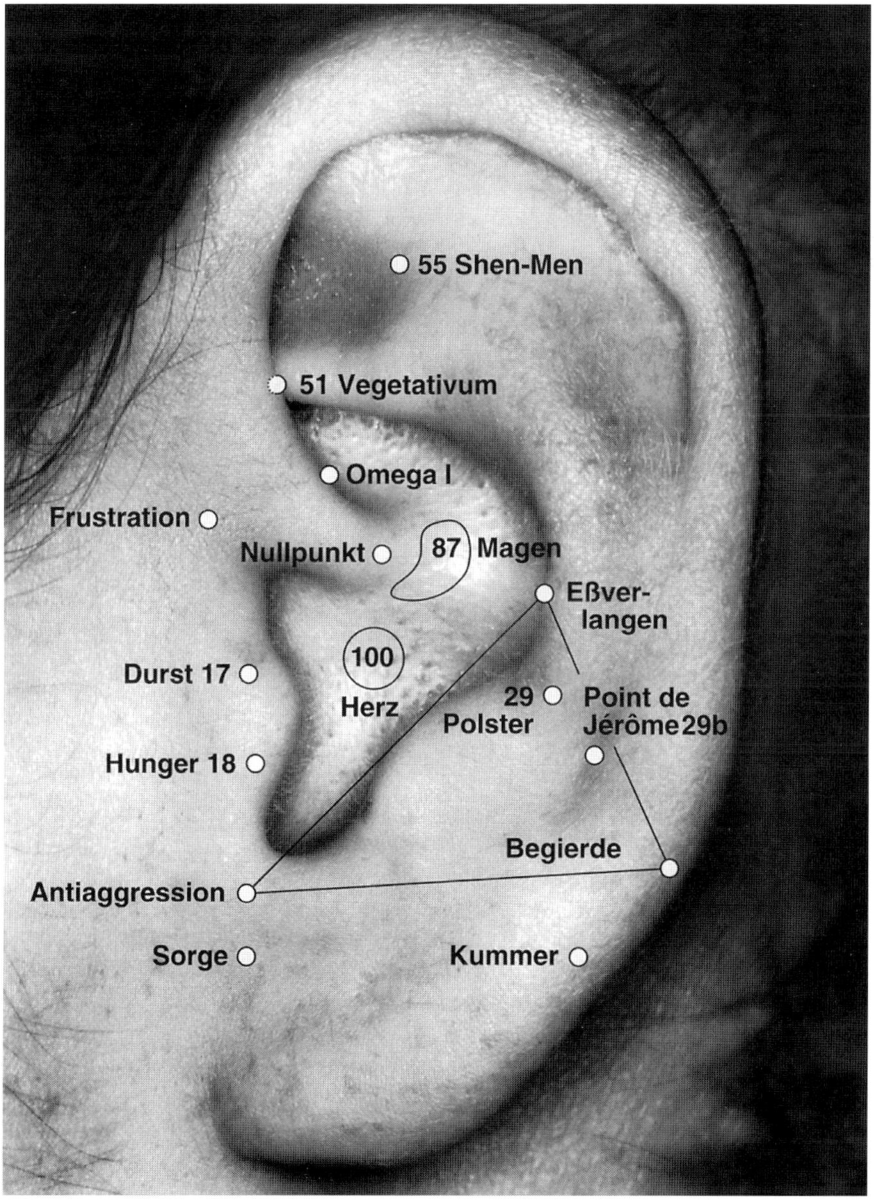

Abb. 1

Omega 1
Lok.: In der Hemiconcha superior, oberhalb des Crus inferius, auf halber Strecke Nullpunkt-Schnittpunkt Crus inferius mit der Helix.

Zone Angst und Sorge
Lok.: Unterhalb des Antiaggressionspunktes.

Zone Kummer und Freude
Lok.: Okzipitaler Anteil des Lobulus, auf gleicher Höhe wie die Zone Angst und Sorge.

Nach *Nogier* können folgende Ohrpunkte in das Therapiekonzept einbezogen werden:

Antiaggressionspunkt
Lok.: Am unteren Rand der Incisura intertragica, Richtung Gesicht)

Punkt der Begierde
Lok.: Am Ende der postantitragalen Furche, am Schnittpunkt mit der Helix.

Punkt des Eßverlangens
Lok.: Nervaler Magenpunkt in der Zone 2 der Anthelix, zugehöriges Segment Th 1 bis 3.

Bei der Nadelung werden die jeweils sensibelsten Punkte ausgewählt. Dabei sollte immer in der Vegetativen Rinne nach aktiven Reaktionszonen gesucht werden.
Die Therapie erfolgt 1 bis 2 mal pro Woche, Therapiedauer jeweils 30 Minuten. Die Therapie ist eine Langzeittherapie und muß individuell gestaltet werden.

Fallbeispiel

Adipositas, Kopfschmerz

24jährige Frau, ledig, Außenhandelskauffrau, Gewicht: 147,5 kg, Körpergröße: 1,68 m. Normalgewichtig bis zum 15. Lebensjahr. Berufliche Anspannung. Neigung zu Cephalgien (Frontalkopfschmerz), Obstipationsneigung.

02.01.96	147,5 kg	Du 20, Ma 36, Ma 25. Di 4, Ohrpunkt 55, 51, 18, 87. Diätberatung. Bewegungstherapieberatung
04.01.96	145,9 kg	Weniger Cephalgien, z.T. Heißhunger auf Süßigkeiten. Nadelung wie 02.01.96. Punkt der Begierde.
08.01.96	144,5 kg	Subjektives Wohlbefinden, kein Heißhunger mehr. Nadelung wie 02.01.96.
11.01.96	144,1 kg	Stabilisierung, keine Cephalgien mehr. Nadelung wie 02.01.96.
15.01.96	142,0 kg	Innere Entspannung. Du 20, Di 4, Ohrpunkt 51, 55, 18, 87.
18.01.96	142,6 kg	Wohlbefinden. Nadelung wie 15.01.96.
22.01.96	140,6 kg	idem.
26.01.96	137,9 kg	idem.
06.02.96	137,7 kg	idem.

Weitere Therapiesitzungen bis März 1996 zweimal wöchentlich, danach einmal wöchentlich. Zunehmende Stabilisierung des körperlichen und seelischen Gleichgewichtes.
23.04.96: 126,9 kg. Insgesamt 20,6 kg Gewichtsverlust in fast 4 Monaten. Die Patientin ist weiterhin sehr motiviert und hat Ihre Ernährungsweise langfristig umgestellt. Die Therapieintervalle werden jetzt länger terminiert, die Patientin kontinuierlich für ca. 1 Jahr weiterbetreut.

Akupunktur bei Nikotinabhängigkeit

Genese der Nikotinabhängigkeit nach traditionell chinesischen Gesichtspunkten

Durch regelmäßigen Nikotinabusus kann es zur Regulationsstörungen des Herzmeridians und des Pericardmeridians kommen. Folge davon sind bei Nikotinkarenz Dysregulationen des Kreislaufsystems mit Herzklopfen, Tachykardien und Schweißausbrüchen.
Dem Funktionskreis Herz werden nach traditionell chinesischen Vorstellungen bestimmte Gehirnfunktionen wie das Bewußtsein, Gedankenaktivität und Gefühle zugeordnet. Die Punkte des Herzmeridians haben eine starke psychische Wirkung.

Körperakupunktur

Eine Therapie der Nikotinabhängigkeit besteht deshalb zunächst in der Stärkung des Yin, insbesondere des Herz-Meridians und des Perikard-Meridians.
Die Körperakupunktur erfolgt danach tonisierend über folgende Punkte:

Du 20, He 7, Pe 6.

Unterstützend kann **Du 14** als übergeordneter und koordinierender Punkt der Thoraxregion genadelt werden.

Ohrakupunktur

Alternativ oder in Kombination mit der Körperakupunktur kann durch Ohrakupunktur therapiert werden. Die Behandlung bei der Raucherentwöhnung erfolgt meist über eine *Dreierkombination von Punkten*. Diese bilden die Eckpunkte ungefähr gleichschenkliger Dreiecke, z. B.

Antiaggressionspunkt, Frustrationspunkt, Begierdepunkt oder **Antiaggressionspunkt, Lungenpunkt, Begierdepunkt.**

Ein in der Praxis bewährtes Behandlungsschema ist die Nadelung von folgenden Ohrpunkten (Chinesische Nomenklatur):

51 Vegetativum
Lok.: s. o.

55 Shenmen
Lok.: s. o.

100 Herz
Lok.: In der Mitte der Concha inferior.

101 Lunge
Lok.: Um die Zone 100 gelegen.

102 Bronchus
Lok.: Medial des Lungenareals zum Meatus acusticus externus.

103 Trachea
Lok.: Oberhalb des Areals 102.

Nach *Nogier* können folgende **Ohrpunkte** in das Therapiekonzept einbezogen werden:

Antiaggressionspunkt (s. o.)
Punkt der Begierde (s. o.)
Polster (s. o.)
Antirauchpunkt (Schlundpunkt)
Lok.: Oberer Teil der Incisura supratragica.

Frustrationspunkt
Lok.: In der Furche zwischen Tragus und Crus helicis.

Bei der Nadelung werden die jeweils sensibelsten Punkte ausgewählt. Es können Dauernadeln gesetzt werden, wobei häufige Kontrollen zur Verhinderung einer Perichondritis notwendig sind.
Die Therapie erfolgt in der ersten Woche in der Regel zweitägig, danach je nach Bedarf ein- bis zweimal pro Woche, Therapiedauer

jeweils 30 Minuten. Die Therapie erstreckt sich meist über 3 bis 4 Wochen. Es muß auf jeden Patienten individuell eingegangen werden und z. B. vorübergehende Eßstörungen mit in das Therapiekonzept einbezogen werden (Ohrpunkt 87, 18 oder Punkt des Eßverlangens nach *Nogier)*.

Literatur

1. *Hecker, U.:* Ohr-, Schädel-, Mund-, Hand-Akupunktur. Hippokrates Verlag Stuttgart 1996
2. *Mukaino, Y.:* Acupuncture therapy for obesity using ear needle treatment Analysis of effectiveness and mechanism of action. J. Japan soc. Acup. 31, 1981 67–74. Abstract. Am. J. Acup. 10 (1982) 270
3. *Pöntinen, P.J.:* Akupunktur bei Adipositas, eine wissenschaftliche Behandlung?, AKU 23. Jg. 4. Quartal, Deutsche Ärztegesellschaft für Akupunktur 1995

Edwin Oudemans

Akupunktur in der Suchtbehandlung in den Niederlanden

Akupunktur: medikamentenfreie unterstützende Psychotherapie?

In diesem Beitrag möchte ich meine Erfahrungen mit Akupunktur in der Suchtarbeit in den Niederlanden beschreiben. Darüber hinaus ist es mir ein Anliegen, zum Verständnis der Akupunktur im allgemeinen beizutragen, sowie - im besonderen - zu Aspekten der Wirkung von Akupunktur und deren Anwendung in der Drogenarbeit.
Die Niederlande - und besonders Amsterdam - hat, wie allgemein bekannt sein dürfte, eine lange Geschichte von Drogengebrauch und -mißbrauch hinter sich. Bereits in den frühen 70er Jahren war der Konsum derartig angestiegen, daß die ersten Klienten sich wegen kleinerer oder größerer konsumbedingter Probleme an ein Hilfesystem wandten, das auf diese Art Klientel überhaupt nicht vorbereitet war.
Als Reaktion hierauf entstanden sehr schnell die »Konsultationsbüros« für Alkohol und Drogen. Sie hatten sich mit Sucht im Allgemeinen und mit der Heroinproblematik im engeren Sinne zu beschäftigen. Aus den USA hörte man von den guten Erfahrungen mit Methadon, und in kürzester Zeit entstanden die ersten Methadonprogramme in den Niederlanden. Anfangs glaubte man, in Methadon das Mittel gegen den Heroinmißbrauch gefunden zu haben; allmählich aber zeigte sich, daß eine rein pharmakologische Lösung nicht ausreichte. Die Problematik war mit diesem Ansatz nicht hinreichend zu erfassen. Zu dieser Zeit hatte sich in der Suchtarbeit bereits die Auffassung durchgesetzt, daß man es mit einer meist komplexen Polymorbidität zu tun hatte.
Aus dieser Erkenntnis heraus entwickelte sich deshalb langsam eine »Teambehandlung«, wie sie noch heute in den Niederlanden besteht: die Arbeit wird gemeinsam von Sozialarbeitern, Krankenschwestern/-pfleger, Psychologen bzw. Systemtherapeuten, Psychiatern und Ärzten geleistet.
Dabei hat sich die Suchttherapie weitgehend unabhängig von anderen Therapieformen als eine eigenständige Sonderform weiterentwikkelt, wobei Therapieansätze verschiedenster Art ausprobiert wurden. Aus diesem »Trial and Error« ist ein Hilfesystem entstanden, das eine eigene Identität entwickelt hat und das, gerade in der letzten Zeit, Anregungen und Vorlagen liefern konnte für therapeutische Interventionen außerhalb der Suchttherapie.

Ein offenes Klima, in dem es möglich ist, aus den unterschiedlichsten Ansätzen das Wirksame in die Suchtarbeit zu integrieren, bietet fast zwangsläufig auch Platz für die Akupunkturbehandlung. Zunächst war dies nur ein Experiment im Rahmen der ärztlichen Behandlung. Bei diesen ersten Akupunkturinterventionen Ende der 70er Jahre zeigte es sich rasch, daß es möglich war, eine Entwöhnung ohne Medikamente, nur mit täglichen Akupunkturbehandlungen durchzuführen. Die Versuche waren so vielversprechend, daß Anfang der 80er Jahre das Angebot ausgeweitet wurde und erste Schritte in Richtung auf ein integriertes Akupunktur-Behandlungsangebot gemacht wurden.

Uns waren damals eine Reihe positiver Berichte über die Behandlung der reinen Heroinabhängigkeit zu Ohren gekommen; daneben kannten wir selbstverständlich auch die guten Erfolge der Akupunktur bei der Schmerzbehandlung. Aus diesen Gründen hatten wir uns zunächst auf die Behandlung der reinen Heroinabhängigkeit beschränkt. Zu dieser Zeit gab es diese Form der Abhängigkeit nämlich noch in Amsterdam, obwohl auch hier schon die Entwicklung hin zu den verschiedensten »Stoffmischungen« in Gang gesetzt war. Anfangs haben wir ca. 10 Patienten pro Woche behandelt. Wir konnten sehr schnell die Erfahrung machen,- auch aufgrund der von uns gesammelten Urinproben - daß die Akupunktur offenbar auch bei anderen Suchtformen wirksam war. Das veranlaßte uns zu weiteren Untersuchungen.
Besonders viel Erfahrung haben wir mit Alkoholikern nach der akuten Entzugsphase sammeln können. Dabei hat es sich gezeigt, daß diese Gruppe von Patienten über die Jahre im Stande ist, nur mit Akupunkturbehandlungen alkoholfrei zu bleiben. Auch hier wurde zunächst eine kleine Gruppe von Patienten behandelt. In der Zeit zwischen 1986 und 1989 haben wir dann die Patientenzahlen von ca. 500 pro Jahr auf rund 2000 pro Jahr steigern können. Die Behandlungsfrequenz variierte dabei zwischen täglich bis einmal in drei Monaten.
Bei anderen Gruppen von Suchtkranken war die alleinige Akupunkturbehandlung nicht ausreichend. Speziell die Polytoxikomanie ließ sich in dieser Weise nicht zufriedenstellend behandeln.

In den ersten Jahren stellte sich das Suchtproblem vorwiegend in Form von Heroinkonsum mit Beigebrauch von Cannabis dar. Das Behandlungsprotokoll ist demnach auf Grund der Behandlung von diesen beiden Mitteln entstanden. Eine genaue Nachmessung der Ohrpunkte hat jedoch gezeigt, daß fast immer die gleichen Punkte aktiv werden, unabhängig von den verschiedenen Suchtformen. Dieser Befund macht die Theorie verständlich, daß den verschiedenen Ausprägungen der Sucht eine gemeinschaftliche Pathologie zugrunde liegen könnte. Zum Beispiel werden auch bei Spielsüchtigen die gleichen Punkte aktiv wie bei Heroinsüchtigen. Dies ist ein merkwürdiger Befund, der sich nicht über die »Oralität«, d. h. über direkte pharmakologische Effekte erklären läßt.

> In dieser Phase ist die »Basisrezeptur« der Ohrakupunktur entstanden. Das Wesentliche hierbei ist, daß mit einer leicht zu erlernenden, gezielten Auswahl einiger weniger Ohrpunkte ein maximaler Effekt in der Entwöhnungsbehandlung der verschiedenen Formen von Sucht zu erzielen ist. Ich betone dies deshalb, weil natürlich die Pharmakologie der verschiedenen Substanzen unterschiedlich ist und deshalb auch die Entwöhnungssymptomatologie ganz unterschiedlich ist.

Diese Erfahrung läßt die Schlußfolgerung zu, daß es - jedenfalls im Sinne der Akupunktur - eine größere Übereinstimmung zwischen den verschiedenen Suchtformen gibt, als es auf den ersten Blick möglich scheint.

Wie bereits angedeutet, scheint die alleinige Akupunkturbehandlung der Polytoxikomanie nicht ausreichend. Die Vielzahl von Problemen, mit denen ein Polytoxikomane zu kämpfen hat, ermöglicht in der Regel nicht, eine ambulante Entzugsbehandlung mit Akupunktur allein durchzuführen. Mag die reine Entzugsbehandlung auch komplikationslos verlaufen, so bedarf es meiner Auffassung nach jedoch spätestens am Ende der ambulanten Entzugsbehandlung weiterer Möglichkeiten, damit der Patient den neu erworbenen Status aufrecht erhalten kann. Bei der

Gruppe der Polytoxikomanen gilt insbesondere der Hinweis, die Entzugsversuche gut vorzubereiten. Dies bedeutet, daß die Klienten - bevor sie mit dem eigentlichen Entzug beginnen - sich zuerst beschränken sollen auf eines oder wenige Mittel in erheblich geringerer Dosierung; geschieht dies nicht, werden die Probleme im Entzugsgeschehen so groß, daß die Patienten wieder rückfällig werden.
Bevor man eine Entzugsbehandlung beginnt, halte ich es für sinnvoll, die Anamnese des Klienten dahingehend zu durchforschen, ob sich die Voraussage ableiten läßt, daß die Entzugsbehandlung lediglich den Stoffentzug zum Ziel hat. Ist dies der Fall, so vertrete ich die Meinung, daß hier eine Entzugsbehandlung nicht unbedingt angezeigt ist, sondern zunächst mit dem Klienten besprochen werden sollte, ob überhaupt und unter welchen Bedingungen ein Entzug sinnvoll und erfolgreich sein könnte - unabhängig davon, ob mit oder ohne Hilfe von Akupunktur. Auf diese Art und Weise ist es möglich, nicht (nur) das Entzugsgeschehen zu betrachten, sondern das Wesentliche leichter zu erfassen. Das Wesentliche liegt, meiner Auffassung nach, in tiefergehenden Themenkomplexen, die korreliert sind mit Begriffen wie Schuld, Trauer, Scham und mit Minderwertigkeit im allgemeinen.

> Wir müssen immer gewärtig sein, daß eine Methode natürlich auch dem Therapeuten zur Abwehr ihm selbst unangenehmer und belastender Dinge dienen kann; deshalb müssen wir immer beachten, daß die Akupunktur ein Hilfsmittel zur Erleichterung der Suchtsymptomatik ist, aber kein alleiniges Heilmittel.

Eine weitere Anmerkung sei gestattet: Suchtbehandlung meint etwas anderes als Entzugsbehandlung. Diese beiden Begriffe geben häufig Anlaß zu einer Vielzahl von Mißverständnissen, die zu einer genauso großen Anzahl falscher therapeutischer Entscheidungen führen können. Damit meine ich insbesondere das nicht nur von Abhängigen, sondern auch von Therapeuten oft gehörte Mißverständnis, daß ein Suchtproblem sich hinreichend durch das konsumierte Mittel beschreiben ließe. Dadurch entsteht nicht selten die falsche Vorstellung, daß mit einer Entzugsbehandlung nicht nur die Substanz, sondern auch das Suchtproblem aus dem Körper entfernt sei. In diesem Zusammenhang ist ein Blick in die Kriterien aus dem DSM-IV (Diagnostic Statistic Manual) oder auch des ICD-10 (International Classification of Diseases) hilfreich. Hier wird deutlich, wie weit die in den Kriterien erfaßten Probleme reichen können.
Im Laufe der Jahre wurden ca. 20% der Patienten im ambulanten Bereich des Jellinek-Zentrums mit Akupunktur behandelt; im stationären Bereich entschied sich ca. die Hälfte der Patienten der Kurzzeit- (und auch Entzugs-) Behandlung für die Akupunktur. In Zahlen: bis zu 100 Patienten pro Jahr ambulant und bis zu 200 Patienten pro Jahr stationär. (Anmerkung: Die Entzugsbehandlung ist bei uns in die Kurzzeitbehandlung integriert. Wir können so eine Vielzahl von Behandlungsoptionen anbieten, zum Beispiel: partiellen Entzug; Probleminventar; psychiatrische, somatische, soziale Diagnostik; Systemtherapie; Stabilisierung mit Methadon-Unterstützung; Krisenintervention, u.v.a.)
Versehen mit der notwendigen kritischen Distanz hat die Akupunktur in Amsterdam ihren festen Platz innerhalb des therapeutischen Angebotes der Suchthilfe gefunden. Ihre Wirksamkeit ist unbestritten. Sie wird durchgeführt von Krankenschwestern/-pflegern, die begleitet und supervidiert werden von in Akupunktur ausgebildeten Ärzten. Sie wird im ambulanten und stationären Bereich eingesetzt.

Akupunktur: medikamentenfreie unterstützende Psychotherapie?

Die Psychoanalyse hat in den 80er Jahren einen Wandel erlebt. Sowohl die amerikanische (1, 2), als auch die holländische analytische Schule haben begonnen, verschiedene psychotherapeutische Techniken in den analytischen Bereich zu integrieren. Das bedeutet, daß in der therapeutischen Arbeit nicht mehr rigide an einem Konzept festgehalten wird, sondern daß man freier ist in der Anwendung stützender, aufdeckender oder mehr Einsicht gebender Methoden. Man hat den Eindruck, als ob die Analytiker herausgefunden haben, daß das Stützen gelegentlich therapeutisch wirksam ist; und daß möglicherweise für den Erfolg einer Analyse ein Klima notwendig ist, in dem der Patient sich vertraut und wohl fühlt.

Die stützende Therapie war in der analytischen Schule eigentlich eine theoretische Unmöglichkeit. Die Psychoanalyse zielt darauf ab, die Abwehr zu durchbrechen und erhöht deshalb die Angst. Stützen hingegen heißt, daß man nicht mehr technisch neutral oder equi-distant sein kann. Diese technische Neutralität aber ist in der Analyse eine grundsätzliche Bedingung, um die Übertragungsbeziehung zu bilden und zu analysieren. In der stützenden Therapie ist der Therapeut weit weniger equi-distant und weit mehr realistischer Mensch, d. h. er kann gelegentlich auch – zu passendem Thema – eine private Meinung oder sogar eigene Erfahrungen in die Therapie einfließen lassen.
Aber ob stützend oder mehr aufdeckend, beide Therapieformen werden eingesetzt, um bestimmte psychische Veränderungen zu erzielen.

Im allgemeinen kann man feststellen, daß psychotherapeutische Interventionen zum Ziel haben, das allgemeine Wohlbefinden zu verbessern, sowohl auf der psychischen als auch auf der somatischen Ebene. Viele »seelischen« Zustände werden begleitet von körperlichen Symptomen. Als Beispiele seien hier nur Depressionen, Ängste und Panikattacken genannt. Gerade in der jüngsten Zeit mehren sich die biologischen Hinweise auf die enge Beziehung und Wechselwirkung des Körpers und der Psyche. So ist zum Beispiel bei an Depression erkrankten Menschen jetzt festgestellt worden, daß ihr Immunsystem bedeutend schlechter funktioniert als bei Gesunden. Ein weiterer wichtiger Befund ist die Tatsache, daß auf der Oberfläche der weißen Blutkörperchen Rezeptoren für Neurotransmitter nachgewiesen sind. Das erlaubt die Frage, ob wirklich nur in den hormonproduzierenden Drüsen Hormone hergestellt werden oder nicht auch ektopisch.
Die Liste der Hinweise und Erkenntnisse ließe sich endlos fortsetzen und würde den Rahmen dieses Beitrags bei weitem sprengen. Ich hoffe, daß diese wenigen Beispiele ausgereicht haben, einen ersten Einblick in die Komplexität und enge Vernetzung der Funktionen des menschlichen Organismus zu geben.
Das Wissen um diese Komplexität und enge Vernetzung der Funktionen des menschlichen Organismus haben sich die Chinesen auf empirische Art und Weise erworben. Das war vielleicht nicht sehr wissenschaftlich im westlich-naturwissenschaftlichen Denken, aber nicht minder wirkungsvoll. Über viele Jahrhunderte hinweg wurden Beobachtungen, Hinweise, Zusammenhänge, Vermutungen und Erfahrungen aufgeschrieben, vertieft, verändert, verifiziert oder verworfen, in jedem Fall aber von Generation zu Generation weitergegeben. Diese komplexe Dynamik ist die Basis der Akupunktur geworden. Deshalb hat sie sich immer mit dem Menschen als Ganzem beschäftigt; ihn nicht aufgeteilt in Soma und Psyche betrachtet, son-

dern deren Verbindungen und Wechselwirkungen als Fundament in ihr therapeutisches Modell integriert.

> In der westlichen Psychiatrie wird zum Beispiel alles mit der Diagnose »Depression« belegt, was genügend Symptomatik zeigt, um so klassifiziert zu werden, ohne dabei viel Wert zu legen auf die verschiedenen körperlichen Begleitsymptomatiken, die außerordentlich variabel sein können. Ein solches Vorgehen ist im Akupunkturbereich undenkbar. Eine derartig grobe, undifferenzierte Betrachtungsweise würde keine ausreichenden Hinweise auf eine erfolgversprechende therapeutische Intervention geben.

Aber wie ist dann eigentlich die Wirksamkeit der Akupunktur erklärbar?

Zunächst: Das Vorhandensein aller Akupunkturpunkte läßt sich über Widerstandsmessungen der Haut nachweisen.
Wenn wir uns die Punkte ansehen, die häufig gestochen werden, finden wir in der Mehrzahl der Fälle vegetativ stark wirksame Punkte *(3)*.
Nach meiner Überzeugung beruht die Wirksamkeit der Akupunktur auf ihrem Einfluß auf das Vegetativum. Die Art und Weise, wie sie das tut, verstehen wir derzeit genauso schlecht wie wir die Wirksamkeit der oben erwähnten Psychotherapie verstehen, die aber sicher genauso gut funktioniert wie die Akupunktur. Das Merkwürdige an diesem Vergleich ist, daß von der Akupunktur stets ein Beweis der Wirksamkeit verlangt wird. Hingegen die Psychotherapie inzwischen als Therapeutikum akzeptiert ist (sicherlich nicht zuletzt auch aufgrund ihrer guten Resultate), obwohl sie sich viel schlechter messen läßt.

Dabei hat die Akupunktur einen wesentlichen, häufig übersehenen Vorteil: eine außerordentlich geringe Nebenwirkungsrate bei hoher therapeutischer Wirksamkeit. Wirksam ist sie, wenn sie von einem Könner ausgeübt wird. Könner in der Suchthilfe sind auch diejenigen, die etwas von den Süchtigen verstehen und die vorsichtig genug sind, nicht zu hohe Erwartungen, von welcher Therapieform auch immer - einschließlich der Akupunktur beim Patienten zu wecken.

Akupunktur ist ein gutes Hilfsmittel in einem Prozeß, in dem der Entzug ein Abschnitt ist, aber sie ist nicht die Lösung.

Ich stelle dies deshalb so deutlich heraus, weil Süchtige häufig die Neigung haben, Wunschvorstellungen der Wirklichkeit vorzuziehen. Damit besteht die Gefahr, daß sie auf Grund eines fast magischen Gedankens zuviel von der Akupunktur erwarten könnten. Es ist auch die Aufgabe professioneller Suchthelfer, die Realitätsbezogenheit der Patienten zu verbessern, statt Hoffnungen zu machen, die nicht zu erfüllen sind. Denn nicht erfüllte Hoffnungen münden fast zwangsläufig im nächsten Rückfall - und alle Arbeit war wieder umsonst.
In der gesamten Suchthilfe ist es meiner Meinung nach wichtig, daß wir mit den Klienten die möglichen Ziele der Behandlung besprechen; daß wir die Rollenverteilung klären (wer wann was tut); daß wir klären, welche verschiedenen Techniken mit welchem Ziel eingesetzt werden sollen.
Hierbei hat sich die Akupunktur in den Niederlanden als ein sehr wirksames Mittel bewährt und wird sowohl in der Entzugsphase, als auch in späteren Behandlungsphasen erfolgreich eingesetzt.

Deutsche Bearbeitung: K. Strauß

Literatur

1. *Werman, D.:* The practice of supportive psychotherapy, Brunner/Mazel, New York 1984
2. *Kernberg, O.:* Psychodynamic Psychotherapy of Borderline Patients, Basic Books, 1989
3. Essentials of Chinese Acupuncture, Foreign Language Press, Beijing 1980
4. DSM-IV, Diagnostic Statistic Manual. American Psychiatric Association Washington DC, 1994

Ulf Schaarschmidt

Die Akupunktur aus juristischer Sicht. Versuch einer Klarstellung

Vorbemerkung

Nur sehr zögernd hat sich die Akupunktur als Behandlungsmethode in Deutschland mehr und mehr durchgesetzt. Dementsprechend rar sind bisher die juristischen Erkenntnisquellen im Hinblick auf alle Fragen, die speziell mit Akupunktur zu tun haben. Weder gibt es auf Bundes- oder Landesebene Gesetze, die den Zugang zur Akupunkturbehandlung regeln, noch existiert bisher - soweit ersichtlich - eine höchstrichterliche Rechtsprechung, die einen einheitlichen und sicheren juristischen Rahmen steckt.
Dementsprechend unterschiedlich ist auch die praktische Handhabung der Zulassung zur Akupunktur im Bereich der einzelnen Bundesländer, ja sogar im Zuständigkeitsbereich der einzelnen Gesundheitsämter.
Ein Großteil der nachfolgenden Ausführungen fußt daher auf nach Auffassung des Autors vergleichbaren Gerichtsentscheidungen im Hinblick auf Ärzte. Diese sind übertragbar, weil es sich bei der Ausübung der Akupunktur ebenfalls um Heilkunde handelt (dazu noch unten). Für diesen Beitrag sind Rechtsprechung und Literatur bis August 1995 vollständig, danach nur vereinzelt berücksichtigt.

Zugangsberechtigung

Weder durch Gesetz noch sonst ist bis heute einheitlich geklärt, wer in Deutschland »gewerbsmäßig« Akupunktur ausüben darf. Sicher ist nur, daß, wer »Heilkunde« ausüben will, ohne als Arzt bestallt zu sein, dazu einer Erlaubnis bedarf (§ 1 des Gesetzes über die berufsmäßige Ausübung der Heilkunde ohne Bestallung, Heilpraktikergesetz).
Unter Akupunktur wird die aus der chinesischen Medizin stammende Methode zur Behandlung akut und chronisch Schmerzkranker und zur Beeinflussung von Organkrankheiten durch Punktion bestimmter Hautstellen mit feinlegierten Metallnadeln verstanden.[1]
Die Anwendung der Akupunktur setzt eine ärztlich-diagnostische Abklärung voraus, um zu verhindern, daß ein Patient durch Unterlassung einer erforderlichen spezifischen Behandlung Schaden erleidet[2]. Akupunktur ist also Heilkunde und unterfällt damit dem Heilpraktikergesetz. Hiernach dürfen nur Ärzte und Heilpraktiker Akupunktur ausüben.
Problematisch wird bereits die Einschätzung der Zugangsberechtigung zur Akupunktur bei sogenannten »beschränkten Heilpraktikern«. Es handelt sich hier insbesondere um Psychologen und Sozialpädagogen, die im Rahmen von Psychotherapien Akupunktur zur Unterstützung und Nachsorge einsetzen. Die Zulassung dieses Personenkreises zur Akupunktur wird in der Bundesrepublik Deutschland völlig unterschiedlich gehandhabt. So hält eine zuständige Amtsärztin des Gesundheitsamtes Frankfurt die Ausübung der Akupunktur durch einen Psychotherapeuten für einen Verstoß gegen das Heilpraktiker-

gesetz und würde nach erteilter Auskunft hiergegen gerichtlich vorgehen. Im Bundesland Hamburg wird dagegen davon ausgegangen, daß nach Ablegen einer (eingeschränkten) Prüfung eine Zugangsberechtigung zur Akupunktur gegeben ist. Den Hamburger Behörden ist dabei jedoch bewußt, daß es sich insoweit nicht um eine juristisch abgeklärte, sondern mehr um eine pragmatische Betrachtungsweise handelt. Die Gesundheitsämter Plön und Rendsburg/Eckernförde halten die Ausübung der Akupunktur durch einen Psychotherapeuten ebenfalls für unzulässig, am Institut für Verhaltenstherapie in Kiel wird die hier interessierende Streitfrage letztendlich auf die streitige Definition des Begriffs der Psychotherapie zurückgeführt.

Eine gewisse Klarheit hat inzwischen die sich fortentwickelnde Rechtsprechung des Bundesverwaltungsgerichts erbracht. Dieses Gericht hatte sich mehrfach mit der Frage der Zulassung zu einer psychotherapeutischen Tätigkeit zu befassen:

Urteil vom 10.08.1983

In einem durch Urteil vom 10.08.1983 entschiedenen Fall (BVerwG NJW 1984, 1414 ff.) hatte ein Diplom-Psychologe beim zuständigen Gesundheitsamt beantragt, ihm für eine psychotherapeutische Tätigkeit in freier Praxis eine Erlaubnis als Heilpraktiker zu erteilen. Das Gesundheitsamt lehnte den Antrag auf Erteilung einer Heilpraktikererlaubnis mit der Begründung ab, der Diplom-Psychologe habe die Überprüfung, ob die Ausübung der Heilkunde durch ihn eine Gefahr für die Volksgesundheit darstelle, nicht bestanden. Der klagende Diplom-Psychologe unterzog sich daraufhin einer Ergänzungsprüfung, in der seine Kenntnisse über die Abgrenzung der psychotherapeutischen Tätigkeit eines Diplom-Psychologen zur ärztlichen Tätigkeit für ausreichend befunden wurden. Eine weitere Überprüfung seiner Kenntnisse zum Bundesseuchengesetz lehnte der klagende Diplom-Psychologe ab.

Verwaltungsgericht, Oberverwaltungsgericht und Bundesverwaltungsgericht gaben dem klagenden Diplom-Psychologen recht und verurteilten das Gesundheitsamt, ihm für die psychotherapeutische Tätigkeit in freier Praxis eine Erlaubnis als Heilpraktiker zu erteilen. Von Bedeutung für die hier interessierenden Fragen ist insbesondere die Begründung des Urteils durch das Bundesverwaltungsgericht. Dieses stellt zunächst fest, daß die Psychotherapie Ausübung der Heilkunde im Sinne des § 1 Abs. 2 Heilpraktikergesetz ist. Es weist dabei ausdrücklich darauf hin, daß dieses Gesetz keinen Unterschied macht, ob es sich bei den Krankheiten und Leiden um rein körperliche oder aber um ausschließlich seelische Krankheiten handelt. Ebensowenig stellt danach das Gesetz auf die Behandlungsweise ab. Da die Psychotherapie das Erkennen und die Behandlung psychischer und körperlicher Erkrankungen durch systematische z. B. suggestive, hypnotische und psychoanalytische Beeinflussung des Seelenlebens des Patienten betreffe, sei sie Heilkunde.

Die beantragte Erlaubnis dürfe nur dann untersagt werden, wenn sich aus einer Überprüfung der Kenntnisse und Fähigkeiten des Antragstellers durch das Gesundheitsamt ergibt, daß die Ausübung der Heilkunde durch den Betreffenden eine Gefahr für die Volksgesundheit bedeuten würde. Dabei sei entscheidend die Feststellung, ob durch die Ausübung der Heilkunde durch den Anwärter im konkreten Einzelfall Gesundheitsgefahren tatsächlich zu befürchten seien. Im Ergebnis verneint das Bundesverwaltungsgericht im entschiedenen Fall die Frage. Es arbeitet dabei mit folgender Argumentationskette:

- Ein Diplom-Psychologe verfüge über eine staatlich anerkannte und überprüfte akademische Ausbildung;
- Bei ihm sei daher bei der Überprüfung durch das Gesundheitsamt lediglich festzustellen, ob

- er ausreichende Kenntnisse über die Abgrenzung der heilkundlichen Tätigkeit im psychotherapeutischen Bereich gegenüber der allgemeinen Heilkunde habe,
- er in Bezug auf das einschlägige seelische Krankheitsbild hinreichende diagnostische Fähigkeiten habe und
- er die Gewähr dafür biete, daß er sich auch nach Erteilung der Erlaubnis auf die Heilkunde in Form der Psychotherapie beschränken und die Abgrenzung der heilkundlichen Tätigkeit im Bereich der Psychotherapie von der ärztlichen Heilkunde beachten wird.

Damit stellt das Gericht eindeutig fest, daß ein Diplom-Psychologe mit Zusatzausbildung zum Psychotherapeuten ausschließlich eine psychotherapeutische Tätigkeit ausüben darf, nicht aber solche Tätigkeiten, die den Ärzten und den allgemein als Heilpraktiker tätigen Personen vorbehalten sind. Das Bundesverwaltungsgericht beschränkt daher innerhalb der Gründe seiner Entscheidung die Tragweite und den Geltungsbereich der dem Psychotherapeuten erteilten Erlaubnis nach § 1 Abs. Heilpraktikergesetz. Gleichzeitig stellt das Gericht fest, daß von dem Diplom-Psychologen auch nur eine eingeschränkte Prüfung verlangt werden kann.

Urteil vom 21.01.1993

Noch einen Schritt weiter geht das Bundesverwaltungsgericht in seinem Urteil vom 21.01.1993 (BVerwG NJW 1993, 2395 ff.). Es stellt dabei u.a. die beiden folgenden **Leitsätze** auf:

a) Die Berufsfreiheit wird unverhältnismäßig eingeschränkt, wenn von einer Bewerberin - gleichgültig welcher Vorbildung -, die nur die Ausübung der Psychotherapie anstrebt, allgemeine heilkundliche Grundkenntnisse einschließlich der Kenntnisse im Bereich der Anatomie, Physiologie, Pathologie und Arzneimittelkunde verlangt werden.

b) Die Beschränkung der Erlaubnis nach dem Heilpraktikergesetz auf die Ausübung der Psychotherapie ist zulässig.

Leitsatz a) vertieft im Ergebnis lediglich die Grundsätze, die bereits aus den Gründen des Urteils des Bundesverwaltungsgerichts vom 10.02.1983 ersichtlich wurden.

Leitsatz b) schreibt jedoch ausdrücklich fest, daß die für die Ausübung der Psychotherapie erteilte Erlaubnis nach dem Heilpraktikergesetz ausschließlich zur Ausübung der Psychotherapie berechtigt und zu nichts anderem. Nur für diesen Bereich wird die Erlaubnis - inhaltlich und formell beschränkt - erteilt. Hier liegt die entscheidende Weiterentwicklung im Vergleich zum Urteil vom 10.02.1983, das dem Bewerber lediglich die inhaltliche Verpflichtung auferlegte, von der nach außen unbeschränkten Heilpraktikererlaubnis nicht in vollem Umfang Gebrauch zu machen.

Entscheidung des BVerfG

In jüngster Zeit hat sich sogar das Bundesverfassungsgericht (Aktenzeichen: 1 BvR 1016/89 vom 24. Oktober 1994) mit der Frage beschäftigt, inwieweit ein Psychotherapeut eine Heilpraktikererlaubnis benötigt. Danach soll die Verweigerung der Zulassung eines Therapeuten - im entschiedenen Fall eines Diplom-Soziologen - diesen in seinem Grundrecht aus Artikel 12 GG (Berufsfreiheit) verletzen. Zum Schutz der Volksgesundheit und zur Berufsausübung sei nicht erforderlich, von einem Psychotherapeuten - wie von einem Heilpraktiker der traditionellen Prägung - allgemein heilkundliche Kenntnisse zu verlangen. Danach kann nun auch ein nicht ärztlicher Psychotherapeut praktizieren, wenn er vor dem Gesundheitsamt eine nur auf das Gebiet der Psychotherapie bezogene Prüfung ablegt.

Außerdem stellt das Bundesverfassungsgericht am Rande fest, daß nicht nur nach Auffassung der Fachgerichte, sondern auch nach Auffassung des Bundesverfassungsgerichtes die selbständige Ausübung nicht ärztlicher Psychotherapie unter die Normen des Gesetzes über die berufsmäßige Ausübung der Heilkunde ohne Bestallung (Heilpraktikergesetz) vom 17. 02. 1939 fällt.

Diese Entscheidung setzt den Schlußpunkt unter die oben dargestellte sich fortentwikkelnde Rechtsprechung des Bundesverwaltungsgerichtes.

Unter Berücksichtigung der neueren Rechtsprechung des Bundesverwaltungsgerichts und der Entscheidung des Bundesverfassungsgerichtes dürfen daher die Gesundheitsämter - unabhängig davon, ob es sich bei den Antragstellern um Diplom-Psychologen (so Urteil Bundesverwaltungsgericht 1983) oder um Sozialpädagogen (so Urteil Bundesverwaltungsgericht 1993) handelt - nur noch eingeschränkte Erlaubnisse erteilen (so auch ausdrücklich das Bundesverfassungsgericht in der angegebenen Entscheidung auf S. 147).

Für die hier interessierende Frage der Berechtigung zur Ausübung der Akupunktur steht mithin fest, daß die eingeschränkte Erlaubnis zur Ausübung der Psychotherapie nicht zur Ausübung der allgemeinen Heilkunde berechtigt.

Nach inzwischen ganz überwiegender Auffassung fällt die Akupunktur unter den Begriff der Ausübung der Heilkunde.

Unter Heilkunde ist jede berufs- oder gewerbsmäßig vorgenommene Tätigkeit zur Feststellung, Heilung oder Linderung von Krankheiten, Leiden oder Körperschäden bei Menschen zu verstehen, § 1 Abs. 2 Heilpraktikergesetz (HPG). Dadurch soll verhindert werden, daß Kranke sich statt von einem Arzt oder zugelassenen Heilpraktiker sachgemäß behandeln zu lassen, in die Hände Unkundiger oder Unzuverlässiger fallen[3], denn im sensiblen und bei unsachgemäßer Behandlung risikobehafteten Gesundheitsbereich müssen die Patienten und Kranken vor nicht sach- und fachgerechter Behandlung und der Scharlatanerie geschützt werden[4]. Daher liegt nach der Rechtsprechung eine Ausübung der Heilkunde dann vor, wenn die Tätigkeit nach allgemeiner Auffassung ärztliche Fachkenntnisse voraussetzt, sei es im Hinblick auf das Ziel, die Art oder die Methode der Tätigkeit oder für die Feststellung, ob im Einzelfall mit der Behandlung begonnen werden darf, soweit die Behandlung gesundheitliche Schäden verursachen kann[5].

Eine Zugangsberechtigung zur Akupunktur könnten die Inhaber einer beschränkten Erlaubnis nach dem Heilpraktikergesetz daher nur dann noch finden, wenn die Akupunktur - ganz oder teilweise - als Bestandteil einer psychotherapeutischen Behandlung angesehen werden könnte. Dagegen spricht zunächst die Definition der Psychotherapie laut Duden (Wörterbuch medizinischer Fachausdrücke, 3. Auflage, Stichwort: Psychotherapie): Danach betrifft die Psychotherapie das Erkennen und die Behandlung psychischer und körperlicher Erkrankungen durch systematische, z. B. suggestive, hypnotische und psychoanalytische Beeinflussung des Seelenlebens des Patienten (ähnlich *Peters,* Wörterbuch der Psychiatrie und medizinischen Psychologie). Von der Beeinflussung des Patienten durch Eingriff in seinen Körper durch Anbringung von Nadeln ist hier nicht die Rede.

Es soll jedoch nicht verschwiegen werden, daß der Begriff der Psychotherapie bisher nirgends eindeutig festgelegt ist. Nach dem psychologischen Wörterbuch von *Dorsch* wird bei der psychotherapeutischen Behandlung nicht nur auf die zwischenmenschliche Kommunikation zurückgegriffen, sondern auch auf andere Methoden, sobald diese einen psychotherapeutischen Effekt haben können. Hierzu sollen auch Medikamente und sonstige Anwendungen gehören. Stellt man - wie DORSCH - entscheidend auf den Effekt und nicht auf die Methode ab, ließe sich die Akupunktur zumindest nicht vollständig aus dem Anwendungsbereich der Psychotherapie heraushalten. Konsequenz wäre, daß sich die Inhaber einer eingeschränkten Erlaubnis nach dem Heilpraktikergesetz jedenfalls an Teilbereichen der Akupunktur versuchen könnten, wenn sie glaubhaft machen, daß dies zu einer psychotherapeutischen Behandlung gehört.

Aus juristischer Sicht ist eine solche Betrachtung nicht sinnvoll. Da nach der Rechtsprechung des Bundesverwaltungsgerichts und des Bundesverfassungsgerichtes feststeht, daß die Erteilung der eingeschränkten Heilpraktikererlaubnis zur Ausübung der Psychotherapie keinerlei allgemeine heilkundliche Grundkenntnisse einschließlich der Kenntnisse im Bereich der Anatomie, Physiologie, Pathologie und Arzneimittelkunde voraussetzt, würde die Ausübung der Akupunktur durch den Psychotherapeuten eine erhebliche Gefährdung der »Volksgesundheit« darstellen. Verwiesen sei dabei nur auf das Infektionsrisiko, die Möglichkeit der Auslösung eines Abortes und der sonstigen weitreichenden Einflußmöglichkeiten der Akupunktur, über die der Psychotherapeut nicht im geringsten informiert zu sein braucht.

Es kann daher nur festgehalten werden, daß eine Zugangsberechtigung von Psychotherapeuten zur Akupunkturausübung durch ihre eingeschränkte Erlaubnis nicht dem Sinn und Zweck des § 1 Abs. 2 Heilpraktikergesetz entsprechen würde.

Wer Heilkunde und damit Akupunktur ausübt, ohne Arzt oder zugelassener Heilpraktiker zu sein, macht sich nach § 5 Heilpraktikergesetz strafbar. Danach wird mit Freiheitsstrafe bis zu einem Jahr oder Geldstrafe bestraft, wer ohne zur Ausübung des ärztlichen Berufs berechtigt zu sein, die Heilkunde ausübt. Dadurch soll vermieden werden, daß unqualifizierte Personen in die körperliche Integrität der Patienten eingreifen.

An der Strafbarkeit des Akupunkteurs ändert auch eine Einwilligung des Behandelten nichts. Sogenanntes »geschütztes Rechtsgut« ist hierbei jedoch nicht die Gesundheit des Einzelnen, sondern die Gesundheit der Allgemeinheit. Diese juristische Betrachtungsweise ist von ganz entscheidender Bedeutung für die Frage der Einwilligung des Patienten. Wäre Schutzgegenstand des § 1 Heilpraktikergesetz die Gesundheit des Einzelnen, könnte die Rechtswidrigkeit eines Eingriffs durch eine nicht zugelassene Person durch die Einwilligung des einzelnen behandelten Patienten beseitigt werden. Ist geschütztes Rechtsgut jedoch – wie nach einhelliger Auffassung – die Volksgesundheit, wäre die Einwilligung des einzelnen Patienten unbeachtlich und würde die Strafbarkeit des ohne Erlaubnis Handelnden nicht beseitigen. Außerdem ergibt sich aus der Schutzrichtung der entsprechenden Vorschriften des Heilpraktikergesetzes, daß auch noch weitere Straftatbestände eingreifen können (dazu noch unten).

Delegation

Nachdem feststeht, daß Akupunktur nur durch Ärzte oder Heilpraktiker ausgeübt werden darf, gewinnt umso mehr an Bedeutung die Frage, in welchem Rahmen vom Arzt auf andere Mitarbeiter delegiert werden darf.

Insoweit läßt sich lediglich der Grundsatz festhalten, daß jede Delegation mit erheblichem Überwachungspflichten verbunden ist. Je qualifizierter die Ausbildung des Mitarbeiters ist, desto weniger streng wird die Anforderung an die Überwachung im einzelnen. Des weiteren hängt die Zulässigkeit der Delegation davon ab, welche Art der Akupunktur vorgenommen wird und ob z. B. nur die Ohrpunkte genadelt werden. Mit Sicherheit unzulässig dürfte eine Konstruktion sein, bei der der Arzt den Patienten nicht einmal sieht und bei der lediglich der »Gehilfe« allein die gesamte Behandlung durchführt. Zulässig dagegen dürfte sein die Konstruktion, in der der Arzt selbst den Patienten begutachtet,

über die Frage des »Ob« und des »Wie« der Durchführung der Akupunktur entscheidet und dann die Durchführung selbst dem »Gehilfen« überläßt. Zwischen diesen beiden Konstruktionen existiert eine Grauzone. Sollte in einer solchen »Grauzonenkonstruktion« ex post ein Gericht mit dem Einzelfall befaßt werden, läßt sich insoweit weder zivil- noch strafrechtlich vorher eine Prognose anstellen. Festzuhalten bleibt, daß das Risiko aller Beteiligten - also sowohl dasjenige des Arztes oder Heilpraktikers als auch dasjenige des Gehilfen - strafrechtlich und zivilrechtlich steigt, je schlechter die Ausbildung des Gehilfen ist und je lockerer die Auswahl und die Kontrolle der Gehilfen betrieben wird.
Werden Personen ohne medizinische Grundausbildung - also andere Mitarbeiter als z. B. Ärzte, Heilpraktiker, Krankenschwestern und -Pfleger - in Akupunktur ausgebildet, muß berücksichtigt werden, daß diese Personen über keine Vorbildung im Sinne der medizinisch Vorgebildeten verfügen. Die Ausbildung der nicht medizinisch vorgebildeten Personen sollte daher - wenn sie denn vorgenommen wird - umfänglicher sein als diejenige von Ärzten, Krankenschwestern etc.

Zivilrechtliche Aspekte

Der Behandlungsvertrag

Rechtsnatur

Zwischen dem Akupunkteur und seinem Patienten kommt ein Vertrag zustande, der für beide Seiten Rechte und Pflichten begründet. Dieser Vertrag ist regelmäßig ein **Dienstvertrag** im Sinne der §§ 611 ff. des BGB, nicht ein **Werkvertrag**[6]. Hieraus ergibt sich, daß der Akupunkteur nicht den Erfolg der Behandlung, also eine Heilung oder Besserung eines bestehenden Zustandes, schuldet, sondern lediglich die Durchführung der Behandlung. Der Akupunkteur schuldet daher im Ergebnis lediglich die fachgerechte Bemühung um Heilung[7]. Dies entspricht der Rechtslage beim Behandlungsvertrag zwischen Arzt und Patient. Ob es sich dabei um die Heilung einer »normalen« körperlichen Krankheit oder einer Suchtkrankheit handelt, ist dabei rechtlich ohne Bedeutung.
Für den Akupunkteur ergibt diese rechtliche Einordnung den Vorteil, daß er sein Honorar im Gegensatz zur werkvertraglichen Regelung nicht erst am Ende der Behandlung verlangen kann.

Zustandekommen des Behandlungsvertrages

Da die Akupunktur nur durch Ärzte oder Heilpraktiker ausgeübt werden darf[8], ist ein Vertrag zwischen einem nicht zur Ausübung Berechtigten und einem Patienten nach § 134 BGB, wegen Verstoßes gegen ein gesetzliches Verbot, nichtig[9]. Darüber hinaus kann sich eine Sittenwidrigkeit u. U. aus § 138 BGB ergeben; dies dürfte aber nur in seltenen Ausnahmefällen der Fall sein.
Das Zustandekommen dieses zivilrechtlichen Behandlungsvertrages richtet sich nach den allgemeinen Regeln über das Zustandekommen von Verträgen, mithin der § 145 ff. BGB. Der Abschluß dieses Vertrages bedarf keiner besonderen Form und kann auch u. U. durch die stillschweigende Aufnahme der Behandlung zustande kommen. Erforderlich ist lediglich, daß der Patient und der Akupunkteur dahingehend übereinkommen, die Akupunkturbehandlung vorzunehmen. Dabei besteht für den Akupunkteur kein Kontrahierungszwang. Kontrahierungszwang bedeutet, daß eine Partei verpflichtet ist, mit der anderen einen Vertrag abzuschließen. Ein solcher Zwang kommt dann in

Betracht, wenn ein sogenanntes Angebotsmonopol besteht, etwa wenn in zumutbarer Entfernung nur ein Arzt, ein Kaufmann oder ein Rechtsanwalt erreichbar ist. Einem solchen unterliegt der Akupunkteur in der Regel nicht, er ist vielmehr in der Auswahl frei, bei welchem Patienten er die Behandlung durchführen will.

Eine Besonderheit ergibt sich bei der Akupunkturbehandlung daraus, daß durch die Punktion der Haut mittels Nadeln die Körperintegrität des Patienten beeinträchtigt wird. Dazu ist eine umfassende Aufklärung über die möglichen Folgen und die Einwilligung des Patienten erforderlich[10].

Die Aufklärungspflicht sollte vom Anwender ganz besonders ernst genommen werden. Zum Arzthaftungsrecht hat sich eine umfangreiche Rechtsprechung entwickelt, die an die Aufklärung des Patienten und deren Nachweis durch den behandelnden Arzt immer höhere Anforderungen stellt. In der Praxis ist zu raten, die Aufklärung über mögliche Risiken und Nebenwirkungen bzw. -erscheinungen (Schmerzen, Wärmegefühl etc.) schriftlich vorzunehmen und sich vom Patienten bestätigen zu lassen. Dies geschieht in der Praxis am besten dadurch, daß der Patient durch seine Unterschrift den Empfang eines bestimmten Merkblattes bestätigt.

Zur Aufklärungspflicht gehört insbesondere auch die Frage nach dem Bestehen einer Schwangerschaft und der Hinweis darauf, daß in bestimmten Fällen durch die Behandlung u. U. ein Abort ausgelöst werden könnte[10a].

Das Bestehen der Aufklärungspflicht und die hohen Anforderungen der Rechtsprechung hieran gibt ein weiteres Indiz und ein weiteres Argument dafür, daß nur Ärzten und Heilpraktikern der Zugang zur Akupunktur offenstehen sollte. Es liegt auf der Hand, daß nur derjenige ordnungsgemäß und sachgerecht aufklären kann, der über die Möglichkeiten und Gefahren einer Akupunkturbehandlung selbst hinreichend informiert ist. Dies setzt zumindest Grundkenntnisse im Bereich der Anatomie, Physiologie und Pathologie voraus, die – siehe oben – bei Psychotherapeuten jedenfalls nicht vorhanden sein müssen und im Regelfall auch nicht vorhanden sein werden.

Zu Beweiszwecken empfiehlt sich im Zweifel, wie stets, der Abschluß eines schriftlichen Vertrages, der die Grundzüge der in Aussicht genommenen Behandlung – voraussichtliche Dauer, Mindestzahl der Anwendungen für eine Erfolgsaussicht, gegebenenfalls Bezahlung etc. – regeln soll.

Ein weiteres Problem bei dem Zustandekommen des Behandlungsvertrages kann sich daraus ergeben, daß der Patient noch nicht das 18. Lebensjahr vollendet hat, mithin noch nicht volljährig ist. Gemäß § 106 BGB bedürfen Minderjährige zum Abschluß eines derartigen Behandlungsvertrages der Einwilligung ihrer gesetzlichen Vertreter. Da es bei der Akupunkturbehandlung nur in seltenen Fällen vorkommen wird, daß eine eilige und unmittelbar lebensrettende Behandlung erforderlich ist, sondern diese Form der Behandlung zumeist Therapiezwecken dienen wird, sollte beim Abschluß eines derartigen Behandlungsvertrages auf die Einwilligung der gesetzlichen Vertreter nach § 107 BGB Wert gelegt werden. Gegebenenfalls müßte die Genehmigung der gesetzlichen Vertreter, im wesentlichen die der Eltern, nach § 108 BGB nachträglich eingeholt werden.

In diesem Zusammenhang ergibt sich ein weiteres Problem daraus, daß es sich bei der Akupunktur um eine Form der Körperverletzung handelt[11], so daß neben der zivilrechtlichen Zustimmung zum Abschluß des Behandlungsvertrages auch die strafrechtliche Einwilligung sowohl des minderjährigen Patienten als auch dessen gesetzlichen Vertreters erforderlich ist, in die körperliche Integrität eingreifen zu dürfen. Daher sollte gerade bei der Akupunkturbehandlung auf die wirksame Einwilligung der Erziehungsberechtigten besonders Wert gelegt werden.

Auch hier empfiehlt es sich, die Zustimmung bzw. Einwilligung ausdrücklich schriftlich einzuholen. Bei minderjährigen Personen kann in dem Behandlungsvertrag eine extra Zeile für die Zustimmung des oder der Erziehungsberechtigten vorgesehen werden. Im übrigen erleichtert die Schriftform auch die Abrechnungsfähigkeit gegenüber dem Patienten oder den Kostenträgern.

Besonders problematisch ist der Vertragsabschluß mit geschäftsunfähigen Personen. Geschäftsunfähig ist, wer entweder das 7. Lebensjahr noch nicht vollendet hat (§ 104 Ziff. 1 BGB) oder aber wer sich in einem die freie Willensbestimmung ausschließenden Zustand der krankhaften Störung der Geistestätigkeit befindet sofern nicht der Zustand seiner Natur nach ein vorübergehender ist (§ 104 Ziff. 2 BGB). Die Willenserklärung eines Geschäftsunfähigen ist nichtig, so daß es nicht ausreicht, zur Herbeiführung eines wirksamen Behandlungsvertrages im Nachhinein die Zustimmung des gesetzlichen Vertreters einzuholen. Vielmehr muß bei geschäftsunfähigen Personen - jedenfalls Kindern unter 7 Jahren - der Vertrag insgesamt durch den gesetzlichen Vertreter geschlossen werden.

Schwierigkeiten bereiten dabei drogenabhängige Personen. Bei ihnen kommt sowohl das Vorliegen von Geschäftsunfähigkeit als auch das Vorliegen einer nur eingeschränkten Geschäftsfähigkeit in Frage. Die Beurteilung, welches Stadium vorliegt, könnte im Ergebnis nur von einem spezialisierten Mediziner vorgenommen werden. Anerkannt dürfte sein, daß der Drogenabhängige während der Konsumphase geschäftsunfähig sein dürfte, während eines nur kurzen drogenfreien Intervalls dürfte voraussichtlich eingeschränkte Geschäftsfähigkeit vorliegen.

Schon wegen der Unsicherheit der Beurteilung empfiehlt es sich daher, vor Beginn der Behandlung nicht nur die Unterschrift des Betroffenen selbst, sondern wenn möglich auch diejenige des gesetzlichen Vertreters einzuholen. Gegebenenfalls müßte vom zuständigen Vormundschaftsgericht gemäß § 1773 BGB bei Minderjährigen ein Vormund und gemäß § 1896 ff. BGB bei psychisch Kranken ein Betreuer bestellt werden. Zu berücksichtigen ist dabei, daß gemäß § 906 BGB die Unterbringung des Betreuten durch den Betreuer, die mit einer Freiheitsentziehung verbunden ist, nur unter ganz bestimmten engen Voraussetzungen zulässig ist. Unter anderem ist, es sei denn, mit einem Aufschub wäre Gefahr verbunden, die Genehmigung des Vormundschaftsgerichtes erforderlich.

Die Pflichten der Beteiligten

Die Pflichten bei der Behandlung mittels Akupunktur ergeben sich in Anlehnung an einen normalen Arztvertrag aus dem Allgemeinen Vertragsrecht mit den spezifischen Eigenheiten des Behandlungsvertrages.

Vor Behandlung ist der Arzt oder Heilpraktiker insbesondere verpflichtet, den Patienten eingehend zu untersuchen und die Diagnose zu stellen. Er hat mit dem Ziel der schnellsten Heilung bzw. Linderung auf die angemessene und einfachste Weise die Therapie anzuwenden[12]. Wegen des besonderen Vertrauensverhältnisses zwischen dem Behandelnden und dem Patienten hat der Arzt oder Heilpraktiker diese Leistungen grundsätzlich persönlich zu erbringen (§ 613 BGB). Dies bedeutet selbstverständlich nicht, daß die Hinzuziehung von Hilfskräften schlechthin unzulässig wäre. Der Arzt oder Heilpraktiker ist aber gehalten, bei der Auswahl und Ausbildung des Hilfspersonals die erforderlichen Vorsichts- und Vorkehrungsmaßnahmen zu treffen.

Vereinzelt wird die Auffassung vertreten, Akupunktur sei eine ärztliche Methode, die nicht delegierbar sei[13].

Bereits oben wurde ausgeführt, daß die eigenständige Anwendung der Akupunktur nur Ärzten und Heilpraktikern gestattet ist, nicht also z.B. Hebammen und Krankenschwestern. Dennoch dürfte es zu weit gehen, die Akupunktur als grundsätzlich und insgesamt nicht delegierbar zu betrachten.

Im Hinblick auf die möglichen Haftungsfolgen, sowohl zivilrechtlicher als auch strafrechtlicher Natur, empfiehlt es sich im wesentlichen, die Anbringung der Nadeln selbst vorzunehmen. Dies ergibt sich aus der allgemeinen Sorgfaltspflicht, den Patienten vor Schaden zu bewahren und keinen vermeidbaren Risiken auszusetzen. Selbstverständlich sollte sein, daß - wenn delegiert wird - der Arzt oder Heilpraktiker Durchführung und Überwachung stets nur qualifiziertem Fachpersonal überläßt.

Auf die Aufklärungspflicht wurde bereits oben hingewiesen. Sie gehört zu den bedeutendsten Pflichten, auch im Hinblick auf eventuelle Haftungsrisiken. Da die Behandlung mittels Akupunktur die Körperintegrität und Körpersphäre durchbricht bzw. in diese eindringt, ist eine umfassende Aufklärung über mögliche Risiken, wenn sie auch nicht groß sein sollten, stets angebracht und erforderlich. Hierzu gehört selbstverständlich die Aufklärung über mögliche Folgen der Behandlung, d. h. unter anderem ein mögliches Infektionsrisiko oder gegebenenfalls allergischen Reaktionen. Die Aufklärung hat dabei so qualifiziert wie irgend möglich zu erfolgen. Der Patient muß dabei auch auf solche möglichen denkbaren Komplikationen hingewiesen werden, die nur ganz selten auftreten. Als Beispiel mag hierfür der Hinweis auf die Möglichkeit eines Abortes bei bestehender Schwangerschaft dienen[14]. Daß über »regelmäßige« Begleiterscheinungen aufgeklärt werden muß, bedarf keines ausdrücklichen Hinweises. Hierzu dürften zählen: ein kurzer Schmerz beim Durchstechen der Haut, ein subjektives Gefühl von Taubheit, Hitze, ein dumpfer Schmerz oder ein Kribbeln an der Nadel oder entlang des Meridians. Es empfiehlt sich auch ein Hinweis auf die Möglichkeit des sogenannten Effektes der »Erstverschlimmerung«, d. h. ein Hinweis darauf, daß die Symptome eine kurze Zeitspanne - in der Regel wenige Stunden - etwas schlimmer werden könnten.

Bei der Durchführung der Behandlung hat der Arzt stets seine Sorgfaltspflichten in Bezug auf alle mit den diagnostischen oder therapeutischen Eingriffen im Zusammenhang stehenden Maßnahmen walten zu lassen[15]. Sofern die Heilbehandlung nicht von einem Arzt, sondern von einem Heilpraktiker durchgeführt wird, treffen diesen dieselben Sorgfaltspflichten wie sie an einen Allgemeinmediziner zu stellen sind[16]. Dies gilt auch im Hinblick auf sein Wissen und seine Fortbildung. Das heißt, daß die Rechtsprechung von jedem Akupunkteur, wie von einem Arzt verlangt, daß er zwar nicht alle Veröffentlichungen zum entsprechenden Fachgebiet in jedem Fall alsbald kennt und beachtet, wohl aber regelmäßig die einschlägigen Fachzeitschriften auf dem entsprechenden Gebiet liest[17].

Soweit nicht - inzwischen Standard - Einmalnadeln verwendet werden, sind selbstverständlich sterilisierte Nadeln erforderlich, die nach jeder Verwendung unmittelbar gereinigt und erneut sterilisiert werden. Bei Verletzungen dieser Pflichten drohen unter Umständen zivilrechtliche und strafrechtliche Folgen[18].

Zu den vertraglichen Pflichten des Patienten gehört in erster Linie die Pflicht zur Mitwirkung und Duldung der Vornahme der erforderlichen Einzelbehandlungen sowie die Pflicht zur Honorarzahlung. Der Honoraranspruch besteht auch dann, wenn die Behandlung ohne Verschulden des Arztes nicht zu dem gewünschten Erfolg, d. h. entsprechende Schmerzheilung oder Therapierung, führt[19]. Entsprechend dem Dienstvertragsrecht bleibt der Honoraranspruch auch dann bestehen, wenn der Patient zu dem mit dem Arzt oder Heilpraktiker vereinbarten Termin nicht erscheint; dieser muß sich jedoch entsprechend § 324 Abs. 1 S. 1 und 2 BGB dasjenige anrechnen lassen, was er in diesem Zeitraum durch die Behandlung eines oder mehrerer anderer Patienten erwirtschaftet hat oder hätte erwirtschaften können.

Bis zum Jahre 1993 war die Übernahme der Kosten für eine Akupunkturbehandlung durch die Krankenkassen ungeklärt. Dies hat sich durch die grundlegende Entscheidung des Bundesgerichtshofs zur Frage der Wissenschaftlichkeitsklausel grundlegend geändert. Diese bezieht sich vor allem auf die Übernahme derartiger Kosten durch eine private Krankenversicherung. Bis zur Entscheidung des Bundesgerichtshofs[20] war in Rechtsprechung und Schrifttum umstritten, ob § 5 Abs. 1f der Musterbedingungen des Verbandes der privaten Krankenversicherungen aus dem Jahre 1976 (MB/KK 76) gegen § 9 des Gesetzes über die Allgemeinen Geschäftsbedingungen verstieß. In diesem § ist festgeschrieben, daß solche Bestimmungen in Allgemeinen Geschäftsbedingungen unwirksam sind, die den Vertragspartner entgegen den Geboten von Treu und Glauben unangemessen benachteiligen.

Für die Akupunktur hatte dies die Rechtsprechung im Hinblick auf die Leistungspflicht der Krankenversicherungen für die Akupunkturbehandlung überwiegend mit der Begründung verneint, daß es sich um eine »wissenschaftlich nicht allgemein anerkannte Behandlungsmethode gehandelt habe«[21]. Der Bundesgerichtshof hat diese Klausel für unwirksam erklärt. Zwar seien Behandlungen, die in den Bereich der Wunderheilung und der Scharlatanerie fallen nach wie vor nicht erstattungspflichtig. Hierzu gehöre die Akupunktur jedoch ausdrücklich nicht.

Als Heilbehandlung sei jede ärztliche Tätigkeit anzusehen, die durch die betreffende Krankheit verursacht worden ist, sofern die Leistung des Arztes (oder des Heilpraktikers) von ihrer Art her in den Rahmen der medizinisch notwendigen Krankenpflege falle und auf Heilung oder auch auf Linderung der Krankheit abziele[22]. Ausgehend von dieser grundsätzlichen Entscheidung hat dann das Landgericht Kleve in einem neueren Urteil ausgesprochen, daß »Akupunktur zur Schmerztherapie (...) eine medizinisch notwendige Heilbehandlung« sei und die private Krankenversicherung die Kosten für eine Akupunkturbehandlung zur Schmerztherapie zu erstatten habe. Dies gelte auch dann, wenn vorher keine konventionelle Therapie versucht worden sei[23]. Das Landgericht stützt seine Entscheidung dabei im wesentlichen darauf, daß die Akupunktur zur Schmerztherapiebehandlung zwar nicht allgemein wissenschaftlich anerkannt sei, wohl aber als Behandlungsmethode der alternativen Medizin angesehen werden müsse. Dem Versicherten sei das Recht zuzugestehen, bei vergleichbarer Wirksamkeit sich auch für eine nicht von der Schulmedizin anerkannte Behandlungsmethode zu entscheiden[24].

Diese Rechtsprechung ist von grundlegender Bedeutung. Sie legt fest, daß grundsätzlich sowohl die öffentlichen als auch die privaten Krankenkassen für eine Akupunkturbehandlung eintritts- bzw. erstattungspflichtig sind.

In der Praxis muß allerdings darauf hingewiesen werden, daß bei den unterschiedlichen Krankenkassen völlig unterschiedliche Auffassungen herrschen. Häufig ist es von der Person des Behandelnden abhängig, ob und unter welchen Voraussetzungen Kostenübernahme durch die Krankenkasse erfolgt. Nachgewiesene Qualifikationen zur Durchführung der Akupunktur erleichtert dabei die Verhandlung mit den Krankenkassen.

Noch nicht geklärt ist die Kostenerstattung für eine Akupunkturbehandlung im Beihilferecht. Bisher wurde die Kostenerstattungspflicht im Beihilferecht unterschiedlich gehandhabt. Nach einem Rundschreiben des Bundesministers des Inneren vom 20.08.1970[25] sind Aufwendungen für eine Behandlung durch Akupunktur beihilfefähig. Die damit auf Bundesebene bestehende Rechtslage hat auf Landesebene noch keine derartige umfassende Geltung erlangt. Für Landesbeamte wird Beihilfe für diese Behandlungsmethoden meist nur dann gewährt, wenn die Notwendigkeit und Wirk-

samkeit im Einzelfall durch ein amtsärztliches Gutachten nachgewiesen ist[26].
Wenn möglich, sollte vor Aufnahme einer Akupunkturbehandlung mit dem entsprechenden Kostenträger zwecks Abdeckung der Kostentragungspflicht Verbindung aufgenommen werden.
Z. Zt. zahlen die Krankenkassen eine Akupunkturbehandlung im Fall der Regelversorgung nur bei ärztlicher Behandlung, während die Durchführung durch Heilpraktiker wohl nur im Rahmen von Einzelanträgen erfolgt.

Die Beendigung des Vertrages

Bei der Durchführung einer therapeutischen Maßnahme wie der Akupunktur, handelt es sich um Dienste höherer Art, die aufgrund der besonderen Vertrauensstellung übertragen worden sind. Daher gilt § 627 BGB mit der Folge, daß der Patient den Vertrag jederzeit ohne Einhaltung einer Frist kündigen kann, auch wenn kein wichtiger Grund im Sinne des § 626 BGB, etwa also fehlerhafte Behandlung, vorliegt. Entsprechend den arztvertraglichen Regeln darf der Arzt dagegen nur dann kündigen, wenn der Patient dadurch nicht in eine Notsituation gerät und rechtzeitig einen anderen Arzt aufsuchen kann. Dies dürfte im wesentlichen bei Akupunkturbehandlungen nur selten der Fall sein.
Selbstverständlich ist es auch möglich, den Vertrag von vorneherein auf eine bestimmte Laufzeit - insbesondere auf eine bestimmte Anzahl von Sitzungen - abzuschließen.

Zivilrechtliche Haftung bei Akupunkturbehandlungen

Zivilrechtlich bedeutet Haftung die Frage nach Schadensersatz und gegebenenfalls Schmerzensgeld. Hiervon streng zu unterscheiden ist die Frage der Strafbarkeit eines bestimmten Verhaltens (dazu noch unten).
Für die zivilrechtliche Haftung auf Schadensersatz und gegebenenfalls Schmerzensgeld kommen verschiedene Haftungsgrundlagen in Betracht, die sich unterscheiden, sowohl im Hinblick auf die Haftungsvoraussetzungen, als auch in Betracht auf eine mögliche Verjährung der Ansprüche des Behandelten.
Grundsätzlich setzt die Haftung des Akupunkteurs voraus, daß eine von ihm begangene objektive Sorgfaltspflichtverletzung für einen beim Patienten eingetretenen Schaden ursächlich und dem Akupunkteur auch subjektiv vorwerfbar ist. Die Haftung des Akupunkteurs ist also an drei Voraussetzungen geknüpft:

▷ **er muß objektiv eine Sorgfaltspflicht verletzen.**
Hierfür kommt eine ganze Reihe von Punkten in Betracht. Musterbeispiel wäre die Verwendung von nicht sterilisierten Nadeln. Denkbar ist jedoch auch die Anbringung von Nadeln an hierfür nicht geeigneten Stellen oder die Vornahme einer Akupunkturbehandlung an einer Person, die aufgrund erkennbarer körperlicher Schwächen durch die Vornahme der Behandlung in ihrer Gesundheit beeinträchtigt zu werden droht. Auch eine Verletzung der Aufklärungspflicht kann eine objektive Sorgfaltspflichtverletzung darstellen. Unterläßt z. B. der Akupunkteur die Frage nach einer Schwangerschaft ist seine objektive Sorgfaltspflicht verletzt.

▷ **Durch die Sorgfaltspflichtverletzung muß beim Patienten ein Schaden verursacht werden.**
Als Beispiel hierfür mag dienen der durch die Akupunkturbehandlung ausgelöste Abort, nachdem die Frage nach der Schwangerschaft unterlassen wurde. Ebenso kommt in Frage die Auslösung

einer Infektion durch die Verwendung nicht sterilisierter Nadeln.

▷ **Das Verhalten des Akupunkteurs muß diesem subjektiv vorwerfbar sein.**
Dies ist dann der Fall, wenn ihm Vorsatz oder Fahrlässigkeit - Außerachtlassen der im Verkehr erforderlichen Sorgfalt - zur Last fällt. Vorsatz liegt vor, wenn dem Akupunkteur bewußt ist, daß er objektiv gegen Sorgfaltspflichten verstößt, er den Verstoß aber dennoch nicht unterläßt. Fahrlässigkeit als Außerachtlassen der im Verkehr erforderlichen Sorgfalt ist schwieriger festzustellen. Sicher ist Fahrlässigkeit dann gegeben, wenn solche Regeln nicht beachtet werden, die jedem Arzt oder Heilpraktiker geläufig sein müssen. Dabei kann sich der Akupunkteur grundsätzlich nicht auf seine persönlichen Verhältnisse und unter Umständen fehlende Fähigkeiten oder schlechte Ausbildung berufen. Problematisch könnte allenfalls die Aufstellung eines objektiven Sorgfaltsmaßstabes für die Akupunkturbehandlung sein. Insoweit dürfte jedoch mit zunehmender Verbreitung dieser Behandlungsmethode auch zunehmend objektivierbares Wissen vorhanden sein.

Auch im Bereich der zivilrechtlichen Haftung findet sich ein weiteres Argument dafür, daß die eingeschränkte Erlaubnis nach § 1 Abs. 2 Heilpraktikergesetz (vgl. dazu oben Zulassungsvoraussetzungen) nicht zur Ausübung der Akupunktur berechtigen kann. Eine Person, die über keinerlei Kenntnisse z. B. auch auf anatomischem Gebiet verfügt, wird niemals in der Lage sein, die Gefahr ihres Handelns beurteilen zu können. Sie würde sich durch Anwendung der Akupunktur einem unübersehbaren Haftungsrisiko aussetzen.
Im übrigen dürfte die Anforderung an die erforderliche Sorgfalt auch davon abhängig sein, welche Art der Akupunkturbehandlung vorgenommen wird. Die Nadelung nur der Ohrpunkte dürfte insgesamt erheblich weniger risikoreich sein, als ein gezielter, weitergehender Einsatz der Akupunktur und der Nadelung weiterer Punkte, z. B. in der stationären Behandlung Drogenabhängiger.
Je intensiver der körperliche Eingriff desto höher die Sorgfaltsanforderung an den Akupunkteur.
Zu beachten ist, daß eine zivilrechtliche Haftung nicht unbedingt einen Fehler in der Akupunkturbehandlung selbst oder eine Verletzung von behandlungsbezogenen Nebenpflichten - z. B. Aufklärungspflicht - voraussetzt. Haftungsbegründend können auch ungenügende technische Sicherheitsvorkehrungen in den Praxisräumen des Akupunkteurs oder bei einer stationären Unterbringung sein. Insoweit kann nur auf die allgemeine Rechtsprechung zum Haftungsrecht und zur allgemeinen Verkehrssicherungspflicht verwiesen werden. Auch hier gilt der Grundsatz, daß die Sicherungsvorkehrungen umso besser sein müssen, je gefährlicher oder gegebenenfalls unberechenbarer der zu behandelnde Personenkreis ist. Bei der Behandlung Drogenabhängiger müssen daher beispielsweise auch Vorkehrungen gegen eine Suizidgefahr getroffen werden.

Vertragliche Haftung

Im Hinblick auf die bereits oben benannten Sorgfaltspflichten ergibt sich eine zivilrechtliche vertragliche Haftung aus den allgemeinen Grundsätzen der positiven Vertrags- oder Forderungsverletzung. Beachtet der Arzt oder der Heilpraktiker bei der Ausführung der Akupunkturbehandlung nicht die allgemeinen Hygieneregeln oder andere Sorgfaltspflichten oder verletzt er seine Aufklärungspflicht, so kommt eine Schadensersatzpflicht in Betracht.
Die Verjährungsfrist für diese vertraglichen Schadensersatzansprüche beträgt gem. § 195 BGB 30 Jahre. Da mit den metallegierten Nadeln die äußere Hautschicht durchbrochen

wird, ist im Hinblick auf die Hygiene und die Sterilität der Nadeln besondere Beachtung aufzuwenden.

Haftung wegen unerlaubter Handlung

Bei der Behandlung mit Akupunkturnadeln handelt es sich regelmäßig um eine Körperverletzung im Sinn des § 823 BGB und damit um eine Gesundheitsbeeinträchtigung. Da diese nur bei einer Einwilligung gerechtfertigt ist[27], sollte auf eine umfassende Aufklärung und auf die Erteilung der Einwilligung besonderer Wert gelegt werden. Liegt diese Einwilligung nicht zu Beginn der Behandlung vor, so kann neben einer vertraglichen Pflichtverletzung auch eine unerlaubte Handlung durch eine Körperverletzung vorliegen, die eine Schadensersatzfolge auslöst[28]. Im übrigen gelten für die schadensersatzrechtlichen Fragen die allgemeinen Regeln des Schadensersatzrechts. Die Verjährung beträgt gem. § 852 bei Schadensersatzansprüchen aus dieser unerlaubten Handlung 3 Jahre.

Beweislast

Gemäß den allgemeinen Grundsätzen des Zivilrechts trägt die Beweislast in einem Schadensprozeß regelmäßig der Patient. Größter Problempunkt bei der arztrechtlichen Schadensersatzproblematik ist die Frage der Ursächlichkeit eines eventuellen Behandlungsfehlers für eine eingetretene Folge. Wenngleich die Rechtsprechung im Arzthaftungsprozeß für Fälle der groben Verletzung von Berufspflichten Beweiserleichterungen zugunsten des Patienten anerkennt, die bis zur Umkehr der Beweislast führen können, so gilt dies doch nur für grobe Pflichtverletzungen[29].

Ein grober Fehler liegt allerdings nur dann vor, wenn ein Verstoß gegen elementare Behandlungsregeln vorliegt; dem Arzt muß ein Fehler unterlaufen sein, der jeder medizinischen Erfahrung zuwider läuft und der geeignet ist, einen Schaden derart herbeizuführen, wie er bei dem Patienten eingetreten ist[30]. Gleiches gilt auf entsprechender Ebene für einen Heilpraktiker. Zu der Frage, wann im Einzelfall ein besonders grober Fehler vorliegt, existiert eine umfangreiche Judikatur, insbesondere im Hinblick auf ärztliche Behandlungsfehler.

Für die Akupunktur gibt es bisher jedoch noch so gut wie keine grundlegenden Gerichtsentscheidungen. Entschieden ist allerdings, daß nach wie vor der Patient die Beweislast dafür trägt, ob im Falle einer Infektion eine oder mehrere unsaubere Nadeln verwendet worden sind. Gibt es auch andere Möglichkeiten der Ansteckung oder Infektion – was die Regel ist – wird der Nachweis der Ursächlichkeit zwischen Akupunkturbehandlung und Erkrankung nicht gelingen[31].

Rechtsfolgen

Wenn die oben dargestellten Haftungsvoraussetzungen vorliegen, hat der Akupunkteur mit ganz erheblichen Haftungsfolgen zu rechnen. Grundsatz ist, daß er dem Patienten den gesamten finanziellen Schaden zu erstatten hat. Hierzu gehören beispielweise die Kosten der Heilbehandlung, die aufgrund der fehlerhaften Akupunktur durchgeführt werden muß. Diese Kosten werden regelmäßig von der Krankenversicherung des Patienten beigetrieben. Dem Patienten selbst ist z. B. der Verdienstausfall zu erstatten, seinem Arbeitgeber gegebenenfalls die Lohnfortzahlungskosten. Der Reihe der in Frage kommenden materiellen Schadenspositionen ist kein Ende gesetzt.

Hinzu kommt gegebenenfalls ein an den Patienten zu zahlendes Schmerzensgeld. Die Höhe dieses Schmerzensgeldes ist von einer Vielzahl von Faktoren abhängig. Je nach Schwere der Folgen der fehlerhaften Behandlung beginnt es mit wenigen einhundert DM, nach oben ist im Endeffekt kaum eine Grenze gesetzt.

Versicherungen

Der Akupunkteur hat nicht die Möglichkeit, sich durch Aufnahme einer entsprechenden Klausel in seinen Behandlungsvertrag den oben dargestellten Schadensersatz- und gegebenenfalls Schmerzensgeldansprüchen zu entziehen. Eine entsprechende Haftungsfreizeichnungsklausel wäre nach § 138 BGB sittenwidrig und mithin nichtig[32].
Es empfiehlt sich daher dringend, eine Haftpflichtversicherung abzuschließen, soweit nicht der Abschluß einer Haftpflichtversicherung ohnehin vorgeschrieben ist. Empfohlen wird eine Deckungssumme für Personenschäden von mindestens 1 Mio DM, für Sachschäden von 100 000 DM und für Vermögensschäden von 25 000 DM[33], wobci sclbst bei diesen Summen nicht gewährleistet ist, daß der gesamte entstehende Schaden abgedeckt wird.
Der Abschluß einer Versicherung empfiehlt sich auch deshalb, weil der Akupunkteur dann nicht unter dem Druck der möglichen Haftung behandeln muß.

Haftung für Mitarbeiter

Eine Haftung kann jedoch nicht nur gegenüber dem Patienten, seinem Arbeitgeber und seiner Krankenkasse bestehen. Es ist auch denkbar, daß Angestellte - z. B. Ärzte, Krankenschwestern, Masseure - gegenüber ihrem Arbeitgeber haften. Ebenso kann der Arbeitgeber - z. B. ein freiberuflicher Arzt oder Heilpraktiker - für Fehlverhalten seines Arbeitnehmers haften. Im Grundsatz ist dabei im Regelfall die Haftung des Arbeitgebers gegeben.
Der Arzt oder Heilpraktiker ist nicht immer verpflichtet, die Akupunkturbehandlung selbst vorzunehmen. Er kann - bei sorgfältiger Auswahl und Überwachung seines Personals - im Einzelfall die Behandlung bestimmten zuverlässigen Mitarbeitern überlassen. Eine solche Handhabung dürfte umso eher zulässig sein, je weniger gefährlich die Behandlung ist, insbesondere z. B. bei der Nadelung lediglich der Ohrpunkte[33a].
Unterläuft dem Angestellten - z. B. einer Krankenschwester - bei der Behandlung aufgrund eines Versehens ein Fehler, so haftet hierfür der Arbeitgeber. Eine Haftung des Arbeitnehmers - im Beispielsfalle der Krankenschwester - besteht nur im Ausnahmefall. Eine eigene Haftung des Arbeitnehmers kommt insbesondere dann in Betracht, wenn dieser grob fahrlässig handelt. Liegt hingegen nur leichte oder »normale« Fahrlässigkeit vor, haftet im Ergebnis ausschließlich der Arbeitgeber. Der Mitarbeiter hat gegen den Arbeitgeber einen Anspruch darauf, ihm selbst sämtliche Ansprüche des geschädigten Patienten von der Hand zu halten.
Auch im Hinblick auf die Haftung für das Fehlverhalten von Hilfspersonen, wie z. B. Assistenten, Krankenschwestern und Pflegern, lassen sich wenig allgemeine Ausführungen machen. Sicher ist, daß sich der Arzt oder Heilpraktiker im Zuge des Zusammenwirkens mit seinem Hilfspersonal ein eigenes Bild von der Sachkunde und der Zuverlässigkeit des Mitarbeiters machen muß. Inwieweit er diesen zu überwachen hat, hängt - so der Bundesgerichtshof, NJW 1965, 346 - von der erworbenen Geschicklichkeit und Erfahrung der Hilfsperson ab. Anspruchsvollere Dienste verlangen eingehende Instruktionen und Direktiven. Bestimmte Aufgaben darf der Arzt keineswegs, andere unter gewissen Voraussetzungen dem Hilfspersonal übertragen (vgl. dazu *Laubs,* Arztrecht, 5. Auflage, Rdn. 519 ff.). Auch insoweit ist die Akupunktur ein juristisch noch weitgehend ungeklärtes Gebiet.

Strafrechtliche Aspekte

Da bei der Akupunkturbehandlung durch die Punktion der Haut deren Oberflächenstruktur zumindest beeinträchtigt und zum Teil zerstört wird, so daß die Behandlung mit einem gewissen (minimierbaren) Gesundheitsrisiko behaftet ist, gibt es eine Reihe von relevanten Aspekten in strafrechtlicher Hinsicht, die nachfolgend kurz dargestellt werden sollen:

Die Ausübung der Akupunktur ohne Befähigung/Zulassung

Wie bereits festgestellt, darf die Akupunktur grundsätzlich nur von Ärzten und Heilpraktikern ausgeübt werden. Die Ausübung der Akupunktur durch Inhaber einer eingeschränkten Heilpraktikererlaubnis ist nach der hier vertretenen Rechtsauffassung unzulässig (s. oben II). Ein Zugang zu Teilbereichen der Akupunktur mit dem Argument, diese gehöre unterstützend zum Bereich der Psychotherapie, ist im Hinblick auf den Gesetzeszweck des § 1 Abs. 2 HPG und die nur eingeschränkte Prüfung der Psychotherapeuten sehr bedenklich, wird jedoch von den Verfechtern einer weiten Definition der Psychotherapie vertreten.
Hier ist nur zu hoffen, daß in absehbarer Zeit durch den Gesetzgeber die wünschenswerte Klarheit geschaffen wird. Bis dahin kann Psychotherapeuten, die auch Akupunktur ausüben wollen, zum Schutz vor einer zivilrechtlichen Haftung und gegebenenfalls strafrechtlicher Verfolgung geraten werden, eine uneingeschränkte Heilpraktikerprüfung abzulegen.
Soweit die Akupunktur von einem anderen Personenkreis als Ärzten und Heilpraktikern ausgeübt wird, ist dieses Verhalten nach § 5 HPG strafbar. Danach wird mit Freiheitsstrafe bis zu einem Jahr oder mit Geldstrafe bestraft, wer ohne zur Ausübung des ärztlichen Berufs berechtigt zu sein und ohne eine Erlaubnis nach § 1 zu besitzen[34], die Heilkunde ausübt. Das heißt, jeder, der nicht Arzt oder zugelassener Heilpraktiker ist, und dennoch die Akupunktur ausübt, setzt sich bereits durch dieses Verhalten, ohne Rücksicht auf weitere mögliche Straftaten, der Strafverfolgung aus. Geschütztes Rechtsgut ist hierbei nicht die Gesundheit des einzelnen, sondern die Gesundheit der Allgemeinheit, denn es soll vermieden werden, daß Unqualifizierte in die körperliche Integrität der Patienten eingreifen. Dadurch, daß die Rechtsvorschrift nicht den Einzelnen, sondern die Allgemeinheit schützt, ist eine eventuelle Einwilligung des Patienten vollkommen unbeachtlich und beseitigt die Strafbarkeit des dargestellten Verhaltens nicht (s.o.).
Wegen der unterschiedlichen Schutzrichtungen der Rechtsgüter bleibt auch eine gegebenenfalls gleichfalls verwirklichte Straftat gegen das Leben und die körperliche Unversehrtheit nach dem StGB davon unberührt. Derjenige, der ohne Arzt oder Heilpraktiker zu sein, die Akupunktur anwendet und dadurch für den Tod eines Menschen ursächlich wird, kann daher wegen fahrlässiger Tötung, Körperverletzung mit Todesfolge oder – bei Vorliegen von Vorsatz – auch Totschlag oder Mordes bestraft werden.
Festzuhalten ist, daß die Akupunktur nur Ärzten oder Heilpraktikern gestattet, anderen Personen aber durch ein strafbewehrtes Verbot untersagt ist.

Die Ausübung der Akupunktur durch Personen, die zur Ausübung der Heilkunde berechtigt sind (Ärzte und Heilpraktiker)

Auch wenn die Akupunktur durch zugelassene Personen im Rahmen der Heilkunde ausgeführt wird, können bestimmte Verhaltensweisen einen strafbewehrten Verstoß gegen Normen des StGB nach sich ziehen.

Straftatbestände

Da bei der Akupunkturbehandlung die schützende Hautschicht durchbrochen wird, dadurch die Möglichkeit des Eindringens von Keimen, Viren, etc. verursacht werden kann, kommen vor allem Delikte gegen die körperliche Unversehrtheit und das Leben in Betracht. Zunächst seien hier die Körperverletzungsdelikte nach den §§ 223 ff. StGB und § 230 StGB genannt, die etwa dann erfüllt sein können, wenn mit nicht sterilen Nadeln eine Infektion verursacht worden ist.

Eine derartige fehlerhafte Behandlung mit nachfolgender Infektion kann auch zum Tode eines Patienten führen, so daß gegebenenfalls eine fahrlässige Tötung nach § 223 StGB oder sogar ein Totschlag (bei Vorsatz) in Erwägung zu ziehen ist. Sollte der Ausführende gar in der Absicht gehandelt haben, die Gesundheit des Behandelten zu zerstören, so ist auch eine Vergiftung nach § 229 StGB einschlägig, da Krankheitserreger grundsätzlich zu den Stoffen gezählt werden, die zur Gesundheitszerstörung geeignet sind[35]. Letztere Norm dürfte indes nur in wenigen Ausnahmefällen tatsächlich relevant werden, da in der Regel nur fahrlässiges Verhalten anzunehmen sein wird.

Die Heilbehandlung mit Akupunktur als Körperverletzung

Sollte es überhaupt bei der Anwendung der Akupunktur zu der Frage einer strafrechtlichen Ahndung kommen, so wird sich in aller Regel allenfalls der Vorwurf der fahrlässigen Körperverletzung nach § 30 StGB und im schlimmsten Fall der der fahrlässigen Tötung nach § 222 StGB ergeben. Dabei sind zwei Fälle zu unterscheiden: Zunächst der Fall der bloßen Anbringung der Akupunkturnadeln als Verletzung der körperlichen Integrität; der zweite Fall der möglichen Körperverletzung ist derjenige, welcher durch die Akupunkturbehandlung eine Infektion oder ein sonstiger irregulärer körperlicher Zustand ausgelöst wird und dies als Gesundheitsbeschädigung anzusehen ist.

Die Heilbehandlung als Körperverletzung

In der Rechtsprechung und Lehre ist umstritten, ob ein Heileingriff überhaupt eine Körperverletzung darstellt. Nach ständiger Rechtsprechung ist jede ärztliche, die Integrität des Körpers berührende Maßnahme zunächst Körperverletzung, und zwar gleichgültig, ob erfolgreich oder mißglückt, kunstgerecht oder fehlerhaft; daher bedarf sie jeweils einer besonderen Rechtfertigung, in der Regel durch Einwilligung des Patienten[36].

Gleiches gilt für das Setzen der Nadeln einer Akupunkturbehandlung durch Arzt oder Heilpraktiker.

Dagegen ist für die herrschende Lehre der Heileingriff schon begrifflich keine Körperverletzung, da die Behandlung des kranken Patienten zur Wiederherstellung seiner Gesundheit keine Körperverletzung sei[37].

Dabei wird zunächst danach entschieden, ob der Eingriff gelungen oder mißlungen ist. Eine Körperverletzung liege begrifflich nicht vor, wenn im Ergebnis das körperliche Wohl des Behandelten im Ganzen erhöht oder bewahrt worden sei. Ist dagegen der Eingriff mißlungen, weil sich der Patient in einem schlechteren Zustand wiederfindet, als er sich ohne den Eingriff befand, so liegt begrifflich eine Körperverletzung vor. Diese könnte u. U. nur noch durch eine Einwilligung gerechtfertigt sein. Darüber hinaus wird z.T. noch weiter differenziert nach der Kunstgerechtheit des Eingriffs[38].

Für den Praktiker dürfte hingegen die Ansicht der Rechtsprechung ausschlaggebend sein. Danach ist der Heileingriff mittels Akupunkturnadeln tatbestandlich als Körperverletzung anzusehen. Entscheidend ist, ob diese Körperverletzung durch eine wirksame Einwilligung in die Akupunkturbehandlung gerechtfertigt ist.

Aber nicht jede Einwilligung rechtfertigt den Eingriff. Der Patient muß die erforderliche Einsichtsfähigkeit besitzen und die Bedeutung der Tragweite seiner Entscheidung erkennen.

Wann dies der Fall ist, dürfte in der Praxis häufig schwer zu entscheiden sein. Probleme können insbesondere bei Drogenabhängigen entstehen. Die Rechtslage bei der Frage der Strafbarkeit ist dabei nicht vergleichbar mit den Problemen beim Abschluß eines zivilrechtlichen Behandlungsvertrages (siehe oben III. 1. b.). Die strafrechtliche Einwilligung ist kein Rechtsgeschäft, so daß Geschäftsfähigkeit nicht zu verlangen ist[39]. Der Patient muß in der Lage sein, Bedeutung und Folgen seiner Einwilligung zu erkennen und nach dieser Einsicht zu handeln.

Bei Drogenabhängigen dürfte hierfür erforderlich sein, daß ihnen klar ist, daß bei der Akupunkturbehandlung Nadeln in den Körper »gesetzt« werden, um auf einen Entzug hinzuarbeiten. Notfalls muß die Einwilligung von einem vom Amtsgericht zu bestellenden Betreuer, gegebenenfalls mit Genehmigung des Vormundschaftsgerichts, eingeholt werden. Der Einwilligende muß in Kenntnis der Tragweite und Folgen des Eingriffes seine Einwilligung erteilen, so daß insoweit wiederum die bereits oben ausführlich dargestellte Aufklärungspflicht von entscheidender Bedeutung ist. Klärt der Arzt oder Heilpraktiker nicht oder nicht ordnungsgemäß auf, kann keine wirksame Einwilligung vorliegen.

Teilweise schränkt die Rechtsprechung die Anforderungen an die Aufklärungspflicht und dementsprechend an das Vorliegen einer Einwilligung dann ein, wenn es um eine sogenannte »therapeutische Aufklärung« geht. Ziel einer solchen therapeutischen Aufklärung ist es, den Patienten, z. B. einen Drogenpatienten, für eine Therapie und die notwendigen diagnostischen Maßnahmen zu motivieren. Aus therapeutischen Gründen kann daher ausnahmsweise eine Teilaufklärung zulässig oder gar geboten sein, wenn eine volle Aufklärung den Patienten »seelisch so schwer belasten würde, daß dadurch der Behandlungserfolg voraussichtlich erheblich beeinträchtigt würde«.

Einzelheiten sind jedoch insoweit auch innerhalb der Rechtsprechung umstritten, im Zweifelsfalle sollte hier juristischer Rat eingeholt werden. Es bleibt also dabei, daß Voraussetzung für eine rechtswirksame Einwilligung eine ausreichende Aufklärung des Patienten über die Art, Tragweite und das Risiko des Eingriffs der Behandlung vorausgegangen ist[40]. Die Einwilligung ist formfrei und jederzeit widerruflich. Es empfiehlt sich indes aus Beweisgründen, eine formularmäßige schriftliche Einwilligungserklärung zusammen mit dem Behandlungsvertrag abzuschließen bzw. unterschreiben zu lassen.

Einwilligungsberechtigt ist grundsätzlich der Patient, da es dabei um die Disposition über ein höchstpersönliches Rechtsgut geht. Daher können auch Minderjährige in eine Akupunkturbehandlung wirksam einwilligen, sofern sie über die erforderliche Verstandesreife verfügen, um die Bedeutung des Eingriffs und seine Folgen zu erfassen[41].

Dabei ist allerdings insofern Zurückhaltung geboten, als daß von der Rechtsprechung bei alltäglichen Eingriffen, wie z. B. der Blutentnahme, in der Regel derartige Einsichts- und Urteilsfähigkeit erst ab dem 16. Lebensjahr angenommen wird[42]. Ist die Einwilligungsfähigkeit eines Minderjährigen nicht anzunehmen, dann ist grundsätzlich das Einverständnis beider Eltern erforderlich (§ 1629 Abs. 1 BGB).

Diese Grundsätze gelten auch entsprechend für psychisch Kranke im Einzelfall. Sollte auch bei diesen eine entsprechende Einwilligungsfähigkeit nicht vorliegen, so muß die Einwilligung des für sie bestellten Vormundes oder des Pflegers eingeholt werden, ggf. muß eine Pfleger- oder Betreuerbestellung beim zuständigen Amtsgericht beantragt werden[43].

Die durch Akupunktur ausgelöste Krankheit als Körperverletzung

Kommt es durch eine Akupunkturbehandlung zu einer Infektion, so ist dieses als Gesundheitsbeschädigung und demzufolge als strafbare Körperverletzung im Sinne des § 223 StGB anzusehen, denn es kommt zur Begründung eines krankhaften Zustandes, der einen gewissen Heilungsprozeß erfordert. Allerdings liegen in diesem Bereich die Probleme wieder auf dem Nachweis der Ursächlichkeit der Akupunkturbehandlung für die entstandene Infektion. Nach einem festgestellten Behandlungsfehler (etwa unsterile Nadeln) muß noch nachgewiesen werden, daß diese Sorgfaltpflichtverletzungen den schädlichen Erfolg (also die Infektion) ursächlich bedingt hat. Das heißt, es müssen alle anderen Ursachen auszuschließen sein, die ebenfalls zu einer derartigen Infektion hätten führen können. Bei einer Hepatitisinfektion etwa gibt es derart viele Ansteckungsmöglichkeiten (etwa Speichel, durch Stuhl, Urin und Sperma sowie Vaginalsekret und durch engen körperlichen Kontakt, möglicherweise sogar durch Insektenstiche[44]), so daß der Nachweis, daß eine derartige Infektion gerade auf der Verwendung der unsauberen Nadeln beruht, nur schwer zu erbringen sein wird.

Darüber hinaus erfordert die strafrechtliche Verfolgung eines derartigen Heilbehandlungsfehlers auch, daß dem Arzt oder Akupunkteur das Verhalten subjektiv vorzuwerfen ist.

Die subjektive Vorwerfbarkeit liegt auf der Hand, wenn der Akupunkteur »absichtlich« – d. h. also in Kenntnis und mit Billigung – gegen die Anforderungen kunst- und sachgerechten Handelns verstößt.

Schwieriger ist die Frage der subjektiven Vorwerfbarkeit dann, wenn es sich um Fahrlässigkeit handelt. Anders als im Zivilrecht (siehe dazu oben) kommen dem Akupunkteur hier seine individuellen Verhältnisse zugute. Sein Verhalten ist nur dann als fahrlässige Tat strafbar, wenn der Akupunkteur unter Berücksichtigung seiner individuellen Kenntnisse und Erfahrungen in der Lage war, sein Fehlverhalten zu vermeiden. Aufgrund dieser Rechtslage können hier lückenhafte Ausbildung, geringe Erfahrung und schlechte Vorbildung einer Strafbarkeit entgegenstehen[45]. Allerdings ist dies nicht als Freibrief zu verstehen, denn ein Minimum an Ausbildung und Sorgfalt wird von jedem in der Heilbehandlung Tätigen verlangt.

Vorsorglich wird an dieser Stelle noch einmal darauf hingewiesen, daß diese einschränkenden Ausführungen nur dann gelten, wenn der Akupunkteur im Besitz der erforderlichen uneingeschränkten Heilpraktikererlaubnis ist. Besitzt der Akupunkteur keine oder nur eine eingeschränkte Heilpraktikererlaubnis als Psychotherapeut, führt bereits die Durchführung der Akupunktur zur Strafbarkeit.

Praktische Zusammenfassung

1. Klären Sie zur Vermeidung straf- und zivilrechtlicher Folgen rechtzeitig ihre persönliche Zulassung zur Akupunktur/-Heilbehandlung. Ansprechpartner sind Gesundheitsämter und Justitiare der Ärztekammern.

Sollten Sie beabsichtigen, als Psychotherapeut mit einer eingeschränkten Heilpraktikererlaubnis die Akupunktur durchzuführen, fragen Sie auf jeden Fall schriftlich bei dem für Sie zuständigen Gesundheitsamt an. Lassen Sie sich vom Gesundheitsamt ausdrücklich im Rahmen der einzuholenden Erlaubnis bestätigen, daß Gegenstand Ihrer Berufsausübung auch die Akupunktur ist. Aufgrund der obigen Ausführungen werden allerdings die wenigsten Gesundheitsämter eine solche Bestätigung erteilen. Nach der hier zu Grunde gelegten Rechtsauffassung sind zur Ausübung der Akupunktur ausschließlich Ärzte und Inhaber einer uneingeschränkten Heilpraktikererlaubnis berechtigt.

2. Schließen Sie nach Möglichkeit stets schriftliche Behandlungsverträge. Achten Sie bei Minderjährigen auf Unterschriften der Erziehungsberechtigten.

Besonders problematisch ist der Abschluß von Behandlungsverträgen mit Drogenabhängigen, insbesondere in der Konsumphase. Wenn Sie selbst die Geschäftsfähigkeit des Abhängigen nicht beurteilen können, beantragen Sie im Zweifelsfall beim zuständigen Vormundschaftsgericht die Bestellung eines Betreuers.

Anhaltspunkt für den Abschluß eines Behandlungsvertrages kann das in der Anlage beigefügte Muster sein, das allerdings keinerlei Anspruch auf Vollständigkeit erhebt.

3. Klären Sie nachweisbar über Risiken und Nebenwirkungen auf, am besten durch Übergabe eines Merkblattes und Quittierung dessen Empfangs.

Wie ein entsprechendes Merkblatt in etwa aussehen könnte, ergibt das beigefügte Muster.

4. Bilden Sie sich fort. Beachten Sie zur Vermeidung straf- und zivilrechtlicher Folgen Standardveröffentlichungen und Fachzeitschriften. Achten Sie auch auf die Aus- und Weiterbildung Ihrer Mitarbeiter.

Das Setzen der Nadeln kann im Einzelfall auf qualifizierte Mitarbeiter übertragen werden. Wann dies zulässig ist, ist gesetzlich nicht geregelt. Keine Bedenken dürften bei stationärer Behandlung bestehen, wenn das Setzen der Nadeln einer erfahrenen Krankenschwester überlassen wird. Soweit nicht besondere Problempunkte betroffen sind, dürfte das Setzen der Nadeln unter Aufsicht des Arztes auch durch Masseure unbedenklich sein.

Wenn Sie die Nadeln durch Hilfspersonen setzen lassen, ist selbstverständlich stets zuvor eine gründliche Einweisung erforderlich.

5. Holen Sie in Zweifelsfällen rechtzeitig juristischen Rat ein.

Besonders problematisch und ex ante nicht mit ausreichender Sicherheit rechtlich zu beurteilen ist die Konstellation, in der ein Arzt oder Heilpraktiker das Setzen der Nadeln einer Person überläßt, die zwar möglicherweise in gewissem Umfang in Akupunktur geschult ist, ansonsten aber über keine medizinische Vorbildung verfügt. Im Falle einer solchen Arbeitsweise muß sorgfältigst abgeklärt werden, welche Anforderungen der Arzt oder Heilpraktiker an die Auswahl und an die Überwachung seiner Hilfspersonen zu stellen hat. Je strenger die Auswahl des Hilfspersonals und dessen Überwachung durch den Arzt oder Heilpraktiker erfolgt und je besser die Ausbildung der Hilfsperson jedenfalls im Akupunkturbereich ist, um so höher ist die Wahrscheinlichkeit, keine zivil- oder strafrechtlich folgenschweren Fehler zu begehen. Es wird für den Einzelfall rechtlichen Rat einzuholen, wenn eine Konstruktion beabsichtigt ist, in der nicht der Arzt, Heilpraktiker oder medizinisch vorgebildete Personen die Nadeln setzen.

Anhang, Muster

Muster I, Einverständniserklärung

Einverständniserklärung

Name: ______________________________

Vorname: ______________________________

Geb.Datum: ______________________________

Aufgenommen am: ______________________________

Ich erkläre durch meine untenstehende Unterschrift, daß:

- ich das »Merkblatt Akupunktur« der Reha-Klinik Agethorst gelesen und verstanden habe.
- mir Gelegenheit gegeben wurde, offene Fragen zur hiesigen Behandlung zu klären.
- ich umfassend über die Risiken und Nebenwirkungen der Akupunkturbehandlung aufgeklärt worden bin.
- mir auch mitgeteilt worden ist, daß es sich bei der Akupunktur um eine »Nicht-Schulmedizinische« Behandlungsform handelt.
- ich mich mit der akupunkturgestützten Entzugsbehandlung einverstanden erkläre.

Agethorst, den ______________________________

______________________________ ______________________________

Unterschrift Patient Unterschrift Arzt

Muster II, Merkblatt Akupunktur

Eine Information für unsere Patienten

Du hast Dich für eine Entzugsbehandlung entschieden. Wir freuen uns darüber und heißen Dich in der Reha-Klinik Agethorst herzlich willkommen.

Wie Du weißt, setzen wir in unserer Klinik unter anderem ein etwas ungewöhnliches Instrument ein, um Deinen Entzug zu erleichtern, nämlich die **Akupunktur.** Diese älteste Medizin der Welt eignet sich nach internationalen und unseren eigenen Erfahrungen hierfür bestens.

Selbstverständlich ist die Akupunktur aber keine Wundermedizin! Sie braucht ein wenig Zeit, um ihre Wirksamkeit zu entfalten. Du wirst wahrscheinlich Entzugssymptome bekommen, wie Du sie auch aus früheren Entzügen kennst. Aber sie werden mit an Sicherheit grenzender Wahrscheinlichkeit nicht so heftig sein, wie Du es kennst und es wird vor allen Dingen kürzer sein. Das heißt, daß Du mit Deinem Entzug schneller durch bist.

Du wirst bei uns sehr schnell etwas wiederentdecken, was Dich womöglich zunächst beunruhigt: Deine Gefühle. Das ist eine der **Nebenwirkungen** der Akupunktur. Es gibt angenehme Nebenwirkungen und möglicherweise auch weniger angenehme. Auf diese Nebenwirkungen müssen wir Dich im Folgenden aufmerksam machen, unabhängig davon, wie häufig eine solche Nebenwirkung auftreten kann.

Deshalb lies das Folgende bitte genau durch und bestätige auf dem beiliegenden Formular, daß Du hiervon Kenntnis genommen hast und über die Akupunkturbehandlung aufgeklärt worden bist.

Teile bitte unbedingt vor der ersten Behandlung dem Arzt/Ärztin oder einer Krankenschwester/einem Krankenpfleger mit, wenn Du schwanger bist! Bestimmte Punkte dürfen in der Schwangerschaft nicht genadelt werden.

Bei bestimmten Erkrankungen und unter Einnahme bestimmter Medikamente kommt es zu Gerinnungsstörungen des Blutes. Wenn Du an einer solchen Krankheit leidest oder solche Medikamente von Deinem Arzt verschrieben bekommen hast, teile es bitte sofort bei Aufnahme dem Arzt/Ärztin oder einer Krankenschwester/einem Krankenpfleger mit. Auch in diesen Fällen muß man mit der Akupunktur vorsichtig sein.

Was sonst noch vorkommen kann

Manchmal tut auch eine solche kleine Nadel wie die Akupunkturnadel beim Einstich ein klein wenig weh. Allerdings: wenn's wirklich schlimm wäre, würde keiner hier entziehen!

Manchmal kann eine Körpernadel sich bemerkbar machen, wenn sie bereits gestochen ist. Ist das ein »irgendwie komisches« Gefühl, dann freue Dich. Die Nadel wirkt dann bereits. Ist das ein stechendes, eher schmerzhaftes Gefühl, teil es bitte dem Arzt oder dem Pflegepersonal mit.

Wir behandeln auch andere Symptome mit. Zum Beispiel Kopfschmerzen. Selten kommt es dann vor, daß Du zunächst das Gefühl hast, der Schmerz würde stärker. Das nennt sich »Erstverschlimmerung« und ist ein Zeichen, daß Du auf die Behandlung ansprichst. Trotzdem teile auch dies bitte dem Pflegepersonal oder dem Arzt mit.

Im Entzug ist Dein Kreislauf stark beansprucht. Manche Menschen reagieren auf die ersten Akupunkturbehandlungen mit Kreislaufschwäche. Bleibe deshalb bei den ersten Sitzungen auch wirklich sitzen bzw. liegen. Denke bitte auch später daran, daß die Akupunkturnadeln ihre Wirkung nur dann voll entfalten können, wenn sie ausreichend lange (Ohr: 45 Minuten, Körper: 30 Minuten) im Körper bleiben. (Wir sagen deshalb den Zeitraum immer an!).

Die Akupunkturnadeln können Spuren von Nickel enthalten. Es kann in ganz seltenen Fällen deshalb eine allergische Reaktion auf Akupunkturnadeln geben.

Äußerst selten kann es zu einer Infektion an der Einstichstelle kommen. Wenn Du meinst, daß irgendetwas nicht in Ordnung ist, wende Dich bitte sofort an ein Mitglied des Pflegeteams oder des ärztlichen Dienstes.

Es gibt bei uns auch eine Behandlungsform, die mit Wärme arbeitet. Das ist die **Moxa-Behandlung.** Dabei wird Beifuß-Kraut abgeglimmt. Es gibt Allergien gegen Beifuß. Leidest Du daran, teile uns das bitte mit.

Zum Schluß

Alle Mitglieder unseres Teams sind besonders geschult. Sie beißen nicht, wenn man sie etwas fragt, sie freuen sich darüber.

Das Agethorst-Team

Muster III, Behandlungsvertrag

Dieser Vertragsentwurf ist zugeschnitten auf die Durchführung einer Akupunkturbehandlung in einer freiberuflichen Arzt- oder Heilpraktikerpraxis.

Zwischen

dem Arzt/Heilpraktiker ____________________

und

Frau/Herrn ____________________

wohnhaft ____________________

geb. am ____________________

wird folgender

Behandlungsvertrag

geschlossen:

Der Patient leidet an folgenden Beschwerden/Krankheiten:

____

____

(hier die vorhandenen Symptome einsetzen)

Zur Behandlung dieser Beschwerden/Krankheiten wird eine Akupunkturbehandlung durchgeführt. Vorgesehen sind zunächst ____________________
(hier Anzahl einsetzen) Sitzungen.
Das Honorar je Sitzung beträgt ____________________ .
Dem Patienten ist bekannt, daß diese Vereinbarung jederzeit gekündigt werden kann. Ihm ist weiter bekannt, daß dem Arzt/Heilpraktiker das vereinbarte Honorar auch dann zusteht, wenn bei Nichtwahrnehmung eines vereinbarten Termins dieser vom Patienten nicht spätestens ____________ vor dem Termin abgesagt wird.
Der Patient bestätigt, das »Merkblatt Akupunktur« erhalten und gelesen zu haben. Er bestätigt weiter, daß er vom Arzt/Heilpraktiker umfassend über mögliche Risiken und Nebenwirkungen der Akupunkturbehandlung aufgeklärt wurde. Ihm wurde die Gelegenheit gegeben, offene Fragen zu klären. Dem Patienten ist bekannt, daß es sich bei der Akupunktur um eine »nicht-schulmedizinische Behandlungsform« handelt.

(Ort), den ____________ ____________________

Unterschrift (Patient)

Abkürzungen

BGB	Bürgerliches Gesetzbuch
BGH	Bundesgerichtshof
BGHSt	Entscheidungen des BGH in Strafsachen
BGHZ	Entscheidungen des BGH in Zivilsachen
BVerwG	Bundesverwaltungsgericht
GG	Grundgesetz
HPG	Heilpraktikergesetz
LG	Landgericht
NJW	Neue Juristische Wochenzeitschrift (Zeitschrift)
OLG	Oberlandesgericht
StGB	Strafgesetzbuch
VersR	Versicherungsrecht (Zeitschrift)

Literaturverzeichnis

1. *Kienle, Gerhardt:* Was ist ein »wissenschaftlich allgemein anerkanntes Arzneimittel«?, NJW 1976, S. 1126–1131
2. *Laufs, Adolf:* Arztrecht, 5. Auflage, München 1993
3. *Palandt:* Bürgerliches Gesetzbuch, 54. Auflage, München 1995 (Kommentar)
4. *Rieger, Hans-Jürgen:* Lexikon des Arztrechts, Berlin/New York 1984
5. *Schönke, A./Schröder, H.:* Strafgesetzbuch, 4. Auflage, München 1991 (Kommentar)

Anmerkungen

1. *Rieger* Rdn 40
2. Stellungnahme des wissenschaftlichen Beirats der Bundesärztekammer in: Deutsches Ärzteblatt 1978, S. 1723
3. *Rieger* Rdn 823
4. vgl. dazu auch BGH NJW 1979, S. 599: »(. . .) jedes Tun (. . .), das bei den Behandelten den Eindruck erweckt, es ziele darauf ab, sie zu heilen oder ihnen Erleichterung zu verschaffen; das kann auch dadurch geschehen, daß angebliche übernatürliche Gewalt mit vermeintlichen oder vorgetäuschten übersinnlichen Kräften bekämpft werden; denn gerade ein solches Treiben kann (. . .) besonders gefährlich sein.« Daraus folgt die sehr weite Auslegung des Begriffs der Heilkunde. Daher ist auch die Tätigkeit eines »Wunderheilers« verbotene Ausübung der Heilkunde *(Rieger* Rdn. 823).
5. BVerwG NJW 1970, S. 1987
6. vgl. *Palandt* Einführung vor § 611, Rdn. 18
7. *Rieger* Rn. 213
8. Zu den weiteren Umständen siehe unten den Abschnitt über die zivilrechtliche und strafrechtliche Haftung.
9. *Rieger* Rdn. 215 und 828
10. siehe dazu unten den Abschnitt Strafrecht

10a Die Frage einer Akupunkturbehandlung in der Schwangerschaft ist medizinisch umstritten. Ein Teil der Lehrbücher warnt davor, bestimmte Punkte in der Schwangerschaft »zu stechen«. Ein anderer Teil hält dagegen auch während bestehender Schwangerschaft eine Akupunktur grundsätzlich für möglich und sinnvoll und schlägt lediglich bestimmte Einschränkungen vor, insoweit wird verwiesen auf den Beitrag »Ralph Raben: Drogenabhängigkeit und Schwangerschaft«.

11. vgl. dazu unten den Abschnitt Strafrecht
12. vgl. *Rieger* Rdn 219
13. vgl. *Pollmann, A.:* »Akupunktur auf Abwegen« in: AKU 3/96, herausgegeben von der Deutschen Ärztegesellschaft für Akupunktur, ML-Verlag, Uelzen 1996.
14. siehe Fußnote 10a
15. vgl. BGH VersR 1981, S. 718
16. vgl. BGH VersR 1991, S. 469 (470)
17. vgl. OLG Düsseldorf, VersR 1985, S. 478; BGH VersR 1991, S. 470; *Laufs* Rdn. 45
18. vgl. dazu OLG Düsseldorf, VersR 1986, S. 494 (wo freilich der Ursächlichkeitsnachweis nicht erbracht werden konnte); vgl. dazu auch unten den strafrechtlichen Abschnitt

19. *Rieger* Rdn. 223
20. BGH NJW 1993, S. 2369 ff.
21. *Rieger* Rdn. 41
22. BGH NJW 1993, S. 2370 f.
23. LG Kleve, NJW 1994, S. 1599
24. LG Kleve aaO.
25. zitiert bei Kienle NJW 1976, S. 1126 (1128)
26. *Rieger* Rdn 41
27. vgl. dazu unten den strafrechtlichen Teil
28. *Rieger* Rdn 804
29. vgl. BGHZ 72, S. 132 (133); BGH VersR 1983, S. 729
30. Wie eben und zusätzlich: OLG Düsseldorf VersR 1986, S. 494 (495)
31. vgl. OLG Düsseldorf VersR 1986, S.494
32. vgl. *Rieger* Rdn. 790
33. vgl. *Rieger* Rdn. 791
33a Einschränkungen werden insoweit jedoch während bestehender Schwangerschaft gemacht, vgl. Fußnote 10a und den dort zitierten Beitrag dieses Buches.
34. Die Heilpraktikererlaubnis
35. *Schönke/Schröder/Stree,* § 229 Rdn. 3, wobei bestimmte Arten von Krank-heitserregern schon als sogenannte Krankheitsgifte unter den Begriff »Gift« fallen.
36. vgl. *Schönke/Schröder/Eser,* § 223 Rdn. 29
37. *Schönke/Schröder/Eser,* § 223 Rdn. 30
38. vgl. zum Ganzen *Schönke/Schröder/Eser,* § 223. Rdn. 30 mit weiterführenden Nachweisen
39. BGHZ 29, S. 33 (36)
40. *Rieger* Rdn. 807
41. Anders beim zivilrechtlichen Abschluß, s. o.
42. vgl. *Schönke/Schröder/Eser,* § 223 Rdn. 38 und *Rieger* Rdn. 805
43. *Rieger* Rdn. 807
44. vgl. OLG Düsseldorf VersR 1986, S. 494
45. vgl. BGHSt 3 S. 91

Ausbildungsstätten

Liste der Institute und Organisationen, die eine Ausbildung in Suchtakupunktur anbieten, entweder im Rahmen einer allgemeinen Ausbildung in Akupunktur *(1, 2)* oder als selbständige Ausbildung *(3, 4)*, in alphabetischer Reihenfolge:

1. Arbeitsgemeinschaft für
   Klassische Akupunktur und
   Traditionelle Chinesische Medizin e.V.
   c/o Herbert Vater
   Heilpraktiker
   Badallee 2
   25832 Tönning
   Tel.: 0 48 61/18 18, Fax -/18 19
   E-mail: HerbertVater@t-online.de
   Internet: www.eiderstedt.de/
   Heilpraktiker-Vater

2. Deutsche Ärztegesellschaft für
   Akupunktur e.V. (DÄGfA)
   Würmtalstraße 54
   81375 München
   Tel.: 0 89/7 10 05 11
   Fax: 0 89/7 10 05 25
   Internet: www.DAEGFA.de

3. National Acupuncture Detoxification
   Association - NADA
   Deutsche Sektion e.V.
   Amandastr. 60
   22769 Hamburg
   Tel.: 0 40/43 25 45 15
   Fax: 0 40/43 25 45 16

4. Strauß & Partner
   Institut für Suchtmedizin
   Petersberg 4
   24340 Eckernförde
   Tel.: 0 43 51/87 92 35
   Fax: 0 43 51/87 92 38
   E-mail: info@suchtakupunktur.de
   oder: info@suchtmedizin.de
   Internet: www.suchtakupunktur.de
   oder: www.suchtmedizin.de

Sachverzeichnis

A.A.-Gruppen (Alcoholics Anonymous) 139
Abbruchgedanken 32
Abhängigkeit 1, 4, 15, 17, 58 f., 96, 104, 114, 120, 127, 131, 137, 148, 150, 158
Abhängigkeitserkrankung 15
Abhängigkeitssyndrom 17
Abort 127, 169, 173
Abwehr 159 f.
additiver Einsatz 12
Adipositas 152 ff.
AIDS 103, 107
Akineton® 28
Akupressur 41, 48 f., 70 f., 111, 124, 129
Akupunktur 30
-, Grenzen 45
-, im Drogenentzug 12 f.
-, Kontraindikationen 45
-, Punktekombination 32 f., 38, 42, 134
-, Wirkungsweise 76, 84, 104
Akupunktursitzungen 33 f., 142
-, Dauer 33
akupunkturspezifischer Behandlungseffekt 76
Alkoholabhängigkeit 18, 26, 108, 137, 149
Alkoholentgiftung 146
Alkoholentzugsbehandlungen 61
Alkoholiker 15, 58, 139, 146
Alkoholismus 15, 60, 63
Alkoholkranke 15, 64 f., 67
Allergie 47
allgemeiner Behandlungseffekt 76
Ambivalenz 101, 118
ambulanter Entzug 99
ambulantes Entzugssetting 105
Amenorrhö
-, sekundäre 44
Änderungsdifferenzen 78, 80 ff.
Aponal® 45
Anonyme Alkoholiker 139
Antidepressiva, tricyclische 28
Atemtechnik 47
Aufklärung 91, 169, 171, 175, 179
Aufklärungsbogen 77
Aufklärungspflicht 169, 171, 173 f., 179
Ausbildung 7, 43, 52 ff., 61, 142, 164, 167 f., 170, 174, 180 f., 187
ausweichendes Verhalten 19

Barbiturate 18, 28, 117, 119
Begriffserläuterungen 17, 19, 21, 23, 25
Behandlungseffekt 76, 79, 84 f., 91, 93 f.
-, akupunkturspezifischer 76
-, allgemeiner 76
Behandlungserfolg 77, 79, 91, 94, 125, 142, 179
Behandlungsrahmen 106
Behandlungsvertrag 168, 170, 176, 179, 185
Beifußallergie 39
Beikonsum 105, 108, 112
Beinschmerzen 12, 41, 74
Benzodiazepine 17 f., 26, 28 f., 32, 97, 112, 117, 119, 142, 147, 149
Bewegungstherapie 50
Beweislast 175
Blutdruck, hoher 5
Bluterguß 46
Blutgerinnungsstörungen 47
Blutung 46
Bronchitis, spastische 43
Bulimie 145 f., 148, 150 f.
Bundesverwaltungsgericht 164, 165, 166, 186

chronische Schmerzsyndrome 11
chronisch-rezidivierende Erkrankung 15, 51
Clean-Zeit 15, 16, 44
Cocain 12, 17f., 26 ff., 32, 34, 38, 99, 100, 102, 104, 108, 134, 135
Cocainabhängigkeit 104, 108, 131
Cocainkonsum 12
Codein-Compretten® 18
- Präparate 17
cold turkey VII
Crack 27, 100, 104, 114, 116, 134, 139, 142
Cun 32 f., 35 ff.

Dauernadeln 155
Delegation 29, 167
Delirium 58, 62, 65, 145
Denkstrategie, monokausale 25
Depression 2, 62, 87, 91 f., 134, 160 f.
depressive Phase 3
- Verstimmungen 38
Detox-Tee 49
DHC® 28
Diarrhö 36, 45, 92, 132
Diazepam-Rectiole 36
Dienstvertrag 168
differentieller Itemeffekt 82
Distraneurin® 65, 145
Drogen
-, Abhängigkeit 15, 17, 96, 104, 114, 120, 127, 131, 148, 158
-, Entzugssyndrom, Symptomatik 34
-, freies Intervall 27
-, Gebrauchsmuster 114
-, Hunger 28, 31, 51, 75, 104, 106, 114, 125, 129, 152
--, Reduktion 28, 31, 75
-, illegale 15, 17 f., 26, 116, 145
-, Konsummuster 28, 32
-, Krankheit
-, legale 17
-, Rückfall 16
-, Screening 96, 107, 121 f., 125
Drug-Courts IX, 75, 103, 136
Du Mai 31, 32, 35, 37, 41, 123
Durchfall 28, 74, 113, 119, 132
Dysbalance 8
dysphorische Empfindungen 86 f., 89, 92
Dyspnoe 6
Dysregulation, vegetative 77

Ecstasy 26, 28, 99
Effekt, paradoxer 89
Einsichtsfähigkeit 179
Einstichschmerz 33

Einwilligung 167, 169, 175, 177 ff.
emotionale Aktivierung 92
Endorphine 10, 25, 104, 135
Enkephaline 10
Entkopplung, personal-soziale 24
-, psycho-vegetative 24
Entspannung 64, 70, 75, 83 f., 89 f., 92, 94, 97, 106, 111, 114, 133, 154
Entspannungsbad 74
Entsprechungssystem 1 ff.
Entwöhnung 59, 60, 63 f., 75, 157
Entzug
-, ambulanter 105 f.
-, Behandlung 14 ff., 25 ff., 33 f., 38, 44 f., 47 ff., 53, 58, 89, 98 ff., 112, 121, 123 f., 126, 131 ff., 136, 139 f., 146, 158 f.
-, Erscheinungen 28, 29, 58 ff., 62
-, kalter 29, 31, 112
-, körperlicher 131
-, Krankheit 119, 124 f.
-, Setting, ambulantes 53, 105, 133 f., 136
-, Symptomatik 26, 29, 33, 62, 71, 75, 97, 104, 114, 124, 134, 137
-, Syndrom 17, 34, 36, 38, 40 ff., 62, 66 f., 112, 118 f., 145
-, warmer 29
Erbrechen 12, 28, 36, 39, 49 f., 74, 111, 113, 119, 132
Erkältungsbad 74
Erkrankung, chronisch-rezidivierende 15 f., 51, 99
Erstverschlimmerung 46, 171, 183
Eßstörungen 156
Extrapunkt 31 f., 38

Fahrlässigkeit 60, 174, 176, 180
Familie 20 f., 59, 126
Fehlbildungen 117 f.
Fehlgeburt 117, 127
fetales Alkoholsyndrom (FAS) 118
Fetus 116 ff.
Flunitrazepam 18, 34
Fragebogen 77 ff., 81, 93, 140
Frühgeburt 117, 124 f., 127
Führungsgröße 21 f.
funktionelles System 2, 7
Funktionskreis 4 ff., 155

Geburtsvorbereitung 119, 123
Gelassenheit 47, 125 f.
Geschäftsunfähigkeit 170
Gesundheitsamt 164 f., 181
Gewalt-Gruppen (rape group) 141
Gift 5, 23, 70
Gleichgewicht 3, 21, 133
Goldnadeln 61
Gruppe 17, 28, 77 f., 84, 91, 105, 110 f., 121, 139, 158 f.

Haftung 173 ff.
Haltequote 104, 106, 114, 119, 124, 129
Hämatom 35
Hämatombildung 35
Hausrezepte 73
Hautdesinfektion 46
Heilkunde 52, 132, 163 ff.
Heilpraktiker 142, 163 ff., 170 f., 173 ff.
-, beschränkte 163
Heilpraktikererlaubnis 164 f., 167, 177, 180 f.
Heilpraktikergesetz 163 ff., 174
Hepatomegalie 7
Heroin 17 f., 23, 26 ff., 32, 36, 97, 99, 108, 112, 116 ff., 120, 124, 134, 145
-, Abhängigkeit 104, 142, 149
Hervorbringungskreislauf 5 f.
Hilfsangebot, niedrigschwelliges 99

ICD 17 f., 159
Infektion 33, 46, 124, 174 f., 178, 180
Infektionsprophylaxe 33
Interneurone 10
Intervall, drogenfreies 16, 105
-, symptomfreies 15 f.
Intervention, therapeutische 16
Itemeffekt, differentieller 82
Jing 35, 132 f., 141
Johanniskraut 48, 147
Kinder 20 f., 96, 103, 111, 116, 119 f., 124 ff., 148
Kinderklinik 124
Komplikationen 29, 36, 46, 117, 126, 171
Konsultationsbüro 157
Kontaktfähigkeit 23
Kontrahierungszwang 168
Kontraindikationen 27, 45, 47, 49, 126 f.

Kontrollfähigkeit 17
Kontrollzyklus 6
Kopfschmerzen 28, 41, 63, 69, 71, 74, 107, 126, 132, 135, 183
Körper-Punkte 31
Körperverletzung 169, 175, 77, 178 f., 180
-, Heilbehandlung als 178
Kosten-Nutzen-Relation 121
Krampfanfall 35
-, Neigung 34
-, Prophylaxe 32, 34 f., 48
Krankenkassen 51, 101, 144, 172 f.
Kräutertee 70
Kreislaufkollaps 46
Krippentod 117
Kybernetik 19

Langzeiteffekt 120
Leber 4 ff., 27, 30, 35, 44, 49, 62, 65, 97, 106, 111, 122, 134, 139, 140 f., 146 f., 149
Leidensdruck 99, 150
L-Polamidon® 97
Lumbo-Ischialgie 40
Lunge 4, 6 f., 27, 30 f., 43, 44, 61, 65, 97, 106, 122, 134, 140, 142, 146, 149, 155
Lunge-Dickdarm-Kontrollzyklus 6

Magenbeschwerden 12, 39
Magnesium 48
manisch-depressiv 2 f.
manische Phase 3
Maßnahmen, physikalische 50
Medikamentenmißbrauch 12
Medikamentenverbrauch 26
Menstruationsbeschwerden 44
Methadon 25 ff., 77, 99 f., 102, 104 f., 112, 117, 119 ff., 124 f., 127 ff., 136, 142, 157, 159
-, Dosis 120 ff.
-, Entzug 121, 128
-, Kinder 120
-, Substitution 92, 104, 108, 119, 124, 136 f., 140, 143 f.
-, Wirkung 120
Metoclopramid 49
Migräne 9, 11, 63, 107
Migränepatienten 11 f.
Minderjährige 169, 179
Modell-Vorstellungen 8
Moxa 40, 47, 70
muskuläre Entspannung 75

Nachbehandlung 117, 121
Nachtschweiß 12, 39 f.
NADA 26 f., 29 f., 51 ff., 69, 77, 103 f., 108, 110, 122 ff., 127, 131, 133, 137, 139, 140, 142, 143 f.
Naloxon 10
Narcotics Anonymous (N.A.-Gruppen) 107, 122
Naturwissenschaft, westliche 2
Nebenwirkungen 25 f., 46, 58, 140, 169, 181
nephrogener Hypertonus 6
Nervus radialis, Verletzung 46
Neue Untersuchungs- und Behandlungsrichtlinien (NUB) 110
Neugeborene 119, 124
-, Abstinenzsyndrom 110
-, Entzugssyndrom 119
Neuroleptika 25, 28, 149
Neurotransmitter 9, 11, 20, 160
Niere 4, 27, 30, 35, 39 f., 42, 61, 65, 97, 106, 122, 132 ff., 139 ff., 146, 149
Nikotinabhängigkeit 152, 154 ff.
Nullhypothese 77, 80

Ohrakupunktur-Punkte 30 f.
Ohrpunkt 51 27
-, 55 27
-, 95 27
-, 98 27
-, 101 27
Opiatbindungsstellen 9
Opiate 9, 23 ff., 43, 104, 117, 125
Opiatentzug 116 f.
Opioidrezeptoren 10

Placebo 20, 125
Pneumothorax 46
Polytoxikomanie 15, 18, 158
Prädelir 65, 145
Präparate 18, 99
Psychoanalyse 160
psychologische Wirkung 91
Psychopharmaka 58, 60, 62, 64
psychosoziale Betreuung 119, 126
Psychotherapeut 165, 167, 180
-, Erreichbarkeit 26, 75
- Verfahren 50
Psychotherapie 50, 55, 60, 92, 142, 157, 160 f.
Psychotherapiepunkt nach Bourdiol 31 f.
psychotrope Substanzen 24
Punktekombination 32 f., 38, 134
-, nach Pototzki 42

Q 1 133
Qi Gong 50, 106

Rahmenbedingungen 106
Reaktionstypen 91, 93
Reduktion 28, 31, 34, 63, 75, 119, 122 f., 135
- des Drogenhungers 28
Regelgröße 21 f.
Regelkreis 21, 26
Regler 21, 22
Regulationstherapie 8
Reizaufnahme 9
Reizleitung 9
Reizverarbeitung 9
Remedacen® 18
Rivotril® 28
Rohypnol® 18, 34
Rückenmark 9 f.
Rückenschmerzen 40, 132, 134
Rückfall 16, 59, 105, 119, 120, 128, 141, 161
Rückfälligkeit 119 f.

Sättigungsphase 92
Sauerstoffmangel 117
Schadensersatz 173, 176
Schauerpunkt 31
Schielstellung der Augen 42
Schlafentzug 45
Schlafrhythmus 26, 38, 92
Schlafstörungen 28, 32, 38, 59, 62 f., 75, 77, 97, 112 f., 125, 135, 147
Schmerz 9 f., 24, 43, 46 f., 171, 183
- Akupunktur 47, 171
- beim Einstich 46
-, Leitung 9
-, Rezeption 9
-, Syndrome, chronische 11
-, Therapie 8, 172
-, Verarbeitung 9 ff., 26
Schmerzensgeld 173, 175
Schulmedizin 3, 5, 48, 172
Schwangere 47, 116 ff., 120, 123, 126
-, drogenabhängige 118 f., 121, 123 ff., 127
Schwangerschaft
-, Beschwerden 125
-, Erbrechen 119
-, Verlauf 128
-, Vorsorge 116, 119, 121, 123
Schwitzen 62, 77, 92, 125, 145
Selbsthilfe 71
Selbstregulation 93 f.
Serotonin 9, 11 f.
Shenmen 27, 30, 97, 106, 111, 140, 145 f., 147 f., 150, 153, 155
Signifikanzen 80, f., 84 ff.
Silbernadeln 61
Sollwert 21 f.
Sorgfaltsanforderung 174
Sorgfaltspflicht 171, 173
Spannungen, innere 37, 77, 146, 150
Spielsüchtige 158
Sporttherapie 111
Sprachentwicklung 117, 120
Stahlnadeln 61
Status epilepticus 36, 45
Stellglied 21 f.
Stimulationsakupunktur 10 f.
Störgröße 21 f.
Strafrecht 177
Strafverfolgung 177
Streß 1, 5, 39, 75, 104, 116 f.
Suchtbehandlung 25, 54, 69, 92, 127, 152, 157 ff.
Suchtdruck 128, 141 f.
Suchtformen 158
Suchttherapie 55, 92, 103, 126, 142 f., 157
Suchtverlangen 63
Sympathikus 1, 10
Symptomatik 2 f., 33 ff., 37, 39, 41, 43, 45, 65, 106, 124, 161
symptomfreies Intervall 15 f.

Tablettenentzug 149
Tag-Nacht-Rhythmus 38
Teezubereitungen 49
therapeutische Intervention 16, 161
Therapieabbruch 32
Toleranz 2, 18
Traditionelle Chinesische Medizin 4, 8
Tranquilizer 145 ff.
Transmitter 10, 12
Trockenalkohol 58

Übelkeit 12, 28, 36, 39, 42, 49, 74, 111, 113, 125, 128, 132
Übergewicht 152
Ultraschall 121, 127
Umfeld, sozio-kulturelles 1

Unruhe, körperliche 84
-, innere 37
Urin-Kontrolle 70

Valium® 34, 147 f.
Variablen, externe 77
-, interne 76
Verfahren, nonverbales 131
vegetative Dysregulation 77
Vegetativum 27, 30, 65, 106, 111, 122, 134 f., 139, 140 f., 146 ff., 153, 155, 161
Veränderungsdifferenzen 77, 82
verbotene Punkte 123
Verhaltenstherapie 164
Verjährungsfrist 174
Verletzung des Nervus radialis 46
Verstimmungen 38, 40, 59, 63, 149
-, depressive 38
Volksgesundheit 164 f., 167
Verum-Akupunkturpunkt 10

Wachstumsretardierung 118
Wandlungsphasen 4
Warmer Entzug 29
Wechselwirkungen 21, 23, 25, 160 f.
Wehentätigkeit, vorzeitige 127
Werkvertrag 168
Widerstandsmessung 161
Wirksamkeit 31, 35, 41, 76, 98, 103, 124, 131, 136, 139, 143, 159, 161, 172, 183
Wirkungsrichtung 76, 89

Yang 1 ff.
- Symptomatik 3
Yin 1 ff., 8, 152, 155
- Symptomatik 3
Yintang 30 ff., 37, 123, 149

Zigarettenkonsum 43, 125
Zuckerkrankheit 25
Zugangsberechtigung 163 ff.